SPSSで学ぶ
医療系データ解析 第2版

対馬 栄輝●著

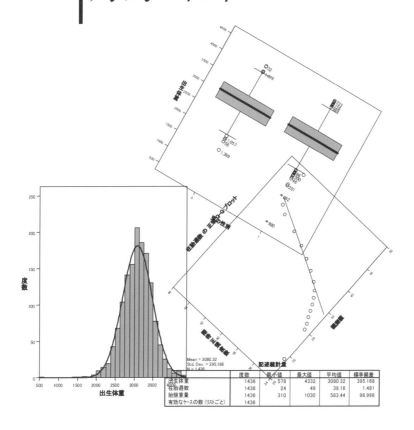

東京図書

◆本書は，IBM SPSS Statistics 24 で動作確認しています（一部オプションを使用）．

これらの製品に関する問い合わせ先：

〒103-8510　東京都中央区日本橋箱崎町 19-21

日本アイ・ビー・エム株式会社　アナリティクス事業部 SPSS 営業部

Tel.03-5643-5500　　Fax.03-3662-7461　　URL http://www.ibm.com/software/jp/analytics/spss/

- SPSS の使用において，Advanced Models エディションや，Regression Models エディション，Exact Tests エディションなどが必要になる場合があります．
- ただし，本書で扱っている分析のほとんどは，SPSS の少し前のバージョンでも十分に分析が可能です（ウィンドウ画面や出力表示などにいくらか異なる点があります）．
- この本で扱っているデータは，東京図書 Web サイト (http://www.tokyo-tosho.co.jp) のこの本の紹介ページ，および著者の Web サイト (http://personal.hs.hirosaki-u.ac.jp/~pteiki/research/stat/text.html) からダウンロードすることができます．

|R|〈日本複製権センター委託出版物〉

本書を無断で複写複製（コピー）することは，著作権法上の例外を除き，禁じられています．本書をコピーされる場合は，事前に日本複製権センター（電話：03-3401-2382）の許諾を受けてください．

第2版刊行にあたって

　初版から長い年月を経て，ずいぶんと多くの方に活用いただいておりました本書は，講義，講演，研修会と様々な場面で，多職種の方に利用されてきました．SPSSのバージョンアップに伴って内容も古くなりましたので，このたび第2版の作成に踏み切りました．現状の最新バージョンを使って作成していますし，SPSSもバージョンアップしていますが数年は大幅に変わることはないので，またしばらくは使えると思っています．

　内容に関する問い合わせもいくつかあり，部分的ではありますが理解しにくいところは表現を変えたりしました．操作を示した図では，ところどころ省略したところもありましたので追加しています．その点では初版よりも使いやすくなっていると思います．

　ただし，基本的な内容は初版と変わっていません．初版の出版当時から，統計解析の考え方は変わったかといわれると，ほとんど変化がないように思えます．確かに最近の医療関係の研究報告で見られる統計解析の手法は，本書の中心をなす基礎的な統計的検定よりは，多変量解析やその応用的な手法が見られるようになってきています．研究者は初学者の時期から，高度な手法を取り扱う機会も多いと想定されます．本書のような簡単な内容ではなく，実務的かつ応用的な解析方法を知りたいという方も多いのではないかと推測しています．

　とはいっても，やはり基本が重要で，最終的には本書で説明している手法を駆使してデータの表す意味を試行錯誤しながら探索する作業が必要になります．"原点に返る"とよくいわれますが，私が様々な統計解析のケースを経験しても切に感じることです．多くのケースで，最終的には単純なグラフをいくつか眺め，単純な検定を適用して法則性を発見するところに行き着きます．こうした経緯からも本書は多くの方に役立つと考えています．

　第2版では主に図のバージョンアップにとどめているので，作成のために時間は要しなかった印象があります．それでもなかなか時間が取れない中でしたので，東京図書編集部の松永智仁さんにも多大なるご協力を頂きました．この場を借りて深謝申し上げます．本書が皆様のお役に立てることを，この上ない喜びと思っております．

2016年8月

対馬栄輝

序

　データ解析の方法や考え方を学ぶには，統計学の書籍を読むというのが普通です．ところが多くの統計学に関する書籍は，確率論や専門的な数式が盛りこまれているので理解は難しいでしょう．そこで，統計ソフトのマニュアル的な，てっとり早く非常に理解しやすい書籍を頼ります．それによって難なく統計的検定や解析ができるようになります．これを否定するわけではありませんが，今度は肝心の検定や解析の適用に関して省略されているために「統計手法をなんとか使えるようになったが，実際にこれでよいか疑問がある」という意見を聞きます．

　こうしたことから統計の専門的内容を省略したり，あまり簡単にはせず，かといって難しい理論まで深入りしない，中間に位置するようなテキストを考えました．そもそも本書は，私が弘前大学医学部保健学科ならびに医学科の学生を対象とした講義のテキストとして4年前に自主制作したものがベースとなっています．まったく統計学の知識のない学生に対し，将来的にデータ解析を実践することを見越して作成しました．その後，本大学教員や他大学の教員・学生はもとより，医療従事者のみならず，さまざまな分野の多くの方々にも利用されてきました．そうした方々からご指摘を受けた部分を修正し，実践から寄せられた質問などの不足部分を追記して内容を改めてきました．この度東京図書より刊行するにあたって再度内容全体を吟味し，改訂して出版に至っています．

　以上の経緯からも，本書はデータ解析に対する知識のない初心者から，ある程度の知識を備えた方までを対象とした内容になっています．たしかに数理的な理論の理解は重要ですが，面倒な部分はパソコンに任せ，必要最低限に統計ソフトの使い方と出力結果の解釈方法を中心に解説したほうが実用的であると考えました．とりあえず初学者は例題を解くようにパソコン操作の部分だけ読み進めれば，検定・解析の手順と結果の読み方はマスターできると思います．さらに多少慣れてきた方のために，統計学の書籍には記されていない各手法の注意点なども解説してあります．ただし，統計解析の問題はケースバイケースですから，実際には本書と矛盾することもあると思います．統計学の性質上，必ずしも正しいといい切れない可能性は含んでいることに留意してください．もっと勉強したいと思われる方は別の専門的な書籍を読んでさらに理解を進めるようにしてください．

もう1つの特徴として，SPSS という統計ソフトを使った手順に限定して解説しました．著者も数種類の統計ソフトを使ってきた経緯があります．しかし統計ソフトの信頼性・客観性を考えると SPSS が最もよいと考えました．SPSS は大学や一般企業で導入しているところが多く，医学研究だけでなく生物学や農学など広い分野で頻繁に使われているソフトです．また，あらゆる統計ソフトを意識した解説にすると，どうしても計算理論や計算結果のすべてに触れなければならないのですが，1つのソフトで出力される内容に限ることで簡素化しました．本書と SPSS が使える環境にあれば，基本的な統計解析は行えます．仮に SPSS を使える環境にないという人には，東京図書より『CD-ROM 統計ソフト SPSS Student Version 13.0J』（石村貞夫・石村光資郎著；定価 12,600 円）という便利な書籍が出版されています[†1]．この書籍とあわせて読んでいただければ，基本的なデータ解析のための SPSS 操作，結果の解読に困ることはないといっても過言ではありません．

　本書中で用いるデータ一式は，東京図書 web の本書紹介ページか著者の Web ページに掲載していますので，あらかじめダウンロードしておいてください（URL は次頁を参照）．また，SPSS に関する情報は，SPSS ホームページ http://www.spss.co.jp[†2] を参照すれば商品概要，サンプルデータのダウンロードなど，いろいろな情報が入手できます．

　本書は各章のどこから読んでもよいように努めましたが，第2章〜第3章は少し理論的な内容を含んでいます．面倒なことはともかく，データ解析を行いたいという人は，第4章以降から読み進めてもらってもよいと思います．

　末筆ながら，本書を作成するにあたり原稿チェックにご協力いただいた鳴海研究所清明会鳴海病院の石田水里さん，私のゼミ生である弘前大学医学部保健学科理学療法学専攻の岩尾潤一郎君，大本靖花君，小玉裕治君，新野雅史君に感謝いたします．

　発行に関しては東京図書編集部の須藤静雄氏と則松直樹氏のご協力があってこそ実現したもので，とくに則松氏にはさまざまな面でご尽力いただいたことに深謝申しあげます．

2007 年 8 月

対馬栄輝

[†1]『CD-ROM 統計ソフト SPSS Student Version 13.0J』は，現在販売を終了しております（2016 年 8 月 編集部）．
[†2] 現在は，日本アイ・ビー・エム株式会社 http://www.ibm.com/spss/jp/ を参照ください．

●本書を読む上で必要なもの

　本書は，読者がパソコン用統計解析ソフト SPSS(IBM SPSS Statistics) の利用可能な環境にあることを前提としている．バージョンは SPSS Statistics24 を使用している．これ以外のバージョンではボタンの位置やメニューまたは出力の構成が異なることもあるが，用語やコマンドなどはほぼ同一なので解析上は支障がないはずである．Base System(Student Version) でできる手法を中心にしたが，一部エディションがないとできない手法もある．

　本書で例題として挙げるデータは，著者の Web サイト

　　　　　　　http://personal.hs.hirosaki-u.ac.jp/~pteiki/research/stat/text.html

および東京図書 Web サイト (http://www.tokyo-tosho.co.jp) のこの本の紹介ページからダウンロード可能である．本書を活用するためには，事前にダウンロードしておかなければならない．

●本書の構成

　統計解析の章（第 5 章以降）は，できるかぎり，簡単な理論，SPSS による解析の手順，注意事項，の順に構成するよう努めた．各検定と解析の解説の前には，最低限気をつけるべき"適用の条件"を付記した．

　検定と解析結果の読み方については，一般的に用いられている有意水準 $p = 0.05$ または有意水準 $p = 0.01$ を前提としている．図中の解説のところでも，最低限有意と判定される基準の $p < 0.05$ で記載した．

●追加の記載事項

　本書では，以下のような項を設けて補足している．

◆ Theorem ◆

定理，原理，法則である．

★適用の条件

各分析を行うときのデータの満たすべき条件などを示した．

♠ 補足 ♠

この項は統計学として重要な部分であるが，専門的な内容であるため，データ解析の実務的な面ではとくに理解しなくともよい部分である．

《知識》

統計学を使う立場から，ぜひ知っておいたほうがよい事項を挙げた．

SPSSで学ぶ医療系データ解析 第2版●目次

第2版刊行にあたって　　iii

序　　iv

第1章　データの設定　　1
- §1.1　データ入力の方法　　1
  - 1.1.1　SPSSに直接入力する場合　　1
  - 1.1.2　Excelなどに入力する場合　　4
- §1.2　値ラベルの設定：数値データを日本語表示する　　5

第2章　データ解析の基本事項　　9
- §2.1　データとは　　9
- §2.2　標本と母集団　　10
- §2.3　データの尺度　　11
  - 2.3.1　名義尺度　　11
  - 2.3.2　順序尺度　　12
  - 2.3.3　間隔尺度　　12
  - 2.3.4　比率尺度　　12
- §2.4　データ縮約のための記述統計量　　13
  - 2.4.1　データの代表的な値——代表値　　14
  - 2.4.2　ばらつきを表すもの——散布度　　15
- §2.5　データの分布（確率分布）　　17
  - 2.5.1　正規分布　　17
  - 2.5.2　一様分布　　19
  - 2.5.3　対数正規分布　　20
- §2.6　標本分布　　20
  - 2.6.1　自由度と標本分布の関係　　20
  - 2.6.2　χ^2分布　　22
  - 2.6.3　t分布　　22
  - 2.6.4　F分布　　23
- §2.7　信頼区間（区間推定）　　23
- §2.8　SPSSによる記述統計量　　25
- §2.9　グラフ　　27
  - 2.9.1　ヒストグラム　　27
  - 2.9.2　エラーバーグラフ　　29
  - 2.9.3　箱ひげ図　　31
  - 2.9.4　散布図　　32

第3章　統計的検定の基礎　　35
- §3.1　統計的仮説とは　　35
  - 3.1.1　帰無仮説　　36
  - 3.1.2　対立仮説　　36
- §3.2　統計的「有意」とは　　36
- §3.3　第Ⅰ種の誤り，第Ⅱ種の誤り　　37
  - 3.3.1　他の統計ソフトによる検出力を調整した検定の方法（サンプルサイズの決定法）　　38
- §3.4　両側検定，片側検定　　39
- §3.5　パラメトリック検定とノンパラメトリック検定　　40
  - 3.5.1　パラメトリック検定　　40
  - 3.5.2　ノンパラメトリック検定　　40
- §3.6　パラメトリック検定，ノンパラメトリック検定の選択法　　41
- §3.7　SPSSによるShapiro-Wilk検定　　42

第4章　検定の選択方法　　45
- §4.1　標本の数の数え方　　45
- §4.2　データどうしの差を検定したい（2つまでのデータの差）　　45
  - 4.2.1　既知の平均と差があるかを知りたい（1標本の差の検定）　　46

4.2.2	2つのデータ列どうしの差を見たい（2変数または標本の差の検定）	47
§4.3	データ列どうしの関連性を見たい	48
§4.4	名義尺度データの頻度の偏りや関連度を見たい	50
§4.5	3つ以上の標本・変数の差を見たい	50
§4.6	測定の信頼性を知りたい	55
4.6.1	間隔・比率尺度のデータの場合	55
4.6.2	順序尺度・名義尺度のデータの場合	56

第5章 差の検定　57

§5.1	差の検定とは	57
§5.2	平均に関する検定（パラメトリックな手法）	57
5.2.1	1標本 t 検定とは	58
5.2.2	SPSS による1標本 t 検定	58
5.2.3	1標本 t 検定の結果の読み方	59
5.2.4	対応のある t 検定とは	60
5.2.5	SPSS による対応のある t 検定	62
5.2.6	対応のある t 検定の結果の読み方	63
5.2.7	2標本 t 検定とは	64
5.2.8	SPSS による2標本 t 検定	65
5.2.9	2標本 t 検定の結果の読み方	67
§5.3	分布中心の差に関する検定（ノンパラメトリックな手法）	68
5.3.1	Wilcoxon の符号付順位検定とは	69
5.3.2	SPSS による Wilcoxon の符号付順位検定	69
5.3.3	Wilcoxon の符号付順位検定の結果の読み方	71
5.3.4	Mann-Whitney の検定とは	72
5.3.5	SPSS による Mann-Whitney の検定	72
5.3.6	Mann–Whitney の検定結果の読み方	74
5.3.7	SPSS による Wilcoxon の符号付順位検定・Mann-Whitney の検定（別の方法）	74
§5.4	差の検定における注意事項	78
5.4.1	1標本 t 検定・対応のある t 検定での注意点	78
5.4.2	2標本 t 検定での注意点	79
5.4.3	平均差の検定の全般的な解釈の注意	81
5.4.4	Wilcoxon の符号付順位検定での注意点	83
5.4.5	Mann-Whitney の検定での注意点	83
5.4.6	分布中心の差に関する検定の全般的な解釈の注意	83
5.4.7	正確確率について	84

第6章 相関・回帰分析　85

§6.1	相関とは	85
6.1.1	相関係数とは（パラメトリックな手法）	86
6.1.2	SPSS による Pearson の相関係数	86
6.1.3	Pearson の相関係数の結果の読み方	87
6.1.4	偏相関係数	88
6.1.5	SPSS による偏相関係数	90
6.1.6	偏相関係数の結果の読み方	90
6.1.7	順位相関係数とは（ノンパラメトリックな手法）	91
6.1.8	Spearman の順位相関係数	92
6.1.9	Kendall の順位相関係数	92
6.1.10	SPSS による順位相関係数	92
6.1.11	順位相関係数の結果の読み方	93
§6.2	回帰分析とは	94
6.2.1	回帰分析の理論	95
6.2.2	回帰式の役立ち度——決定係数	96
6.2.3	SPSS による回帰分析	97
6.2.4	回帰分析の結果の読み方	98

6.2.5	SPSSによる曲線回帰分析 ………	99
6.2.6	曲線回帰分析の結果の読み方 ……	101
§6.3	相関と回帰分析における注意事項 …	102
§6.4	相関における注意点 ………………	102
6.4.1	有意性ばかりに気をとられてはいけない ………………………………	102
6.4.2	曲線的な相関が存在しないか？ …	103
6.4.3	2変数の相関関係で妥当か？（疑似相関の危険性）………………………	104
6.4.4	混合標本に注意する ………………	104
6.4.5	飛び離れ値（外れ値）は存在しないか？ ………………………………	105
6.4.6	時系列のデータには利用できない …	107
§6.5	回帰分析における注意点 …………	107
6.5.1	直線回帰でよいか？ ………………	107
6.5.2	2変数の分布に偏りがないか？ ……	107
6.5.3	外れ値の存在は？ …………………	108
6.5.4	比・間隔尺度のデータと順序尺度のデータとの回帰分析 ………………	108

第7章 分割表の検定 **111**

§7.1	分割表の検定とは …………………	111
7.1.1	χ^2 独立性の検定 ………………	112
7.1.2	SPSSによる χ^2 独立性の検定 ……	113
7.1.3	χ^2 独立性の検定結果の読み方 ……	116
7.1.4	χ^2 適合度検定とは ………………	117
7.1.5	SPSSによる χ^2 適合度検定 ……	118
7.1.6	χ^2 適合度検定の結果の読み方 …	120
7.1.7	SPSSによる χ^2 適合度検定（別の方法） …………………………………	120
7.1.8	χ^2 適合度検定の結果の読み方（別の方法）………………………………	122
7.1.9	Fisherの正確確率検定，Yatesの連続補正 ………………………………	122
§7.2	連関係数とは ………………………	124

7.2.1	ϕ 係数，分割係数 ………………	125
7.2.2	Yuleの連関係数 ……………………	125
7.2.3	Cramérの連関係数 …………………	125
7.2.4	その他の連関係数（順序尺度に適用）	126
§7.3	リスク比・オッズ比 ………………	126
7.3.1	調査研究のデザイン ………………	127
7.3.2	リスク比・オッズ比とは …………	128
7.3.3	SPSSによるリスク比・オッズ比 …	129
7.3.4	リスク比・オッズ比の出力結果の読み方 ………………………………	131
§7.4	Mantel-Haenszel 推定量 …………	132
7.4.1	Mantel-Haenszel 推定量とは ……	132
7.4.2	SPSSによる Mantel-Haenszel の検定 ………………………………	133
7.4.3	Mantel-Haenszel の検定結果の読み方 ………………………………	134
§7.5	分割表検定における注意事項 ……	135
7.5.1	分割表の提示 ………………………	135
7.5.2	χ^2 検定では度数の小さいセルに注意	135
7.5.3	χ^2 独立性の検定における行・列の周辺度数の偏り ………………………	136
7.5.4	χ^2 検定における有意性の解釈 ……	136
7.5.5	従属なデータの分割表に対しては χ^2 検定は不適 ………………………	136

第8章 1元配置分散分析 **139**

§8.1	分散分析とは ………………………	139
§8.2	t 検定のくり返しによる検定多重性の問題 ………………………………	140
§8.3	1元配置分散分析（パラメトリックな手法）………………………………	141
8.3.1	SPSSによる1元配置分散分析 ……	145
8.3.2	1元配置分散分析の結果の読み方 …	147
§8.4	Kruskal-Wallis 検定（ノンパラメトリックな手法）………………………	149

8.4.1	Kruskal-Wallis 検定とは …………	149
8.4.2	SPSS による Kruskal-Wallis 検定・	150
8.4.3	Kruskal-Wallis 検定の結果の読み方	151
8.4.4	SPSS による Kruskal-Wallis 検定（別の方法） ………………………	151
§8.5	分散分析における注意事項 …………	153
8.5.1	分散の等質性の検定について ………	153
8.5.2	ノンパラメトリック検定との使い分け ………………………………………	154
8.5.3	R コマンダーによるノンパラメトリック版の多重比較法 …………………	154

第9章　多重比較法　157

§9.1	多重比較法とは ……………………	157
§9.2	パラメトリックな手法（等分散性が仮定できるとき）………………………	158
9.2.1	Fisher's PLSD …………………	159
9.2.2	Tukey の方法 ……………………	159
9.2.3	Scheffé の方法 …………………	160
9.2.4	Dunnett の方法 …………………	162
9.2.5	Bonferroni の方法 ………………	162
9.2.6	Newman-Keuls の方法 …………	164
9.2.7	Duncan の方法 …………………	164
9.2.8	Waller-Duncan の方法 …………	164
9.2.9	その他の方法 ……………………	164
§9.3	パラメトリックな手法（等分散性が仮定できないとき）………………………	165
9.3.1	Games-Howell の方法 …………	166
9.3.2	Dunnett の C の方法 ……………	166
9.3.3	Tamhane の T2 の方法 …………	166
§9.4	SPSS による多重比較法 ……………	166
§9.5	ノンパラメトリックな手法 …………	166
§9.6	多重比較法における注意事項 ………	167
9.6.1	多重比較法として不適切な手法 ……	167
9.6.2	標本の大きさは同じほうがよい …	167
9.6.3	等分散性について ………………	168
9.6.4	分散分析との使い分け …………	168
9.6.5	対応のある標本（反復測定の分散分析の適用となる標本）における多重比較法 ………………………………	168
§9.7	多重比較法の手法選択 ……………	169

第10章　2元配置分散分析　171

§10.1	2元配置分散分析とは ……………	171
§10.2	交互作用 …………………………	174
§10.3	要因について ……………………	176
10.3.1	制御要因 …………………………	176
10.3.2	標示要因 …………………………	176
10.3.3	ブロック要因 ……………………	176
10.3.4	補助要因 …………………………	177
10.3.5	変動要因 …………………………	177
10.3.6	その他の分類――固定因子と変量因子 ………………………………………	177
§10.4	SPSS による 2 元配置分散分析（くり返しのある）………………………	178
§10.5	2元配置分散分析結果の読み方 ……	179
§10.6	交互作用が有意であったときの対応・	182
§10.7	SPSS による 2 元配置分散分析（くり返しのない）………………………	185
§10.8	実験計画 …………………………	186
10.8.1	Fisher の三原則 …………………	187
10.8.2	乱塊法 ……………………………	188
10.8.3	ラテン方格法 ……………………	189
10.8.4	循環法 ……………………………	190
§10.9	2元配置分散分析における注意事項 …	192

第11章　反復測定による分散分析　193

§11.1	反復測定による分散分析とは ………	193
§11.2	SPSS による反復測定による分散分析	194
11.2.1	メニューに［反復測定］がある場合	195

11.2.2 反復測定による分散分析結果の読み方 …………………………	196
11.2.3 メニューに［反復測定］がない場合と反復測定による分散分析の後の多重比較法 …………………	197
11.2.4 反復測定による分散分析と多重比較法の結果の読み方 …………………	199
§11.3 Friedman 検定（ノンパラメトリックな手法）…………………………	200
11.3.1 Friedman 検定とは ……………	200
11.3.2 SPSS による Friedman 検定 ……	201
11.3.3 Friedman 検定の結果の読み方 …	202
11.3.4 SPSS による Friedman 検定（別の方法）…………………………	203
§11.4 2元配置以上の分散分析と反復測定による分散分析の関係 ……………	204
§11.5 反復測定による分散分析における注意事項 …………………………	204

第12章 検者間・検者内信頼性係数	**207**
§12.1 級内相関係数 (ICC) とは …………	207
§12.2 級内相関係数 (ICC) の基礎理論 ……	208
12.2.1 対象データの特性 ……………	208
12.2.2 古典的テスト理論 ……………	208
12.2.3 一般化可能性理論 ……………	211
12.2.4 平均平方和の期待値 …………	212
§12.3 級内相関係数（パラメトリックな手法）	213
12.3.1 Case 1 …………………………	213
12.3.2 Case 2 …………………………	214
12.3.3 Case 3 …………………………	216
§12.4 SPSS による級内相関係数 …………	218
12.4.1 検者内信頼性（ICC Case 1）……	218
12.4.2 検者間信頼性（ICC Case 2, ICC Case 3）…………………………	220

§12.5 カッパ係数とは（ノンパラメトリックな手法）…………………………	221
§12.6 SPSS によるカッパ係数 …………	221
§12.7 検者間・検者内信頼性係数における注意事項 …………………………	223
12.7.1 ICC についての注意点 ………	223
12.7.2 カッパ係数についての注意点 ……	225

第13章 重回帰分析	**227**
§13.1 重回帰分析とは …………………	227
§13.2 重回帰式を作るための基礎知識（変数選択の手順）…………………………	229
13.2.1 変数増加法 ……………………	231
13.2.2 変数減少法 ……………………	231
13.2.3 変数増減法 ……………………	231
13.2.4 独立変数選択の基準 …………	232
§13.3 重回帰分析の結果を判定する指標 …	233
13.3.1 分散分析表 ……………………	233
13.3.2 偏回帰係数 ……………………	233
13.3.3 偏相関係数 ……………………	234
§13.4 モデルの適合度評価 ………………	234
13.4.1 重相関係数 ……………………	234
13.4.2 決定係数 ………………………	235
13.4.3 自由度調整済み重相関係数・決定係数 …………………………	235
13.4.4 多重共線性 ……………………	237
13.4.5 残差の分析 ……………………	237
13.4.6 赤池の情報量基準, Mallows の C_p, 最終予測誤差 ………………	239
§13.5 SPSS による重回帰分析 …………	240
§13.6 重回帰分析の結果の読み方 ………	241
§13.7 重回帰分析における注意事項 ……	244
13.7.1 ダミー変数のとり扱い ………	244
13.7.2 交互作用項 ……………………	244
13.7.3 変数変換 ………………………	245

13.7.4 モデル構築の注意点 ………… 245
§13.8 関連するその他の手法 …………… 246
　13.8.1 判別分析 ……………………… 247
　13.8.2 主成分分析 …………………… 247
　13.8.3 林式数量化理論 ……………… 247
　13.8.4 正準相関分析 ………………… 247
　13.8.5 その他の手法 ………………… 248

第14章 多重ロジスティック回帰分析　249

§14.1 多重ロジスティック回帰分析とは … 249
§14.2 解析のしくみ ……………………… 250
　14.2.1 従来の多変量解析と多重ロジスティック回帰分析 …………………… 250
　14.2.2 多重ロジスティック回帰分析の理論 252
§14.3 変数選択の方法 …………………… 255
　14.3.1 尤度比検定 …………………… 255
　14.3.2 Wald 検定 …………………… 255
§14.4 多重ロジスティック回帰分析の結果を判定する指標 …………………… 256
　14.4.1 尤度比検定（モデル χ^2 の検定） ‥ 256
　14.4.2 係数・オッズ比 ……………… 256
§14.5 モデルの適合度評価 ……………… 256

　14.5.1 Hosmer-Lemeshow の適合度検定 ・ 256
　14.5.2 Pearson 残差 ………………… 257
　14.5.3 分割表 ………………………… 257
　14.5.4 残差の評価 …………………… 258
§14.6 変数の加工 ………………………… 258
　14.6.1 変数のカテゴリー化 ………… 258
　14.6.2 名義変数のダミー変数化 …… 260
　14.6.3 交互作用項を設ける ………… 262
§14.7 SPSS による多重ロジスティック回帰 262
　14.7.1 SPSS による多重ロジスティック回帰分析の手順 …………………… 262
　14.7.2 多重ロジスティック回帰分析の結果の読み方 ……………………… 264
§14.8 多重ロジスティック回帰分析における注意事項と類似手法の紹介 ………… 266
　14.8.1 事前に2変量解析を行うべきか？ ‥ 266
　14.8.2 Cox の比例ハザードモデル ……… 267
　14.8.3 プロビット分析 ……………… 267

参考図書案内　　　　　　　　　　　　　269

索　　引　　　　　　　　　　　　　　　273

1 データの設定

データは SPSS に直接入力するのが一般的である．しかし，SPSS のインストールされていないパソコンでデータを編集しなければならない環境に置かれている人も多いであろう．こうしたことから，本章では SPSS に入力する方法と Microsoft Excel のような表計算ソフトに入力したデータから SPSS に読みこむ方法の 2 つについて述べる．

§1.1 ● データ入力の方法

◎ 1.1.1 SPSS に直接入力する場合

図 1.1 左のような形式のデータは，図右のようにそのまま SPSS へ入力する．

	身長	年齢	体重
Aさん	160.3	37	54.8
Bさん	162.1	53	72.6
Cさん	153.3	44	54.8
Dさん	166.3	63	74.0
Eさん	151.2	65	52.8

	身長	年齢	体重	var
1	160.30	37.00	54.80	
2	162.10	53.00	72.60	
3	153.30	44.00	54.80	
4	166.30	63.00	74.00	
5	151.20	65.00	52.80	
6				

図 1.1 SPSS への入力

SPSS のアイコンをダブルクリック（あるいは Windows の[スタート]メニューから SPSS を選択）

すると図1.2の状態になる．通常は，ファイル読みこみのためのダイアログボックス[†1]が現れる．新規にデータを入力するなら，[キャンセル]ボタンをクリックして閉じる．今後ダイアログボックスの表示が不要であれば，図中矢印部分の[今後，このダイアログを表示しない(D)]にチェックを入れる．

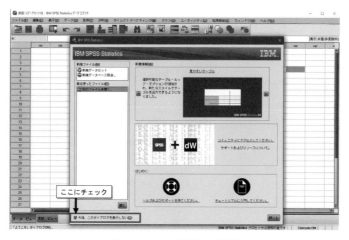

図 **1.2** SPSS 起動時の画面

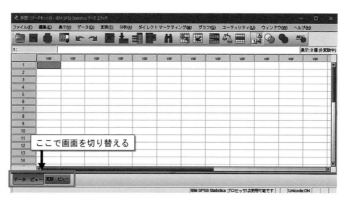

図 **1.3** SPSS 初期画面

ダイアログボックスを閉じると，図1.3のようになる．図中下部の矢印で指したところに[データビュー][変数ビュー]というタブがある．[データビュー]はExcelワークシートのような実際に数値を入れるためのデータシートであり，[変数ビュー]は変数（データの列）に名前をつけたり，変数の属性などを設定できる画面である．いきなりデータを入力してもかまわないが，一般には[変数ビュー]タブをクリックして変数の属性を編集してからデータ入力したほうが混乱しないですむ（図1.4）．

[†1]操作の確認や設定のために使われる小さな画面．

まず図 1.4 ①の部分に変数名を入力していく．図 1.1 の例であれば，上から順に**身長・年齢・体重**と入力する．データが数値ではなく文字型の場合は②の［**型**］のセルをクリックして新たに現れたダイアログボックスの［**文字列（R）**］を選択して OK をクリックすれば入力可能となる．

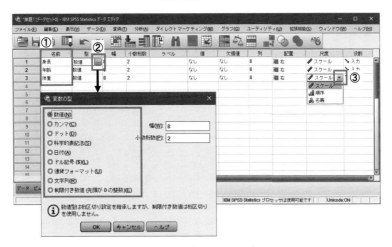

図 1.4　変数ビューの設定

変数名をすべて入力し終えたら，図 1.3 の画面下の［**データビュー**］タブをクリックしてデータ入力の作業に移る．ここで，もし可能であれば後に述べるデータの尺度［⇒ §2.3（p.11）］を参考にして③の▼ボタンをクリック後，各変数ごとにデータの尺度を編集しておくと便利である．

	在住地域	婚姻の有無	…
Aさん	青森	あり	
Bさん	群馬	なし	
Cさん	神奈川	なし	
Dさん	神奈川	あり	
Eさん	青森	あり	

➡

	在住地域	婚姻の有無
1	1.00	1.00
2	2.00	.00
3	3.00	.00
4	3.00	1.00
5	1.00	1.00
6		

図 1.5　データのコード化

文字型データ（名義尺度データ）の扱いとしては，今後のことを考えると数値に置き換えてコード入力しておくことを推奨する．図 1.5 のように文字を数値に置き換えたカテゴリー化を行っておくとよい．この図では在住地域を｛1 ＝青森，2 ＝群馬，3 ＝神奈川｝，婚姻の有無を｛0 ＝なし，1 ＝あり｝とわり当てて入力してある（さらに値ラベルの設定をしておくとよい ⇒ §1.2 参照（p.5））．

もう 1 つ別な例として図 1.6 左のようなデータがある．これは A 群の値と B 群の値を 1 列ずつ分けて入力したデータである．

こうしたデータは，図 1.6 右のように入力する．1 列目に"群"を判別するデータ列，2 列目に"値"のデータ列を設ける．群を判別するデータは {1 = A 群，2 = B 群} のようにカテゴリー化する．**SPSS** では対象 1 つのデータを 1 行に入力する決まりになっている．したがって，異なる対象のデータが同一行に入力されることはあり得ない．つまり，データは常に対象の数＝行数となる．

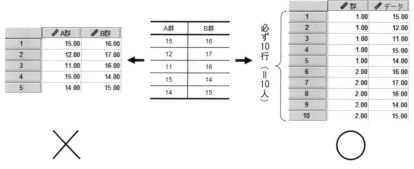

図 **1.6** 2 群のデータ入力方法

◎ 1.1.2 Excel などに入力する場合

Excel で SPSS 用にデータ入力する際は，図 1.7 のように入力する．気をつけることは「①データの上または左によけいな空白セルは空けずに左上端（A1 のセル）から入力する」こと，「②変数名は 1 行で入力して変数名を重複させない」ことである．

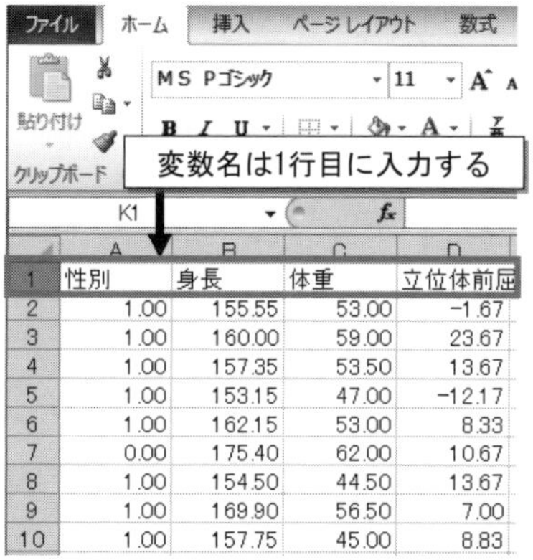

図 **1.7** Excel での入力規則

次に SPSS に Excel のデータを読みこむ．SPSS を起動してから図 1.8 のようにメニューバーの①［ファイル(F)］－②［開く(O)］－③［データ(D)］と順にマウスポインタで追っていき，左クリック

(以下，単にクリックと述べるときは左クリックのことを指す）する．

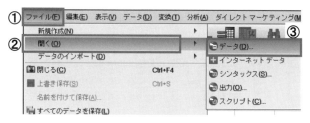

図 **1.8** SPSS での読みこみ手順

図 1.9 のようなダイアログボックスが現れるので下の［ファイルの種類(T)］の▼ボタンをクリックすると，読みこみ可能なファイル属性のリストが出てくる．読みこみたいデータファイルの形式，ここでは Excel ファイルなので "Excel（*.xls, *.xlsx, *.xlsm）" を選んでクリックすれば読みこみできる．

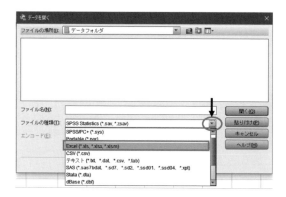

図 **1.9** データの選択

§1.2 ●値ラベルの設定：数値データを日本語表示する

さきにも述べたが，文字で表されたデータは {0 = 男，1 = 女} などのように数値をわり当てて入力するように心がける．ところが図 1.10 中①のように 1 や 0 だけだと，わけがわからなくなることもある．

そこで図 1.10 中②のように数値データを日本語表示できるようにする．

6　第1章　データの設定

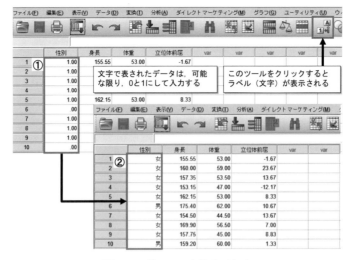

図 **1.10**　値ラベルを決めておく

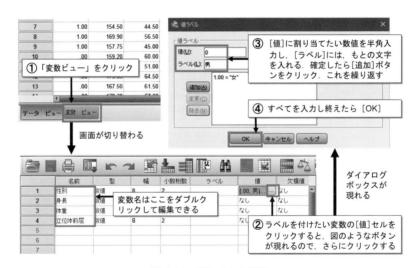

図 **1.11**　値ラベルの設定

この設定方法は図 1.11 のように行う．

1　画面下の[変数ビュー]タブをクリック（①）する．　→　画面が替わる．
2　値ラベルを決めたい変数（ここでは性別）の[値]セルをクリック（②）．　→　□をクリック．
3　新たなダイアログボックスが表示される．　→　わり当てたい数値と該当する文字を入力（③）する．図の例では 0 に男をわり当てている．

4 すべてを入力し終えたら，OK をクリック（④）．

変数名の変更・追加も，この［変数ビュー］の画面で行える[†2]．

変数が多く，値ラベルをいちいち入力するのは面倒……と思うときは，シンタックスコマンドが便利である．一見難しい作業に思われるが，慣れれば簡単なのでぜひ試してほしい．たとえば，"地域"という変数と"職業"という変数があって，地域には {1=青森, 2=東京, 3=大阪}，職業には {1=医療職, 2=事務職, 3=販売業} とわり当てたいとする．まずはメニューから図 1.12 ①→②→③の手順を追って，シンタックスウィンドウを開く．図 1.13 に従ってコマンドを入力する．

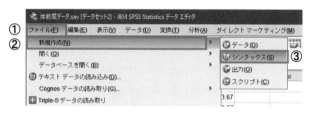

図 **1.12** 値ラベルの編集（シンタックスの利用手順）

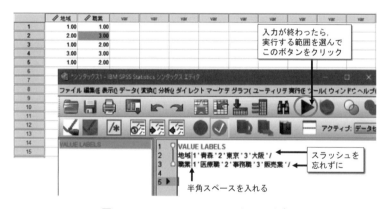

図 **1.13** シンタックスウィンドウの入力

① "VALUE LABELS" と半角で（VALUE と LABELS の間の は半角スペースの意味）入力する．②改行して "変数名 値1' 値ラベル1' 値2' 値ラベル2'……" と入力．③各変数の最後（行の最後）は，スラッシュ（/）を入力して改行する．入力し終えたら，ツールバーの▶をクリックしてシンタックスを実行する（「コマンドターミネータが見つかりません．実行しますか？」とダイアログが出たとしても，無視して OK をクリックする）．

[†2]変数名の規則として，異なる列に同じ変数名は入力できないので注意．

この方法を使えば，いくぶん作業は簡単になるだろう．

この例では，

> VALUE LABELS
> 地域 1' 青森'2' 東京'3' 大阪'/
> 職業 1' 医療職'2' 事務職'3' 販売業'/

となる（アミかけ部分の半角スペースを忘れないように）．

シンタックスはExcelやワープロソフトで編集してコピー&ペーストできるので便利である．参考までに，Excelで文字列を編集する場合には，文字入力されたセルを結合する関数（=CONCATENATE）を利用すると便利である．

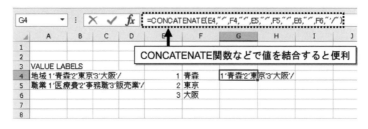

図 1.14　Excelで編集する例

2 データ解析の基本事項

　実際にデータ解析を行う前に，最低限知っておくべき基本事項を解説する．できるかぎり簡単に述べるが，それでも初学者にとっては難しいところがあるかもしれない．データ解析を進めていく際に再度ふり返って読めば理解できるようになるので，まずは一度読み通していただきたい．

§2.1　データとは

　図 2.1 は SPSS でデータを表示したものである．この表における個々の値を**データ data**（または観測値）という．関連した用語に，**変数 variable**，**標本 sample** という用語がある．混乱を避けるため，まとめておこう[†1]．

- データ（data）……　実験などによって得られた数値・資料のこと．
- 変数（variable）……　特定の属性に従って取得したデータのこと．
- 標本（sample）……　対象となる個体・データの属性ごとの集まり，つまり"群"のこと．

　図 2.1 では，"出生体重""在胎週数""胎盤重量"……という個々のラベル（各列）を変数といい，行に記載した値をデータという．このデータをとるために対象とした被検者を標本とよび，対象者が 16 人ならば，**標本の大きさ sample size** は 16 となる．標本の大きさは N や n で表すことが多く，$N = 16$ というときは，標本の大きさが 16 であることを意味する．データの入力されていない**欠損値**は "." で表示される．

[†1] データと標本を同義に扱っているものもある．

	出生体重	在胎週数	胎盤重量	母親の年齢	出産経験	児の性別
1	3250	41	680	35	2人目	女
2	3326	40	640	39	初産	女
3	3434	40	680	28	2人目	男
4	3660	37	670	.	3人目	男
5	3452	40	630	28	初産	女
6	2576	36	540	24	初産	
7	2700	40	480	33	3人目	[illegible]
8	2664	37	470	34	3人目	女
9	3028	40	500	29	2人目	男
10	3148	39	600	27	2人目	男
11	2972	39	490	37	3人目	男
12	3522	40	600	29	初産	女

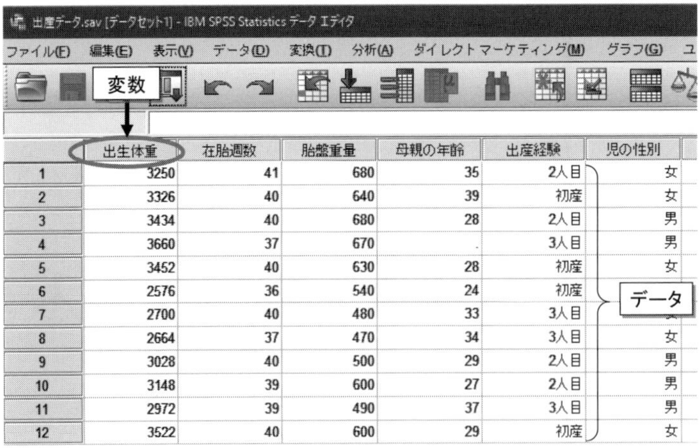

図 2.1　SPSS によるデータ表示

§2.2　標本と母集団

データは大きな全体の集団，つまり**母集団 population** から抽出された一部である，と認識されている．

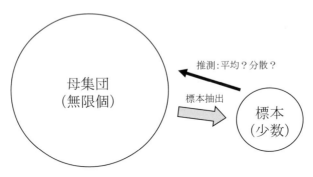

図 2.2　標本からの母集団推定

母集団は**有限母集団と無限母集団**に分けることができる．無理をしてでも，費用と時間さえ十分にあれば全データを収集できる母集団は有限母集団である．たとえば，“特定の期間における日本の人口”を母集団と想定するなら有限母集団となる．他方，“日本の人口”とだけ決めて母集団としたならば，それ以外のものは何も限定されないから，過去から未来にわたってデータをとり続ける必要があり，時間の経過とともに変化し続ける無限母集団となる．一般に研究や実験でとられるデータは無限母集団であることがほとんどで，現実的に全調査が不可能であるゆえに標本から代表値や

散布度 [⇒ §2.4] など（これを**特性値 parameter** という）を求め，母集団の特性を推定する（図2.2）．したがって，統計的解析において確率的な表現は避けて通れない．

調査対象集団 universe，母集団，標本の 3 段階で考えることもある．調査対象集団は上述の無限母集団と似ている．現実に対象を抽出するとき，実験者は対象を選ぶ条件（時間と費用）によって各々の母集団を形成する．母集団は 20 歳〜30 歳代という条件の下の患者であったり，A 地方・B 地方の老年者であったりする．ここでの母集団とは，抽象的な調査対象集団に対して具体的な存在である．母集団は調査対象集団に対して有効かつ適切な関連づけができるように考慮されていなければならない．これを意識することは研究デザインの限界を知り，また比較・追試を行う場合の有益な情報となる（図 2.3）．

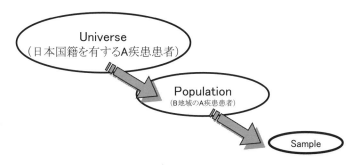

図 2.3　調査対象集団・母集団・標本

§2.3　データの尺度

データの**尺度 scale** も重要な知識である．以下に尺度の分類を述べる．

◎ 2.3.1　名義尺度

データを数値で表すことができず，グループとして扱う尺度を**名義尺度 nominal scale** という．各グループの区分は**カテゴリー category** とよばれる．たとえば，{男，女}，{経験あり，経験なし}，{治療 A, 治療 B, 治療 C} などのデータは名義尺度である．これらのなかで「経験あり」や「治療 A」はカテゴリーである．名義尺度においてカテゴリー間の四則計算（加減乗除）には意味がない．つまり，平均を計算したり，合計点を求めることは意味がない．

図 2.1 における名義尺度のデータは，"児の性別"が挙げられる．0 は男性，1 は女性という形で数値をわり当ててある．これらは区別できさえすればどのような値でもよく，男性を 1 として女性

を 0 としてもよいし，男性を 1，女性を 2 としてもよい．

◎ 2.3.2 順序尺度

各対象にわり当てられた数値が測定値間の大小関係のみを表す場合の尺度が**順序尺度 ordinal scale** である．なんらかの特性において a>b>c という順序関係を保証するように，a=3, b=2, c=1 や，a=20, b=10, c=1 といった数値をわり当てる．この尺度ではカテゴリー間の順序関係しかもたないため，名義尺度と同様，四則計算を施すことはできない．たとえば，|非常に好き=1，やや好き=2，どちらともいえない=3，やや嫌い=4，非常に嫌い=5| といったカテゴリーによって回答させたデータは，各数値の順位のみ意味をもつ順序尺度である．$5-4=1$ と $4-3=1$ が同じ 1 であっても，差の大きさが等しいわけではない．

◎ 2.3.3 間隔尺度

間隔尺度 interval scale とは，測定対象におけるなんらかの量の差の大きさを測定値間の数値の差の大きさとして表す尺度である．たとえば，10°C，20°C などの温度や年齢が挙げられる．この尺度では加減（足す・引く）の演算が可能である．

◎ 2.3.4 比率尺度

比率尺度 ratio scale（比尺度）は，間隔尺度と混同して用いられることが多いが，間隔尺度と異なるのは原点（0）が一義的に定まっている点である．たとえば，ものの長さ（cm），重さ（kg），時間（分）などが比率尺度である．この尺度は四則計算が可能である．

これらの分類を図 2.4 に照らし合わせてみる．データ解析上は間隔尺度と比率尺度の分類を明確にする必要はない．むしろ名義尺度と順序尺度を質的データ（カテゴリカルデータ），間隔尺度と比率尺度を量的データとした分け方が実際的である．

> 《知識》1 ｜ データの尺度分類は四則計算が可能か否かで判断することもできる．

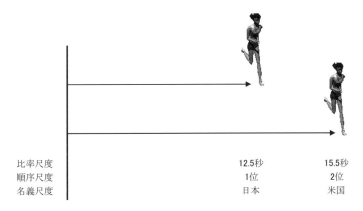

図 2.4 データの尺度と 100m 走のデータ記録方法
日本と米国の選手を 100m 走で競争させたとき，記録する基準によって尺度が変わる．

♠ 補足 ♠1　間隔・比尺度のデータか？　順序尺度か？

　以降の統計的検定で適用の条件を述べていくとき，「段階数の多い順序尺度の一部データ」といったような用語が出てくる．順序尺度は扱う機会の多いデータ尺度であり，考え方によっても変化する．
　{1=重度障害，2=中等度障害，3=軽度障害，4=障害なし} のように 4 段階評価した順序尺度のデータは，まぎれもなく順序尺度のデータである．ところで，20 項目の質問に対して {2=はい，1=どちらともいえない，0=いいえ} という回答をさせ，合計点数で表すようなデータがあるとする．1 つひとつの項目は順序尺度のデータである．これは合計点で表しても，順序尺度のデータに変わりはない．
　A 群 3 人の被検者は合計点 10 点・30 点・40 点をとり，B 群 3 人の被検者は合計点 10 点・15 点・20 点をとったとする．これら A または B 群を順序尺度のデータとして扱えば両群とも 1, 2, 3 と同じ数値がわり当てられる．A 群のほうは B 群よりも点数の開きが大きいだろうと考えるならば，もはや段階間の大きさに意味があることになり，1, 2, 3 の順序尺度で丸めこめなくなる．
　こうした段階数の多い順序尺度で，段階間の大きさに意味をもつデータでは，順序尺度でありながら，間隔・比尺度にも似たようなデータとして同等に扱う考えも間違いではない．解析する者の専門分野で，純粋には順序尺度のデータであっても慣習的に間隔・比尺度のデータとして扱っているのであれば，それに従ってもかまわない．

---

§2.4　データ縮約のための記述統計量

　データ解析の第一歩はデータの縮約である．莫大な数のデータをそのまま提示されても，何を意味するのかわからない．そこで，データを代表値や散布度といった簡単な数値で表すことにより，おおよその特徴が見えてくる．以下に述べるものは，**記述統計量 descriptive statistic**（または記述統計，基本統計値など）とよばれるもので，統計解析を行うためには必ず求めておかなければ

ならない．代表値や散布度は SPSS で簡単に計算できるので，手計算は不要である．
以下では説明を簡単にするために，データ例をもとに計算手順も含めて解説する．

データ例：**13, 14, 14, 15, 15, 15, 16, 18, 20, 22, 25**　　（標本の大きさ $n=11$）

◎ 2.4.1　データの代表的な値——代表値

代表値 measure of central tendency は，データの中心を表す値として用いられる．

平均

平均 mean（$\bar{x}$）は**期待値 expectation** ともよばれ，大きさ n のデータ $x_1, x_2, \cdots, x_n$ があるとき，

$$\bar{x} = \frac{x_1 + x_2 + \cdots + x_n}{n} \tag{2.1}$$

で求める．詳しく述べると，平均には**母平均 population mean**（μ）と**標本平均 sample mean**（$\bar{x}$）がある．母平均とは母集団の平均であり，母集団が未知であるゆえに求めることはできない．標本平均は手元のデータの平均であり，我々が求めるものである．通常，**平均とよぶときは標本平均**を指す．平均は正規分布に従う間隔尺度・比尺度データの中心を表すものである．

データ例では，

$$\bar{x} = \frac{13+14+14+15+15+15+16+18+20+22+25}{11} = 17 \tag{2.2}$$

のように求める．

中央値

中央値 median とは，データを大きさの順に並べたときに中央に位置する値（50 パーセンタイル値）をいう．データが偶数個あるときは，中心の両隣の値を平均して求める．中央値は**正規分布に従わない順序尺度や間隔・比尺度のデータの中心を表すもの**として適用される．データ例では 6 番目の "15" となる．

最頻値

度数（頻度）の多い測定値を**最頻値 mode** という．最頻値は細かい数値で測られたデータに対して用いることは少なく，たとえば {はい，いいえ} とか {きらい，ふつう，すき} といった平均や中央値を求められない**名義尺度のデータの代表値**として用いるほうが適切である．データ例で挙げるとすれば，同じ値が 3 つある "15" となる．

調整平均

調整平均 trimmed mean はトリム平均ともよばれる．最小のもの k 個と最大のもの k 個をとり除いたデータの平均を求める（これを α ％調整平均という；$\alpha = k/n$）．とくに，25 ％調整平均は**中央平均 midmean** とよぶ．調整平均は，**外れ値**[†2] **outlier** が含まれるデータに対して有効である．

◎ **2.4.2　ばらつきを表すもの——散布度**

データのばらつきを表すものとして，以下のようなものがある．これらは**散布度 measure of dispersion** ともよばれる．

標準偏差

標準偏差 standard deviation（sd, SD または s と略すことが多い）は，データのばらつきを表す基本的な統計値である．標準偏差は次項に述べる**分散の正の平方根**である．

> 《知識》2　標準偏差に似た用語に**標準誤差 standard error**（SE）というものがある．そもそも標準誤差には"推定の標準誤差"と"測定の標準誤差"がある．"推定の標準誤差"は，平均の標準偏差であり，平均を推定するときの変動を意味する．"測定の標準誤差"は，上述した標準偏差のことである．標準偏差も単に標準誤差とよぶことがあるが，医学における統計では推定の標準誤差を**標準誤差**，測定の標準誤差を**標準偏差**と区別している．

分散

分散 variance は，標準偏差を 2 乗したものであり，データのばらつきを表す指標である．分散も平均と同じく，**母分散 population variance**（σ^2）と**標本分散 sample variance**（s^2）がある．分散の計算方法は，$x_1, x_2, \cdots, x_n$ の標本に対して，

$$s^2 = \frac{\sum_{i=1}^{n}(x_i - \bar{x})^2}{n} \tag{2.3}$$

として求める．

この他に，n 個の標本と平均との差の 2 乗の和を $\boldsymbol{n-1}$ で割った**不偏分散 unbiased variance**（s^2；不偏分散値［不偏推定値］）がある．一般に，研究論文で述べる，または統計ソフトで求める

[†2] 他のデータと比較して，値が極端に大きいまたは小さいデータでかつ少数のもの（箱ひげ図 2.9.3 項を参照）．

標本分散は，すべて不偏分散である．以降，本書でとくに断りがないかぎりは不偏分散を分散と述べる．不偏分散の計算方法は，$x_1, x_2, \cdots, x_n$ の標本に対して，

$$s^2 = \frac{\sum_{i=1}^{n}(x_i - \bar{x})^2}{n-1} \tag{2.4}$$

で求める．

データ例では，

$$s^2 = \frac{(13-17)^2 + (14-17)^2 + (14-17)^2 + \cdots + (22-17)^2 + (25-17)^2}{11-1} = 14.6 \tag{2.5}$$

となる．なお，論文などに記載するときには分散をそのまま用いることは少なく，平均と単位を揃える意味で，分散の正の平方根である標準偏差を用いる．つまり，$\sqrt{14.6} \fallingdotseq 3.82$ を用いる．標準偏差は**平均と対応させたばらつきの指標**として用いる．

> 《知識》3 　医学の論文では，平均と標準偏差を並べて，**平均±標準偏差**で表記することが多い．たとえば，167.3±71.5 円とか，294.4±35.8 円といった具合に．論文中に何も断りなく，このような表記が出てきたら，まさしく平均±標準偏差のことである．

範囲

範囲 range (R) は，大きさの順に並べたデータ $x_{(1)}, x_{(2)}, \cdots, x_{(n)}$ に対して，$R = x_{(n)} - x_{(1)}$，つまり"データの最大値−最小値"で表される．データ例では，$25 - 13 = 12$ となる．

四分位偏差・範囲

大きさの順に並べた n 個の順序尺度データ，$x_{(1)}, x_{(2)}, \cdots, x_{(n)}$ を一定の間隔で m 個の群に分割したときの境界値を**分位数**という[†3]．

データを小さい（または大きい）順に並べたとき，1/4 番目のデータを**第 1 四分位数**（25 パーセンタイル点；Q_1）という．2/4 番目のデータは中央値となり，3/4 番目のデータを**第 3 四分位数**（75 パーセンタイル点；Q_3）という．これより**四分位偏差 quartile deviation** (Q) は，

$$Q = \frac{Q_3 - Q_1}{2} \tag{2.6}$$

[†3] 1 つの群に含まれるデータ数は n/m となる．

で求められる[†4]．この他に，**四分位範囲** $Q_3 - Q_1$ もよく用いられる．これらは**中央値に対応させたばらつきの指標**として用いられる．データ例の四分位範囲は，第1四分位数が14，第3四分位数が20なので $(20 - 14) \div 2 = 3$ となる．

平均偏差

各データから平均を引いた偏差の絶対値の平均を**平均偏差 mean absolute deviation** とよぶ．現在ではあまり用いることはない．

変動係数

変動係数 coefficient of variation（CV）は，標準偏差を平均で割って標準化し，百分率で表した値．適用できるのは**値が常に正の場合**である．変動係数に単位は存在しない無名数である．単位の異なるデータどうしで変動の程度を比較するときに用いる．

CV は以下の方法で求める．

$$CV = \frac{s}{\bar{x}} \times 100$$

§2.5 ● データの分布（確率分布）

ここではさまざまなデータの確率分布（図2.5）を解説する．**分布 distribution** とは，どの値のデータが多い・少ないとかといった，データの散らばり具合などの様相のことである．

◎ 2.5.1 正規分布

図2.5aは，まん中が盛り上がって両側が低い山のような形をしている．ほとんどのデータは数を多くすればするほど，このような釣り鐘状の分布——**正規分布 normal distribution** という——に近づくといわれる．正規分布はガウス分布 Gaussian distribution や 誤差分布 error distribution ともよばれる．

正規分布は検定や解析の大前提となっている分布で，

$$f(x) = \frac{1}{\sqrt{2\pi}\sigma} \exp\left(-\frac{(x-\mu)^2}{2\sigma^2}\right), \quad -\infty < x < \infty \tag{2.7}$$

の関数[†5] で表される．この式の詳細はともかく，分布の形を覚えておいてほしい．正規分布の性質は，

[†4] 厳密には順序尺度のデータを割ったり引いたりすることは適切ではない．
[†5] $\exp(x) = e^x$, e は自然対数の底（ネピア数）で，$e = 2.71828\cdots$ となる．

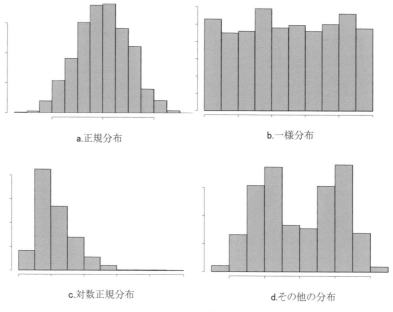

図 2.5 さまざまな分布

代表的な分布をヒストグラムで表した図である．データをグラフで表して，これらの形と似ているかを観察する．

1. 平均 μ と分散 σ^2（または標準偏差 σ）がわかれば再現できる．
2. いかなる分布からの標本であっても，その平均の分布は母平均 μ，母分散 σ^2/n の正規分布に近づく（**中心極限定理 central limit theorem**）．
3. いくつかの正規分布どうしの和（または差）の分布もまた正規分布となる．

とくに上の 2. により，正規分布はあらゆる検定や解析の基本となっている．統計学では，一般の正規分布を平均 0，分散 1（つまり標準偏差 1）の正規分布，すなわち**標準正規分布 standard normal distribution** という形に変換して計算する．平均 μ，分散 σ^2 の正規分布に従う変数 x があったとき，x から平均 μ を引いて σ で割った値 $z = \dfrac{x-\mu}{\sigma}$（これを"標準化 standardization する"という）の分布が標準正規分布である．

したがって平均 $\mu = 0$，分散 $\sigma^2 = 1$ の標準正規分布は，

$$f(z) = \frac{1}{\sqrt{2\pi}} \exp\left(-\frac{z^2}{2}\right) \tag{2.8}$$

と表せる．

正規分布の式はとくに暗記しなくてもよい．正規分布の性質のうち，**平均と分散がわかれば再現できる**という点は重要である．つまり，もしデータの母集団が正規分布に従うならば，①データの平均と標準偏差（または分散）から分布形を推定できる，②データの平均と分散を利用して統計的検定や解析が行える，ことになる．世の中のデータすべてが絶対に正規分布に従う保証があるなら，後に述べる統計的検定を使うのは難しくない．しかし，これ以外の母集団分布（図2.5b.〜d.）に従うデータがあるから，厄介なのである．データ解析の第一関門は「データの母集団分布は何か？」を推定することである．これに関する具体的事項は，第3章で述べることにする．

正規分布における平均 μ と標準偏差 s（分散の平方根）の意味を図2.6に示したので参考にしてほしい．

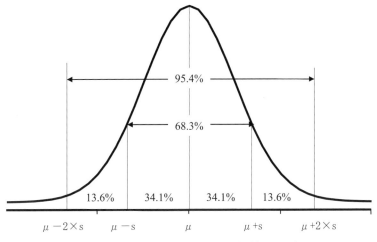

図 2.6 正規分布と平均，標準偏差（s）の関係

いかなる正規分布においても，平均から正または負の標準偏差（s）までの間には約 34.13 %のデータが存在する．したがって，平均 ± s の間には約 68.26 %のデータが存在する．同様に平均 ± 2 × s には 95.44 %のデータが存在する．

◎ 2.5.2 一様分布

正規分布以外の代表的な分布に，**一様分布 uniform distribution**（図2.5b）がある．この分布は平坦な形に近いヒストグラムを呈した形をしている．

たとえば公平なさいころを振ったときに出る数字は，この分布に従う．具体的な例として，|常にない，ない，どちらともいえない，ある，常にある| というふうなアンケート回答を得る調査を行っ

たときに，どの回答にも頻度の差がなければ，どれも同程度に出現するはずだから一様分布に従う．

しかし，アンケートでは |常にない| が他よりも少なく出る，とか |どちらともいえない| が他よりも多く出る，という偏りを期待するであろう．そのとき，"データは一様分布に従うか，従わないか"を検定する．これが後に述べる χ^2 適合度検定（p.112）のもととなっている．

◎ 2.5.3　対数正規分布

図 2.5c のように，中心が左に偏った分布は**対数正規分布 log-normal distribution** とよばれる．医学研究で扱われる血液値のデータなどはこの分布に従うことが多いといわれる [4] [22]．

データが対数正規分布を呈した場合，"データを対数変換すれば正規分布に従う"という性質を利用して，検定を適用させることもある．ただし，どのような場合に対数変換するべきかの決定的基準は存在しないことと，検定結果をそのまま解釈できないことが問題である．対数変換の扱いについては，市原 [4] または古川 [22] を参照されたい．

§2.6　標本分布

統計的検定の前には，後述する t 分布とか F 分布とか χ^2 分布といった**標本分布 sampling distribution** のしくみも知っておかなければならない．標本分布は §2.5 で述べた確率分布と同じようなものであるが，とくに**統計量の分布**として区別して表現されている．統計値とは標本を抽出して算出される統計的な計算値（たとえば平均や分散）であり，その計算式一般を統計量という．具体的には t 値，F 値，χ^2 値などの数値のことである．これらは統計的検定を行う上で重要な事柄なのであるが，幸い理論を知らずしても結果は解釈できるので心配はない．したがって，本節の内容が難しいようなら，飛ばして読み進めてもかまわない．

◎ 2.6.1　自由度と標本分布の関係

自由度 degree[s] of freedom[†6]（df または DF と略す）は統計的検定を行って，いわゆる統計表を見るときなどに必要となる情報であるが，何を意味するのかわからないというのが実情であろう．幸いにも自由度を知らずしても統計ソフトを使えば後述する統計的検定は行えるのである．ということで，この項は飛ばして読んでもらっても一向にさしつかえない．それでも気になる人のために簡単に解説しよう．

[†6] degree of freedom と記載しているものや degrees of freedom と記載しているものもあるため，このように表現した．

§2.6 標本分布

　自由度は，後述する標本分布（χ^2分布，t分布，F分布）の特性値を決めるものである．そして，統計的な計算を行う際の自由に動き回れる数である．たとえばx_1が6で$x_1+x_2=10$がわかっているとき，x_2はまぎれもなく4に決まる．合計が10になることが決まっているこの式では，x_1もしくはx_2はいかなる値でも自由に動き回れるが，どちらかが決まれば他方は自由に動くことはできず決まってしまうので自由度1となる．

　$x_1,x_2,\cdots,x_n$個のデータの標本平均$\bar{x}$を求めるときは自由度nである．いったん$\bar{x}$を求めてしまったら，$\bar{x}$を利用して計算する標本分散s^2を求めるときは，自由度$n-1$となる．$-1,1$という2つのデータがあったとする．この平均は$\bar{x}=0$である．s^2を求めるときの分子[⇒2.4.2項]は$(-1-0)^2+(1-0)^2$である．この式を2乗する前の，各データと平均の差（**偏差**）を足し合わせたもの$(x_1-\bar{x})+(x_2-\bar{x})$は，データがどんなに大きくても必ず0になる．ゆえに$(-1-0)+(1-0)=0$が成立するわけだから，$(\blacksquare-0)+(1-0)=0$または$(-1-0)+(\blacksquare-0)=0$の$\blacksquare$が不明であっても，他方のデータがわかっていれば自然に決まる．自由度$2-1=1$の状態である．この理論は$n\geqq3$の場合にも自由度$n-1$として一般化できる．s^2は，残り1つの値が決まってしまう$n-1$の自由度をもつために，母分散σ^2/nを推定する精度が落ちる性質をもっている．

　ところで，母平均$\mu=0$の正規分布母集団から標本をn個抽出して$\bar{x}$を求めると，$\bar{x}$はnの大小・データのとり方によってばらつきつつも，母平均$\mu=0$，母分散σ^2/nの正規分布[⇒ 2.5.1項の正規分布の特徴2.]に従う．これを平均0，分散1となるように標準化すると，

$$z=\frac{\bar{x}-\mu}{\sigma/\sqrt{n}} \tag{2.9}$$

となる．zは標準正規分布に従う．

　母平均は0だとわかっていても，n，またはデータのとり方によって$\bar{x}$がどれくらいばらつくか，つまりσ^2はわからない．現実には$\bar{x}$と標本分散s^2を利用してなんとか推定しなければならない．ここで，σ^2はわからないのでs^2で代用して標準化すると，

$$t=\frac{\bar{x}-\mu}{s/\sqrt{n}} \tag{2.10}$$

となる．この分布は標準正規分布ではなくt分布と定義されている．σ^2の代わりにs^2を使った分布なので，あいまいさを含むゆえにnが大きいときは標準正規分布に近づき，nが小さいときは推定精度が低くなる．さらに$\bar{x}$を再利用したs^2を用いているので(2.10)式は$n-1$の自由度に制約を受ける．標本のばらつきを考慮して分散を推定する標本分布には，この自由度という考え方が必要となってくる．

◎ 2.6.2 χ^2 分布

χ^2 分布 **chi-square distribution** は統計学を学んだことがある，または実際に統計解析を行っている人は頻繁に見るであろう．χ^2 分布は図 2.7 のように自由度によって変化する形をとる．χ^2 分布は，標準正規分布から抽出した標本の 2 乗値の分布で，分散との関わりが大きい．したがって，標本のパラメータからのばらつきを扱う検定統計量として χ^2 分布が用いられる．χ^2 検定はその代表的なものである．

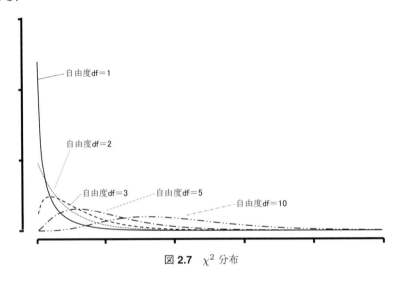

図 2.7 χ^2 分布

図中の曲線は，右上に記した自由度にそれぞれ対応した χ^2 分布である．

◎ 2.6.3 t 分布

t 分布 **t-distribution** は前述の χ^2 分布から導くことができる．その形をみてみよう（図 2.8）．

一見，正規分布に似た形をしているが正確には違う．それは，自由度の大きさにより分布の裾の幅や，頂点の高さが変わることである．自由度が大きくなるほど正規分布に近づいていくのも特徴である．

標本の平均に関する検定では t 分布を利用する．この t 分布を利用した検定は，単に t 検定とか Student の t 検定とよばれる．

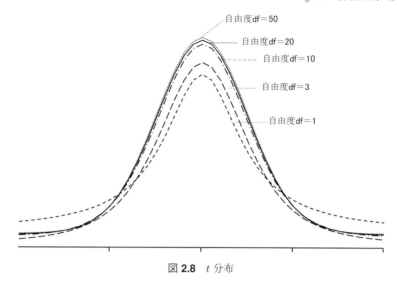

図 2.8 t 分布

図中の曲線は，右上に記した自由度にそれぞれ対応した t 分布である．

◎ **2.6.4　F 分布**

F 分布 F-distribution（スネデカー分布ともいう）は Fisher,R.A. により発見された分布であり，これが名称の由来である．F 分布は自由度を 2 つもつ（df_1, df_2 と表す）特徴がある．形状は図 2.9 のようになる．

この形はどのようにしてできているか解説する．正規分布からの標本の 2 乗値の分布は上述した通り，χ^2 分布に従うことは上記した．そして，標本の分散を扱う問題で用いられることも述べた．ここで，2 つの異なる正規分布からの標本の 2 乗値の分布を χ_a^2 分布（$df_a = n$）と χ_b^2 分布（$df_a = m$）とすれば，χ_a^2/χ_b^2 は，$df_1 = n, df_2 = m$ の F 分布に従う（$F_{(n, m)}$ と記す）．したがって，分散分析などの分散比の検定に用いる．なお，自由度 r の t 分布の標本を 2 乗すると自由度 1, r の F 分布に従うことが知られている．

§2.7　信頼区間（区間推定）

これまで述べた平均や分散を推定することは**点推定 point estimation** といわれる．このような点推定値は，母集団の特性を知るうえで最も理想的な値であると説明した．これに対して**区間推定**

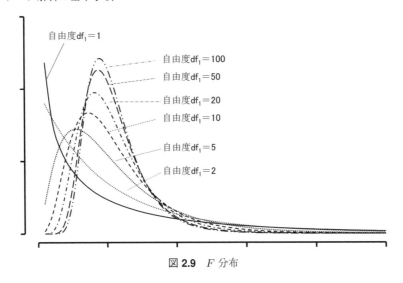

図 2.9 　F 分布

図中の曲線は，右上に記した自由度 df_1 にそれぞれ対応した F 分布である．自由度 $df_2 = 20$ に固定している．

interval estimation というものがある．これは点推定と異なり，ある程度の値の変動を考慮した推定値の幅である．一般に **99％信頼区間 confidence interval** や **95％信頼区間**というものを求め，得られたデータから母平均が 99％の確率でどの範囲にあるかとか，95％の確率でどの範囲にあるかを示す．たとえば平均が 20.5 歳というときは，この値が中心的な値であるとしか情報を与えないが，年齢の平均は 95％信頼区間で［18.2〜22.8］の範囲にあるとの情報を与える．

後に述べる統計的検定において信頼区間が出力されることがある．たとえば差の検定では，差の平均が 95％または 99％でどれくらいの範囲にあるかを推定したものが出力される．詳細は省くが，統計的検定と信頼区間は密接な関係にある．

◆ **Theorem** ◆ 1 　　正規分布に従う標本における平均 μ の**信頼係数 confidence coefficient** $100(1-\alpha)$％として信頼区間を求める．α は 0.1, 0.05 や 0.01 など，統計的検定で用いる有意水準［⇒ §3.2 (p.36) で後述する］が選ばれる．

標本の大きさが十分に大きく母分散が既知のとき，95％信頼区間は，以下の式で求められる．

$$\left(\bar{x} - 1.96\frac{\sigma}{\sqrt{n}},\ \bar{x} + 1.96\frac{\sigma}{\sqrt{n}}\right) \tag{2.11}$$

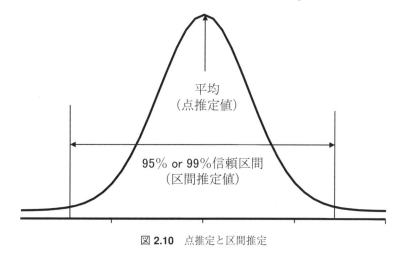

図 2.10 点推定と区間推定

(2.11) 式の低いほうを**下側信頼限界値**，高いほうを**上側信頼限界値**といい，n が大きいほど，σ が小さいほど信頼区間の範囲は狭くなる（つまり**推定精度が良くなる**）．信頼係数の値を 0.9（つまり 90 %信頼区間）や 0.99（99 %信頼区間）にしたい場合は，それぞれ (2.11) 式における 1.96 を 1.65, 2.58 に変える．1.65 は標準正規分布表から得られる $0.1 \div 2$ %の Z 値で，2.58 は $0.01 \div 2$ %の Z 値である．この数値の意味は理解できなくてもよい．(2.11) 式は，母分散が既知の場合の区間推定である．標本の大きさが小さく，母分散が未知の場合は（一般的なデータ解析では），

$$\left(\bar{x} - t_{n-1}(\alpha/2)\frac{s}{\sqrt{n}},\ \bar{x} + t_{n-1}(\alpha/2)\frac{s}{\sqrt{n}}\right) \tag{2.12}$$

で $100(1-\alpha)$ %信頼区間を求める．この式の $t_{n-1}(\alpha/2)$ は自由度 $n-1$ に従う t 分布の $\alpha/2$ 点の値である．

難しい内容となってしまったが，SPSS では簡単に出力できるので計算式の理解は不要である．注意してほしいのは，平均と同様，**信頼区間は正規分布に従うデータ以外には使えない**ということである．

§2.8 ●SPSS による記述統計量

・使用するデータ：**出産データ.sav**

SPSS では上述してきた基本統計値を簡単に求めることができる．以下の手順に従って求めてみよう．

1 図 2.11 ①のようにメニューから［分析(A)］-［記述統計(E)］-［記述統計(D)］を選択する．
2 ［記述統計］ダイアログボックスが現れる→記述統計を求めたい変数を②の ⇨ で右の［変数(V)］ボックスに移動する．
3 ③ オプション(O) をクリックすると，［記述統計：オプション］のサブダイアログボックスが現れる→出力したい統計値にチェック④を入れる．この図では，デフォルト設定のままである．
4 ⑤ 続行(C) ，⑥ OK の順でクリックすれば出力される．

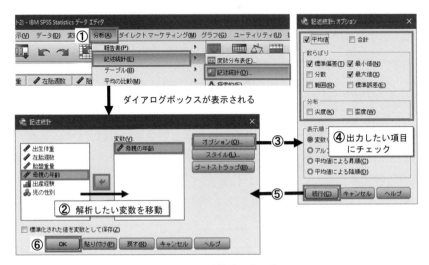

図 2.11 記述統計の求め方

記述統計を求める別の方法として，図 2.12 に示すような方法もある．この方法は，平均の 95 ％信頼区間，中央値，5 ％トリム（調整）平均などの細かい出力もできる．

1 図 2.12 ①のようにメニューから［分析(A)］-［記述統計(E)］-［探索的(E)］を選択する．
2 ［探索的分析］ダイアログボックスが現れる→記述統計を求めたい変数を②の ⇨ で右の［従属変数(D)］ボックスに移動する．
3 ③ OK をクリックすれば出力される．

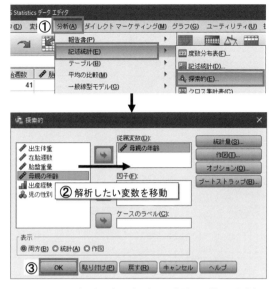

図 2.12　記述統計の求め方（別の方法；詳細な出力）

§2.9　グラフ

・使用するデータ：体前屈データ.sav

　データ解析を行う上で，グラフによるデータの観察は欠かせない手順である．SPSS のメニューから［グラフ(G)］−［レガシーダイアログ(L)］を選ぶと，さまざまなグラフが描けるようになっている（図 2.13）．**体前屈データ.sav** を使用してグラフを描いてみよう．この節では，いくつかのグラフの種類と描き方，注意点を述べる．

◎　2.9.1　ヒストグラム

　ヒストグラム **histogram**（図 2.14）は，柱状グラフともよばれ，データを各階級値に区切って階級ごとの頻度（度数という）をグラフにしたものである．データの分布が視覚的にわかるのでよく用いられるグラフである．ヒストグラムを描くときの面倒な点は，階級数（棒の数のこと）の決定である．一般的には，Sturges（スタージェス）の公式，

$$L = [1 + \log_2 N] \quad (N = \text{データ数}, L = \text{階級数}) \tag{2.13}$$

を用いて決定する．

　この式の [ ] は**ガウス記号**とよばれ，それに含まれる実数値を超えない範囲で最大の整数値を求

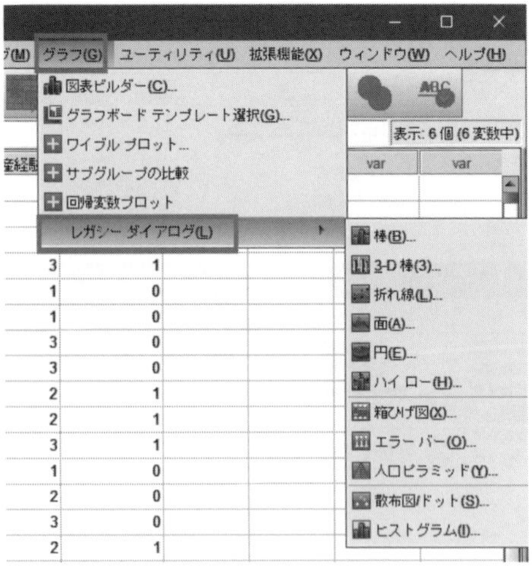

図 2.13 SPSS のグラフ機能

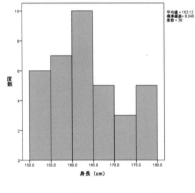

図 2.14 ヒストグラム

表 2.1 データ数に応じた各公式の階級数

データ数	階級数	
	Sturges の公式	EDA の公式
10	4	10
20	5	13
30	6	15
40	6	16
50	7	17
100	8	20
150	8	22
200	9	23

めるという意味である．これに対して，**探索的データ解析 exploratory data analysis**（EDA）[33] では，

$$L = [10\ \log_{10} N] \quad (N = データ数, L = 階級数) \tag{2.14}$$

を用いる．どちらも，データ数に比例して階級数が決まるという点では共通であるが，(2.14) 式が (2.13) 式よりも常に大きい階級数をとる．求めた L をデータの最大値から最小値を引いた範囲で割って階級値を求める．表 2.1 は階級数比較の参考値である．この表は，あくまで参考値であり絶

対的な方法ではないことを注意しておく[†7].

しかし，このような知識はとりあえず必要ない．なぜならSPSSが勝手に決めてくれるからである．

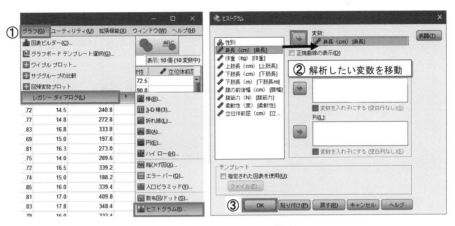

図 **2.15** ヒストグラムの設定

SPSSでヒストグラムを描くためには,

1. メニューから図2.15 ①のように[グラフ(G)]-[レガシーダイアログ(L)]-[ヒストグラム(I)]を選ぶ.
2. 図2.15右のようなダイアログボックスが現れるので，ヒストグラムを描きたい変数を②の　をクリックして移動する．これで③　OK　をクリックすれば，さきの図2.14が現れる．

◎ 2.9.2 エラーバーグラフ

エラーバーグラフ error bar graph という呼び方はSPSSで扱われる用語で，統計学の公式な用語ではない．しかし，他の呼称が見あたらないので本書ではあえてこれを使う．図2.16がエラーバーグラフである．このグラフは医学論文で頻繁に見られる．通常，**平均を点で表して$\pm 1 \times SD$（標準偏差）**を上下の線で表すことが多いが，まれに$\pm 2 \times SD$や，± 1（または2）$\times SE$（**標準誤差**）[⇒ 知識2 (p.15)]や，$\pm 95\%$または99%信頼区間として描くこともあるので，凡例[†8]を併記する．エラーバーグラフは平均や標準偏差を使って表すために**正規分布に従うデータ**のみが対象となる．

[†7]たとえば，外れ値が存在するときは，その値の影響で範囲が大きくなる場合に注意する．
[†8]グラフの詳細を説明したもの．図2.16では省略しているが，通常は必ず凡例を記載するようにする．

30　第2章　データ解析の基本事項

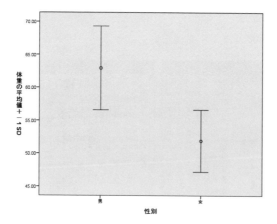

図 **2.16**　エラーバーグラフ

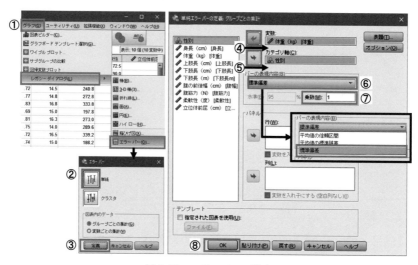

図 **2.17**　エラーバーの設定

エラーバーグラフは，図2.17①のようにメニューから［グラフ(G)］-［レガシーダイアログ(L)］-［エラーバー(O)］を選ぶ．

1. 図2.17のダイアログボックス②［単純］を選んで③ 定義 をクリックする．
2. エラーバーを出力したい変数を④のボタンで移動し，グループ分けの変数を⑤のボタンで移動する．
3. ⑥の▼ボタンをクリックして，［標準偏差］を選ぶ．⑦［乗数］は平均 ± 1 × SD としたいので "1"

を入力．

4 最後に⑧ ＯＫ をクリックすれば，図2.16が現れる．

◎ 2.9.3 箱ひげ図

箱ひげ図 box and whisker plot（図2.18）は，データの様相について箱とそれから伸びる"ひげ"で表すユニークな図である．箱ひげ図は，箱の中央線を中央値，箱の上下辺を四分位範囲として表したグラフである．ひげは離れた値まで引いている．さらに高低外れた値は点で表し，該当するデータ行の番号も表示する．箱ひげ図はエラーバーグラフと形が似ているが，データの分布をより詳細に知ることができるので，詳細なデータのばらつきを観察するためには，ぜひとも利用したいグラフである．また，中央値や四分位範囲を用いるので，**正規分布に従わないデータの分布観察には有効である**．

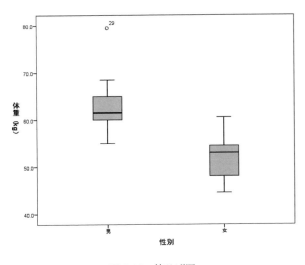

図 2.18　箱ひげ図

箱ひげ図の描き方は，図2.19のようにメニューから［グラフ(G)］－［レガシーダイアログ(L)］－［箱ひげ図(X)］を選び，

1 ダイアログボックス（図2.19）の②［単純］を選んで③ 定義 をクリックする．
2 箱ひげ図を出力したい変数を④のボタンで移動し，グループ分けの変数を⑤のボタンで移動する．
3 ⑥ ＯＫ をクリックすれば，図2.18が出力される．

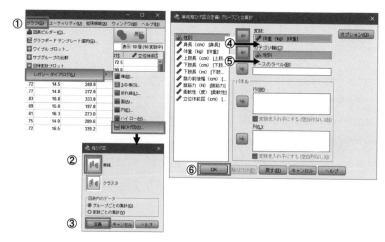

図 2.19　箱ひげ図の設定

◎ **2.9.4　散布図**

散布図 scatter diagram（相関図 correlation diagram ともいう）は 2 変数の関係を観察するときに使う（図 2.20）．

散布図では一方の変数を縦軸に，他方の変数を横軸にとり，値のばらつき具合を観察できる．とくに相関係数や回帰式を求めるときなどは観察しておくべきグラフである．

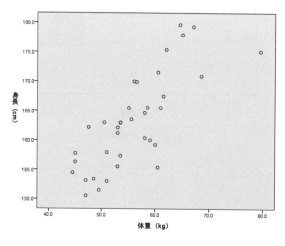

図 2.20　散布図

図 2.21 を参照して,メニューから［グラフ(G)］-［レガシーダイアログ(L)］-［散布図/ドット(S)］を選び,

1. ダイアログボックス（図 2.21）の②［単純な散布］を選んで③ 定義 をクリックする.
2. 縦軸にしたい変数（Y 軸）を④のボタンで移動し,横軸の変数（X 軸）を⑤のボタンで移動する.
3. ⑥ OK をクリックすれば出力できる.

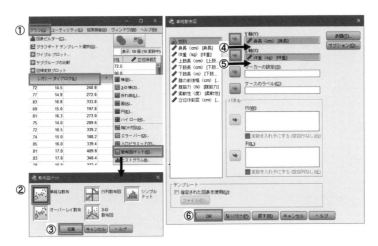

図 2.21　散布図の設定

3 統計的検定の基礎

　この章では第 5 章以降の**統計的仮説検定** testing statistical hypothesis（仮説検定，有意性検定ともいう．以降では統計的検定と略す），つまり"○○検定"，"○○解析"の基礎を述べる．慣れない用語の詳細は難しければ飛ばしながら読んでもかまわないが，統計的検定の基礎がどのようなものであるかまったくイメージがつかないと正しい検定の理解も難しいので，一度は目を通していただきたい．

　データをとれば群によって差があるか？　とか，これらは関連があるのだろうか？　ということを知るために統計的検定を行うはずである．しかし，対象とした標本は，あくまで標本であり母集団ではない．たとえば被検者 10 人に薬物 A の効果が見られたとしても，被検者となっていない他の人にも効くとはかぎらない．では何人に実験を行って，どれくらいの効果が得られたらよいか．時間もお金もない我々にとって多くの被検者を対象とした実験は難しいから，10 人しかいない被検者でどれくらいの効果を得れば全世界の人に対しても効果があるという，妥当な指標を得ることができるのだろうか．そのための客観的判断として統計的検定が利用できる．

§3.1 ●統計的仮説とは

　統計的検定では，**帰無仮説** null hypothesis（H_0 と書く）と**対立仮説** alternative hypothesis（H_1 と書く）を立てて検定する．このような 2 つの仮説のうち，確率的にどちらが棄却された（棄てられた），という論理的な判断に基づいている．

◎ 3.1.1 帰無仮説

仮説検定では，まず帰無仮説を立てる．帰無仮説は読んで字のごとく"無に帰する仮説"であるから，なるべく**棄却（否定）したい立場**をとる．帰無仮説は"H_0：条件間には差がない"とか"H_0：条件間には相関[注1]がない"のように設定する．この仮説は積極的に支持できない性質をもつから，たとえば差の検定において採択されても「条件間には**差があるとはいえない**」と記載しなければならない．

◎ 3.1.2 対立仮説

帰無仮説と正反対の事象を対立仮説という．つまり，対立仮説は"H_1：差がある"といった意味合いに設定する．ところで，差があるというレベルはどれくらいであろうか．仮に平均を比較して差があるというときは，Aの平均 − Bの平均 ≠ 0 であればよいので，差 = $0.0000000\cdots 1 \sim \infty$ または，$-0.0000000\cdots 1 \sim -\infty$ のように範囲はかなり大きい．したがって，統計的検定で対立仮説が採択されて**差がある**という結論を得ても，差の程度まではわからない．

実際の統計的検定では，これらの仮説をわざわざ書きとめて行うことはない．だから，「こんな仮説を立てて検定するのか」程度に思ってもらえば十分である．統計的検定は統計ソフトに任せれば自動的に終わるので，極端にいえば統計的仮説なんて知らなくてもできる．それにも関わらず，わざわざ述べたのは**結果の過大解釈を避ける**ためである．

A群とB群に差があるかどうかを"平均の差の検定"で検定したとしよう．「平均に差があった」だけなのに，A群とB群はまったく違うものとして考察していく研究報告がある．しかし有意な差とは，あくまで平均に，しかもどれくらいかわからないが差があったというだけで全対象に差があるわけではない．こうした過大解釈は検定の仮説が何であるかを押さえておくことで未然に防げるのである．

§3.2 ● 統計的「有意」とは

論理的に帰無仮説（差がない）が採択されると対立仮説（差がある）は棄却され，帰無仮説が棄却されると対立仮説は採択される．データをとって，「この検査値は男女間で差があるのだろうか」「薬物投与前と後で血液値に変化（差）があるのだろうか」とか，「体重と身長に関係があるのだろうか」という目的に対して，差がある，関連がある，と客観的判断を下すのが統計的検定である．

[注1] 相関とは，簡単にいえば2変数の比例関係への近さのことである．

しかし統計的検定は推定であり，100％確実な結論を下しているわけではない．現実的にも全数調査は不可能だから未知のデータが山ほど残っている状態で，100％の結論は下せない．ゆえに，確率的にどれくらいで差があると結論づける．

「確率的にどれくらいで…」の目安が**有意水準 level of significance** である．有意水準は，水準，危険率，第Ⅰ種の誤り（過誤），α ともよばれ，「差がない」，「関連（相関）がない」という帰無仮説を否定するための基準確率点（p 値）である．**有意水準は通常，5％，1％に設定する**．検定によって帰無仮説の成り立つ確率が，有意水準未満[†2] となれば「有意に差がある」とか「有意に相関関係がある」と判定するのである[†3]．この5％や1％未満の範囲を**棄却域 critical region** という[†4]．5％，1％の値は慣習的なものであり，理論的根拠はなく研究でよく使われるというだけである．

有意水準を決めたなら，論文やレポートには「有意水準（危険率）は $p = 0.05$（5％）もしくは $p = 0.01$（1％）とした」とか，「棄却域は $p < 0.05$ または $p < 0.01$ とした」などと記す．

SPSSなどの統計ソフトで統計計算を行えば必ず確率（p）が出力される．これは帰無仮説（しつこいようだが，常に差がないとか関係がないなどの"ない"という意味合いをもつ）を支持できる確率である．帰無仮説を支持できる確率が5％望ましくは1％（有意水準）未満になったら，帰無仮説はおかしいと考えて反対の対立仮説を採択する．したがって，たとえば差の検定を行って，$p = 0.02$ と出力されたら「5％未満で有意に差がある」と判断する．$p = 0.003$ と出力されたら，「5％未満で有意に差がある」でも間違いではないが，より強調できるほうの「1％未満で有意に差がある」と判断する．もし $p = 0.07$ と出力されたら「有意に差があるとはいえない」と判断する．ここで注意したいのは**有意に差があるとはいえない≠差がない**，である．統計的検定では「差がある」，「関連がある」という対立仮説は肯定できるが，「差がない」，「関連がない」という帰無仮説は完全に（100％）否定できないしくみになっている．

§3.3 ●第Ⅰ種の誤り，第Ⅱ種の誤り

またまた厄介だが，統計的検定には**第Ⅰ種の誤り type Ⅰ error**（第Ⅰ種の過誤，タイプⅠのエラー，アルファ過誤などともいう）と**第Ⅱ種の誤り type Ⅱ error**（第Ⅱ種の過誤，タイプⅡのエラー，ベータ過誤などともいう）がある．要は判定間違いである．

何度も書いたが，統計的検定は推定レベルの話である．たとえば"差の検定"では，真実は差が

[†2] "以下"でも"未満"でもどちらでもよい．最近では"未満"とすることが多い．
[†3] 通常，「差がない」という帰無仮説は有意水準未満で確信をもって否定できるが，「差がある」という対立仮説がどれくらいの確率で採択されたか不明なので，簡単に否定はできないのが仮説検定の弱点である．
[†4] 棄却域は**区間**で，有意水準は**点**であることに注意．

あるかどうかわからないから確率的に差があるか・ないかを推定するのである．つまり，100％差があるかどうかはわかり得ない．したがって，差がないという帰無仮説を採択する陰にはわずかながらも，有意水準（5％とか1％）未満の"判定誤り"が常に存在するのである．これが第I種の誤りである．逆に差があるという対立仮説に関しても同様の判定誤りがある．これが第II種の誤りである．統計学では，"差がない"のに"差がある"と誤って判定する確率をαと表し，"差がある"のに"差がない"と誤って判定する確率をβと表す．逆に，"差がない"のを"差がない"と正しく判定する確率を$1-\alpha$と表し，"差がある"のを正しく"差がある"と判定する確率を$1-\beta$，またはとくに**検出力 power**と表す．これらの関係は表3.1のように示せる．

表 3.1 仮説の判定と誤り

		判定	
		H_0	H_1
真実	H_0 差がない	正しい判定 $1-\alpha$	第I種の誤り α(有意水準)
	H_1 差がある	第II種の誤り β	正しい判定 $1-\beta$(検出力)

♠ 補足 ♠2　第II種の誤りは，コントロールされない

　第I種の誤りはα＝有意水準である．したがって，解析者によって5％か1％にコントロールされる．つまり常に有意水準未満に制限できる．ところが第II種の誤りは，通常の検定ではコントロールされない．したがって，「有意に差があった」という判定においては，具体的にどれくらい誤っているか（差がないのに差があると判定する誤り）は明確にできない．もちろん，検出力（つまり第II種の誤りの反対）までもコントロールして行う検定は，Rコマンダーなどによる解析を推奨する（次項を参照）．

◎ **3.3.1　他の統計ソフトによる検出力を調整した検定の方法（サンプルサイズの決定法）**

　補足2での検出力をコントロールした検定は，SPSSで解析できないというわけではないが他のオプションが必要となる．統計的検定は①有意水準，②検出力，③**効果量**[†5] **effect size**，そして④標本の大きさ（サンプルサイズ；n）によって決まり，①〜④のうち，3つがわかれば残りの1つが決まるしくみとなっている．この特性を利用すれば，①，③，④がわかれば，②の検出力が計算できる．これを**検出力分析 power analysis**という．

[†5]統計的検定で調べようとする効果の大きさのことである．つまり，差の検定であれば差の大きさ，相関の検定であれば相関係数の大きさ，回帰分析であれば回帰係数の大きさ，などのことである．

これとは別に①有意水準（$\alpha=0.05$），②検出力（$\beta=0.80$），③効果量を決めることによって，残り1つの④標本の大きさ（n）を計算することもできる．①の有意水準は，0.05（もしくは0.01）で決まっている．②の検出力は，慣習的に $\beta=1-\alpha \times 4\sim 5$ 倍といわれるので，$\alpha=0.05$ のときは，$\beta=1-0.05\times 4=0.80$，$\alpha=0.01$ のときは，$\beta=1-0.01\times 5=0.95$ となる[†6]．最も設定が厄介なのは③効果量であるが，これも通常は"中程度"にすればよいといわれている[†7]．

検出力や標本の大きさ n を計算する場合に手計算をすることは不要である．フリーソフトのRコマンダー，筆者が提供している改変RコマンダーやG*powerを用いると計算できる．これらのソフトに関する詳しい解説やインストール方法は，多くの解説書やWebサイトで紹介されている[†8]．以下にwebリンク先を述べるが，初心者であればG*powerが最も使いやすいであろう．

- RやRコマンダーの入手：https://cran.r-project.org/
- 改変Rコマンダーの入手：Rコマンダーを筆者が改変作成したもの
  http://personal.hs.hirosaki-u.ac.jp/~pteiki/research/stat/S/
  改変Rコマンダーのファイルを直接ダウンロードする場合は，
  http://dl.dropbox.com/u/8196796/MyProgram.EXE
  からダウンロード可能である．
- G*powerの入手：http://gpower.hhu.de/

（2016年8月現在の情報．いずれも無償でダウンロード可能である）

§3.4 両側検定，片側検定

医学研究においては**両側検定 two-sided test,two-tailed test** が多用される．対して**片側検定 one-sided test,one-tailed test**（上側検定と記されるときもある）は使われることが少ない．単に差があるといっても，プラス方向の差とマイナス方向の差がある．どちらも差と考えるときは両側検定，プラスかマイナスに限定するというときは片側検定を行う．**通常は，とにかく両側検定を使うと覚えておけばよい．**

両側検定か片側検定を選べるのは，差の検定，比率の検定，その他，t 分布を利用した検定が主で

[†6] $\beta=1-\alpha \times 4\sim 5$ 倍というのは，理論的な根拠はない．また $\alpha=0.05$ のときは4倍，$\alpha=0.01$ のときは5倍という数値も，きりの良い β 値が得られるから，という理由だけだろう．
[†7] 効果量については水本ら [27] が参考になる．ここでの"中程度"というのも決まっていることではない．
[†8] webで，"Rコマンダー"とか，"G*power"で検索すれば多くの資料が入手できる．

ある.片側検定を使うのは,χ^2 分布を利用した検定,F 分布を利用した検定が主である.いずれにしても,両側・片側が選べるときは両側を選んだほうが妥当である[†9].

《知識》4

★統計的検定の注意事項──統計的検定の解釈方法として,最も注意を要する点は,
1. 帰無仮説が否定できないとき(有意ではなかったとき),差の検定を例に挙げると"差がない"ではなくて"差があるとはいえない"と記載しなければならない.厳密にいうと,差がない状態とある状態が混在していることになる.
2. 帰無仮説が否定できた($p<0.05$ のような)とき,"差がある"と記載する.ただし,差の程度は不明.

である.

§3.5 パラメトリック検定とノンパラメトリック検定

統計的検定は,パラメトリック検定 parametric test(パラメトリックな手法)とノンパラメトリック検定 nonparametric test(ノンパラメトリックな手法,分布によらない検定 distribution free test ともいう)に分けられる.§2.5(p.17)で紹介した正規分布は,これらの検定を使い分ける"鍵"となる.

◎ 3.5.1 パラメトリック検定

パラメトリック検定は,パラメータ(特性値)による検定のことである.正規分布では平均と分散がパラメータであった.したがって,正規分布に従うデータを対象にした検定は,平均と分散を利用して検定するゆえにパラメトリック検定とよばれる[†10].

◎ 3.5.2 ノンパラメトリック検定

ノンパラメトリック検定は,母集団分布がわからないデータまたはパラメータが決められない母集団からのデータに対して用いられる.パラメトリック検定とノンパラメトリック検定の適用は背反ではなく,ノンパラメトリック検定が包括的な理論となっている.つまり,パラメトリック検

[†9] この選び方に根拠はないし,厳密には片側検定のほうが適していることもあろう.しかし最近では,いかなる時も両側検定を使うべきといわれる.ほとんどの統計ソフトは両側検定を行うので,初学者であれば気にしないでよい.

[†10] 厳密には,正規分布に限らず §2.5 で挙げたようなパラメータが決まる母集団分布からの標本を対象とするときには,すべてパラメトリック検定となる.医学の論文などでは,"正規分布からの標本の検定のみ = パラメトリック検定"と誤って記述されているものも少なくない.

の対象となるはずの標本に対して，母集団分布を知らないものとしてノンパラメトリック検定を適用させても間違いではない．しかし，その場合は第 II 種の誤りが大きくなる（差の検定であれば，真には差があるのに，統計的検定で"差があるとはいえない"と誤って判定してしまう）など，いくつかの障害が生じる．

《知識》5

★パラメトリック検定・ノンパラメトリック検定の使い分け

・誤解：データが順序尺度の場合にはノンパラメトリック検定を適用する
これは場合によっては誤りとなる．順序尺度のデータでもパラメトリック検定が適することがある．ただし，このときはデータの平均や分散の計算が意味をもつと考える場合である．非常に細かい段階（具体的にどれくらいとはいえないが）に分けられた順序尺度のデータで正規分布に従うのであれば，パラメトリック検定（補足 1，p.13）でもよいかもしれないということである．

・誤解：等分散性の検定を行って使い分ける
第 5 章以降で述べる等分散性の検定を行って，等分散と仮定されるときはパラメトリック検定，仮定されないときはノンパラメトリック検定を適用させるケースは間違いである．

・誤解：母集団分布がわからないときは，とにかくノンパラメトリック検定を適用
ノンパラメトリック検定では，2 つの標本なり変数の母集団分布がどのようであってもよいというわけではなく，未知なりにも母集団は同様の分布に従わなければならないといった規則がある．

・パラメトリック検定が適用となるデータに対してノンパラメトリック検定を行った場合，判定の正確性に欠ける（つまり判定の誤りが多い）ことが知られている

しかし，データの母集団は未知であるから基本的に絶対的な検定選択の基準は無に等しい．専門的見地からどちらの分布を仮定したほうが適切であるかを考慮して検定を行うのが妥当であろう．選択に悩むときは，パラメトリック検定とノンパラメトリック検定の両方を適用させ，両者の判定が一致するかどうかを試すことも対策となる．

§3.6　パラメトリック検定，ノンパラメトリック検定の選択法

　パラメトリック検定，ノンパラメトリック検定の意味はだいたいわかったと思うが，「いま入力したこのデータは正規分布に従うのだろうか？」という判断は，意外に難しい．他の専門書では尖度 skewness や歪度 kurtosis を用いるとか，ヒストグラムを描いて [⇒ 2.9.1 項 (p.27)] 観察する，という手段が適切だと述べているだろうが，なかなか判断がつけられない．基本的には，ヒストグラムを描いて釣り鐘状になっているかを観察すればいい．経験的見地から「このデータは正規分布に従うはずだ」と思えば，正規分布として解析してもかまわないだろう．しかし，どうしても判断

できないときは，正規分布しているか否かの検定（正規性の検定）を使うことになる．

正規性の検定はさまざまあるが，最も信頼の高いものとして，**Shapiro-Wilk検定 Shapiro-Wilk test** がある．Kolmogorov-Smirnov の正規性の検定も同じようなものであるが，少数例では Shapiro-Wilk 検定のほうがよい結果を出す[†11]．とくにこだわりがないときは，できるだけ Shapiro-Wilk 検定を用いたほうが妥当である．

§3.7 ●SPSS による Shapiro-Wilk 検定

・使用するデータ：体前屈データ.sav

このデータの (1) 身長のデータが正規分布に従うか否かを検定する方法と，(2) 男女別に，男性の身長のデータが正規分布に従うか否か，女性のデータが正規分布に従うか否かを検定する方法を述べる．(1) は男女の区別なしに **1 つの群**と考えるので，統計学では **1 標本のデータ**とよぶ．(2) は男の群，女の群の **2 群**を考えるので，統計学では **2 標本のデータ**とよぶ．

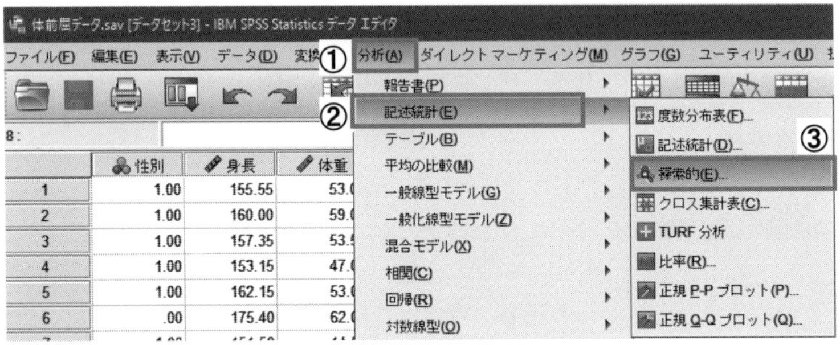

図 3.1　手法の選択

1　図 3.1：①［分析 (A)］−②［記述統計 (E)］−③［探索的 (E)］を選ぶ．

2 (1)　**身長のみ（1 標本）を検定**：図 3.2 左上のダイアログボックス［1 標本の場合］で，身長をクリックし①の▶で［従属変数 (D)］ボックスへ移動する．従属変数は複数あってもよい．

2 (2)　**男性と女性別々（2 標本）に身長を検定**：図 3.2 左下のダイアログボックス［2 標本の場合］で，身長をクリックし①の▶で［従属変数 (D)］ボックスへ移動，②の▶で性別を［因子 (F)］へ移動する．従属変数は複数あってもよい．

3　上記いずれの場合でも，③ 作図 (L) をクリックする．

[†11] Kolmogorov-Smirnov の正規性の検定は $n < 100$ のようなケースでは補正が必要となる．SPSS では補正しているが，統計ソフトによってまちまちである問題も有しており，注意が必要となる．

§3.7 SPSS による Shapiro-Wilk 検定　43

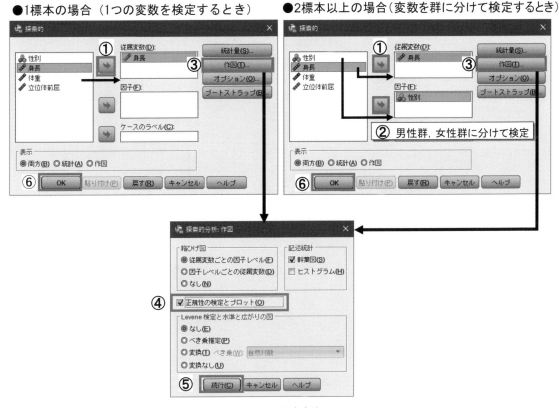

図 3.2　設定方法

4　ダイアログボックスが現れるので，④の[正規性の検定とプロット(O)]にチェックを入れる．

5　　続行(C)　（⑤），　OK　（⑥）をクリック．

結果はいろいろと出るが，図 3.3 の表を探す．判定はアミ線で囲んだ[有意確率]を参照する．この確率が **5 ％未満**（$p < 0.05$）で有意なときは「有意に正規分布に従わない」と判断する．逆に，有意でない（$p \geq 0.05$）ときは「このデータは正規分布に従わないとはいえない（わかりやすくいえば「正規分布に従う」となるのだが）」と判定する．

・**1 標本の場合**　$p = 0.158$ なので，正規分布に従わないとはいえない，正規分布に従うと考えてよい．

・**2 標本の場合**　男が $p = 0.669$，女が $p = 0.640$ なので，両者とも正規分布に従わないとはいえない，正規分布に従うと考えてよい．

正規性の検定

	Kolmogorov-Smirnov の正規性の検定 (探索的)[a]			Shapiro-Wilk		
	統計量	自由度	有意確率	統計量	自由度	有意確率
身長	.104	36	.200[*]	.956	36	.158

*. これが真の有意水準の下限です.
a. Lilliefors 有意確率の修正

→ p＜0.05のときに正規分布に従わない，と判断する

正規性の検定

	性別	Kolmogorov-Smirnov の正規性の検定 (探索的)[a]			Shapiro-Wilk		
		統計量	自由度	有意確率	統計量	自由度	有意確率
身長	男	.129	13	.200[*]	.955	13	.669
	女	.104	23	.200[*]	.968	23	.640

*. これが真の有意水準の下限です.
a. Lilliefors 有意確率の修正

→ p＜0.05のときに正規分布に従わない，と判断する
（すべてp≧0.05のときに，平均で比較できる）

図 3.3　検定結果

以上の結果をもとに，平均を扱うデータに対するパラメトリックな手法か，平均が使えないデータに対するノンパラメトリックな手法かを選択する．1標本の場合は1つが，2標本の場合は2つとも正規分布に従うとき（$p \geq 0.05$）のみ，パラメトリックな手法を適用させる．

4 検定の選択方法

検定の選択は，①何を調べたい（検定したい）か，②標本の数，③データの型（間隔・比尺度，順序尺度，名義尺度）は何か [⇒ §2.3 (p.11) 参照]，④データは正規分布に従うか（パラメトリック検定・ノンパラメトリック検定）[⇒ §3.5 (p.40) 参照] の判断が決め手となる．

§4.1 標本の数の数え方

対象をある属性でまとめた群を**標本**という．対象群の数 = 標本の数である．対象数（データの行）は標本の大きさ n であり標本数ではない．図 4.1a の例では健常者 5 名の健常**群** 1 つなので，1 標本．図 4.1b のように変数が 2 つでも，健常者 5 名の健常**群** 1 つには変わりないので，1 標本．図 4.1c のように女性 5 名と男性 4 名の **2 つの群**に分けて考えるなら，2 標本．群（標本）の定義は解析の目的によって変わる．図 4.1c では，男女を混ぜて健常群（健常者 9 名）とした 1 標本としても扱える．

§4.2 データどうしの差を検定したい（2 つまでのデータの差）

まず，最初は図 4.2 のケースである．**名義尺度以外のデータが対象となる．**

例 図 4.2a のケース：小学 5 年生 5 人の身長を測って，日本全国の平均（既知の平均）と差があるかを知りたい．これは **1 標本の差の検定**となる．

	出生児体重(g)
Aさん	3250
Bさん	3326
Cさん	3434
Dさん	3660
Eさん	3452

a. 1標本

	立位体前屈(cm)	長座位体前屈(cm)
Aさん	-1.67	-3.83
Bさん	23.67	24.33
Cさん	13.67	12.17
Dさん	-12.17	-13.5
Eさん	8.33	11.17

↑　　　↑
データのもとは同じ群

b. 1標本

	立位体前屈(cm)	
	女性	男性
	-1.67	-3.67
	23.67	13.67
	13.67	-2.83
	-12.17	7.67
	8.33	

↑　　　↑
異なる2群のデータ

c. 2標本

図 4.1 標本の数え方

身長(cm)		立位体前屈(cm)	長座位体前屈(cm)
163	Aさん	-1.67	-3.83
163	Bさん	23.67	24.33
151	Cさん	13.67	12.17
152	Dさん	-12.17	-13.5
153	Eさん	8.33	11.17

立位体前屈(cm)	
女性	男性
-1.67	-3.67
23.67	13.67
13.67	-2.83
-12.17	7.67
8.33	

↑
既知の平均と差があるか

a. データが1列

↑　　　↑
列どうしのデータで差があるか

b. データが2列以上
（同じ人にくり返したデータ）

↑　　　↑
列どうしのデータで差があるか

c. データが2列以上
（異なる群を比較）

図 4.2 データ列どうしの差を見たい

例　図 4.2b のケース：5人の被検者を対象に立位体前屈を測定し，次に条件を変えて長座位体前屈[†1]を測って，これら **2 変数の平均（または中央値）に差があるか**を知りたい．これは 1 標本の差の検定であるが，上記例と混同しないためにとくに**対応のある標本の差の検定**とよぶ．

例　図 4.2c のケース：女性群 5 人の立位体前屈と男性群 4 人の立位体前屈といった **2 群（2 標本）の間で平均（または中央値）に差があるか**を知りたい．これは **2 標本の差の検定**となる．

◎ 4.2.1　既知の平均と差があるかを知りたい（1 標本の差の検定）

図 4.2 の a のようなデータで，既存の平均（母集団の平均）と手持ちのデータの平均（標本平均）に差があるかを検定するためには，**1 標本 t 検定**［5.2.1 項（p.58）］を用いる．

[†1] 立位体前屈とは脚を伸ばして立った状態で上体をかがめて床に手を伸ばしたときの距離．手が床に届かない場合は負の値となる．長座位体前屈とは脚を伸ばして床に座り，足の指に向かって手を伸ばしたときの距離．足指に届かない場合は負の値となる．どちらも柔軟性を測る検査．

◎ 4.2.2 2つのデータ列どうしの差を見たい（2変数または標本の差の検定）

- 図4.2bのケース → **対応のある標本の差の検定**
- 図4.2cのケース → **2標本の差の検定**
- → これらは図4.3で手法を選ぶ．

図4.3は，差の検定（2標本・2変数まで）の手法選択フローチャートである．

差の検定全般の解説は，第5章を参照

3変数以上の平均（または中央値）の差を見たい場合は，§4.5へ．

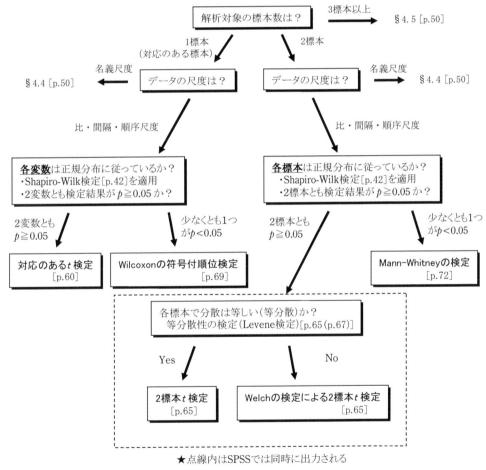

図 4.3 差の検定選択のためのフローチャート（2つの平均または中央値の差の検定）

§4.3　データ列どうしの関連性を見たい

図 4.4 のケース．**名義尺度以外のデータが対象**となる．**標本は 1 標本で 2 変数**となる．

2 列以上のデータに対して，ある列と他の列データとの比例関係[†2]を知りたい，または関係式を作りたい場合である．

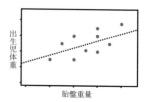

	出生児体重 (g)	胎盤重量 (g)
Aさん	3250	680
Bさん	3326	640
Cさん	3434	680
Dさん	3660	670
Eさん	3452	630

↑　　　　↑
列どうしのデータで比例関係があるか．または，一方の
データから他方のデータを関係づける式を作成できるか

図 4.4　データ列どうしの関連性を見たい

a. 2 変数の比例関係(直線関係)の度合いを見たい　→相関 という

b. (出生児体重) = (定数) + (係数) × (胎盤重量)というような関係式を作りたい　→回帰 という

図 4.5　具体的に"関連性"とは……

例　図 4.4 で変数どうしの関係を知りたい：出生児体重が大きいほど，胎盤重量も大きいのではないか？とか，逆に出生児体重が大きいほど，胎盤重量は小さいのではないか？とか．　→相関 (p.85)

例　図 4.4 で因果関係を知りたいもしくは，関係式を作りたいケース：出生児の体重から，胎盤重量を予測できるだろうか（前提として比例関係を仮定している）．胎盤重量 ＝ (定数) + (出生児の体重) × (係数) という式は作れるだろうか．　→　回帰分析 (p.95)

これらを散布図で表すと図 4.5 のようになる．逆にいえば，散布図で表すことのできるデータは相関・回帰の対象となる．解析手法の選び方については図 4.6 参照．

相関・回帰分析の解説は，第 6 章を参照

[†2] 比例関係とは y と x の変数があるとき $y = x$ の関係を意味するので，ここでの"比例関係"という記載は誤りとなる．理解しやすいように表現したことに注意する．

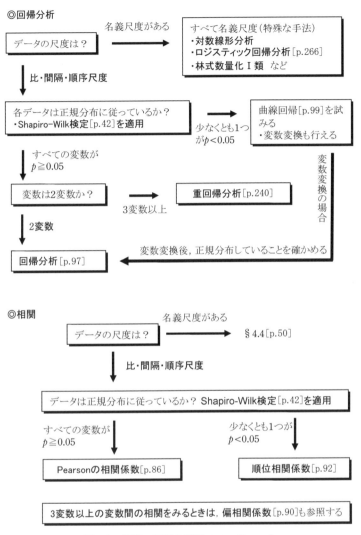

図 4.6 相関・回帰の選択フローチャート

§4.4 ●名義尺度データの頻度の偏りや関連度を見たい

この節で対象とするのは，図 4.7 のような形で表せるデータである．表中の人数の頻度の偏りや，表の行要因と列要因の関連性を見たい場合である．

	はい	いいえ	無回答
人数	10	12	8

「いいえ」が多いのか…？

a. 回答に偏りがあるか見たい

	喫煙（＋）	喫煙（－）
肺ガン（＋）	130	26
肺ガン（－）	54	98

喫煙（＋）者に肺ガン発生が多いか…？

b. 名義尺度の変数どうしの関連性を見たい

図 4.7 変数の頻度の偏りや関連度を見たい

図 4.7 の a はなんらかのアンケート調査を行って｛はい，いいえ｝を選択させたときの人数を表にしたものである．"いいえ"の者が他に回答した者より多いか，または"無回答"の者が少ないかといったことを検定したいときは，

・χ^2 適合度検定 ⇒ 7.1.5 項（p.118）

を適用させる．

図 4.7b のデータは，肺ガンを発症した者と発症しない者を対象として喫煙の有無との関連性を検討したものである．肺ガン（＋）が肺ガンあり，肺ガン（－）が肺ガンなし，喫煙（＋）が喫煙あり，喫煙（－）が喫煙なしを意味する．肺ガンの発症あり・なしと喫煙のあり・なしに関連があるかどうかを知りたいとする．このような形式のデータでは，

・χ^2 独立性の検定 ⇒ 7.1.2 項（p.113）　→　図 4.8

を適用させる．例題の表は**分割表**とよばれ，とくに縦（行）が｛あり・なし｝の 2 行，横が｛あり・なし｝の 2 列なので，2×2 分割表といわれる．行と列の数に応じて，2×3 分割表，3×3 分割表，3×4 分割表，… のように表現する．

名義尺度データの頻度の偏りや関連度を見る手法全般の解説は，第 7 章を参照．

§4.5 ●3 つ以上の標本・変数の差を見たい

3 つ以上の標本または変数の差を見たいとき，さまざまな例として，図 4.9 が考えられる．これは薬物を投与したときの，血液値や血圧などの値を例として表したデータである．

図 4.9a は 3 標本（いいかえれば 3 群）のデータ例である．図 4.1c の表を 3 列に増やした拡張版

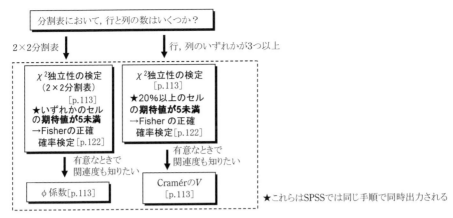

図 4.8 頻度の偏りや関連度を見る手法のフローチャート

である．

図 4.9b は 3 人の被検者群（1 標本）に対して 3 回反復測定した対応のあるデータ例である．これは図 4.1b の表を 3 列に増やした拡張版である．

図 4.9c 以降はさらに複雑なデータ例である．

このような 3 標本・3 変数以上の平均の差を見る場合は**分散分析**［⇒ 第 8 章以降（p.139～）］という手法を使う．2 つの平均または中央値の差の検定と異なって，分散分析の用語は独特である．混乱を避けるために，簡単に分散分析で用いられる用語を説明する（図 4.10）．

健常者 6 人を対象に 2 名ずつ 3 群（A と B，C と D，E と F；つまり 3 標本）に分けて薬物投与量を変え，それぞれの群で投与後時間ごとに，とある生理学的なデータを計測したデータである．実験では，なんらかの属性に注目してカテゴリーを決定する．図 4.10 の例では，薬物投与量という属性に注目して 100mg・200mg・300mg というカテゴリーを決めている．

- 属性を**要因 factor**（または因子）とよぶ．
- ここでは薬物投与量の要因と薬物投与後の要因の 2 つの要因がある．
- 要因内のカテゴリーを**水準 level**（または処理 treatment）とよぶ．
- ここでは薬物投与量の要因内に，100mg・200mg・300mg の 3 水準がある．薬物投与後の要因内に投与後 1 時間・2 時間・3 時間の水準がある．
- 分散分析では要因数△を用いて，△元配置分散分析という．
- 水準によって被検者が異なるときは，**対応のない要因**ともよぶ．薬物投与量の要因は対応のない要因である．

a. 3標本のデータ

薬物a投与		
A群	B群	C群
5	4	8
4	2	7
6	1	6

b. 対応のある3変数のデータ(1標本)

	薬物a投与後		
	1時間	2時間	3時間
Aさん	156	55	1
Bさん	165	60	0
Cさん	160	58	1

c. 対応のない2要因のデータ

対応のない要因

		薬物の種類		
		a薬	b薬	c薬
薬物投与量	100 mg	4	6	11
		3	5	10
	200 mg	2	5	12
		1	7	9
	300 mg	4	6	13
		5	8	14

(対応のない要因)

d. 対応のある要因と対応のない要因のデータ

対応のある[反復測定]要因

			薬物投与後		
			1時間	2時間	3時間
薬物投与量	100 mg	Aさん	4	6	11
		Bさん	3	5	10
	200 mg	Cさん	2	5	12
		Dさん	1	7	9
	300 mg	Eさん	4	6	13
		Fさん	5	8	14

(対応のない要因)

e. 対応のある2要因のデータ

対応のある要因(投与後時間&投与量)

	薬物投与後								
	1時間			2時間			3時間		
	100mg	200mg	300mg	100mg	200mg	300mg	100mg	200mg	300mg
Aさん	4	2	4	6	5	6	11	12	13
Bさん	3	1	5	5	7	8	10	9	14

(被検者要因)

図 4.9 3変数以上のさまざまなデータ

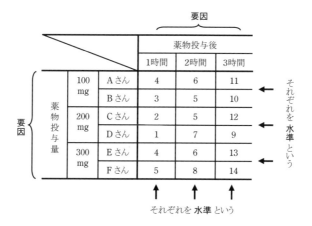

図 4.10 分散分析で用いられる用語

- 水準によって被検者が同じときは，**対応のある要因**ともよぶ．さらに，**反復測定要因**ともよぶ．薬物投与後の要因は対応のある要因（反復測定要因）である．
- 各水準での被検者数は"くり返し"という．少なくとも1つの水準で被検者数が2人以上いるときはくり返しありとよぶ．図4.10は，すべての水準でくり返しありとなる．

以上をまとめて，図4.10のデータは，薬物投与後の要因（対応のある要因もしくは反復測定要因）と薬物投与量の要因（対応のない要因）の2要因で構成される**反復測定による2元配置分散分析（対応のある要因と対応のない要因）**のデータとなる．

<u>分散分析の手法全般の解説は，第8章以降を参照．</u>
差の検定選択のためのフローチャート（**3つ以上の平均または中央値の差の検定**）

★1. 図4.9a の場合の差を知りたい　→　図4.11 参照

図4.9a のような，1要因で3標本以上の差の検定の場合のような形式のデータで，A～C群それぞれの差を知りたい．群数はいくらあってもよい．

★2. 図4.9c の場合の差を知りたい　→　図4.12 参照

図4.9c のような，対応のない2要因以上のデータで，a薬～c薬それぞれの差を知りたい．そして100mg～300mgそれぞれの差も知りたい，といった場合．各要因の水準数は2つ以上あればいくらでもよい．

★3. 図4.9b の場合の差を知りたい　→　反復測定による分散分析 [⇒ §11.2（p.194）]

図4.9b のような，対応のある（反復測定のある）要因の3水準以上のデータで，薬物a投与後の

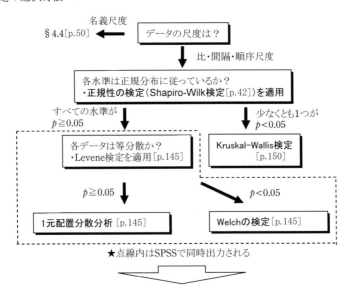

図 4.11 3標本以上の差の検定選択のフローチャート（図 4.9a のような形式のデータ）

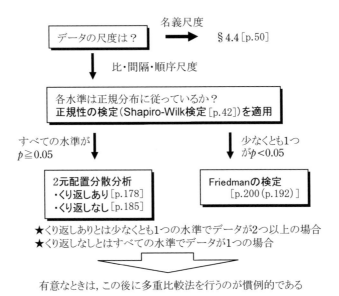

図 4.12 2要因の差の検定選択のフローチャート（図 4.9c のような形式のデータ）

1～3時間それぞれの差を知りたい，といった場合．要因の水準数（反復測定の数）は3つ以上．

★ 4. 図4.9d, eの場合の差を知りたい　→　§11.4（p.204）を参照

図4.9d, eのような，対応のある要因と対応のない要因が混在したデータは，やや複雑である．

§4.6　◉ 測定の信頼性を知りたい

◎ 4.6.1　間隔・比率尺度のデータの場合

図4.13のように，被検者をくり返し測定したデータを使って，測定の信頼性（または再現性）を知りたいとする．信頼性の検討の方法としては，図4.13aの方法と，bの方法がある．

	1回目	2回目	3回目
aさん	-4	0	-1
bさん	21	24	26
cさん	13.5	14	13.5
dさん	-12.5	-13	-11
eさん	5.5	8.5	11

a. 1人の検者でくり返し測定

	検者		
	Aさん	Bさん	Cさん
aさん	7.5	6	7.5
bさん	7	8.5	11
cさん	1	1	2
dさん	0	1	3
eさん	-4	-4	-3

b. 3人の検者で1回ずつ測定

図4.13　くり返し測定したデータの例

aは1人の検者で，同一被検者群を3回くり返し測定した値を表したものである．1人の検者または1つの検査器で2回以上くり返した測定値に対して信頼性はどれくらいか，という指標（検者内信頼性）を得たいときには，級内相関係数という方法のうち，ICC(1,1)を使う．

・**ICC(1,1)**　→　12.4.1項（p.218）

bは3人の検者で，同一被検者群を3回くり返し測定した値を表したものである．2人以上の検者または2つ以上の検査器で2回以上くり返した測定値に対して信頼性はどれくらいか，という指標（検者間信頼性）を得たいときには，級内相関係数という方法のうち，ICC(2,1)[3]を使う．

・**ICC(2,1)**　→　12.4.2項（p.220）

これらの手法は，正規分布に従うデータを対象としたパラメトリックな手法である．**事前にShapiro-Wilk検定を行うのが望ましい．**

---

[3] ICC(3,1)という手法もこれにあたるが，特殊な条件を必要とする．

4.6.2 順序尺度・名義尺度のデータの場合

図 4.14 のような正規分布に従わない名義尺度のデータまたは順序尺度のデータ（いわゆるカテゴリカルデータ）の場合は，上述した級内相関係数は使えず，κ 係数の適用となる．

		2回目	
		陽性	陰性
1回目	陽性	20	7
	陰性	15	28

a. 1人の検者でくり返し測定

		検者B	
		陽性	陰性
検者A	陽性	20	7
	陰性	15	28

b. 2人の検者で1回ずつ測定

図 4.14 くり返し測定したデータの例（名義尺度）

図 4.14 の a の場合も b の場合でも，同じ κ 係数を使用する．

・κ 係数 → §12.6

3 回測定以上の検者内信頼性，3 人以上測定の検者内信頼性については SPSS で行えない．3.3.1 項（p.38）で紹介した改変 R コマンダーでは計算可能である．使用方法は同時にダウンロードされる操作マニュアルに記載してある．

5 差の検定

差の検定は，検定の中では最もシンプルで使われることが多い反面，適用における問題も多い．本章では，この検定の使い方と実際の解析例を挙げて，理解を深める．

§5.1 差の検定とは

ここではデータの差を検定する手法を5つ紹介する．これらをどうやって使い分けるかが難しい．

1標本を対象とした統計的手法を **1標本問題 one sample problem** における統計解析とよび，2標本を対象とした統計的解析を **2標本問題 two sample problem** における統計解析とよぶ．なお本章では2標本までの差を検定する手法にかぎって解説し，3標本以上の差を検定する手法は第8章（p.139）以降で解説する．

正規分布に従うデータを対象としたパラメトリックな手法は，とくに **平均に関する検定 test of hypothesis concerning mean** といわれる．正規分布以外のデータはノンパラメトリックな手法の適用となる．

§5.2 平均に関する検定（パラメトリックな手法）

2つのデータの平均に差があるかどうかを知りたいときには平均に関する検定を用いる．これは **平均の差の検定** とか，**平均差の検定** ともよばれる．正規分布のパラメータである"平均"に注目す

るのでパラメトリックな手法である.

一般の統計学専門書では,平均に関する検定として**平均差の検定**とt**検定 t test** という2つの手法が述べられてある.これらは標本の性質を仮定する上で,検定を行うときの目安——**検定統計量**——が異なる.前者は検定統計量として標準正規分布を利用するために標本の大きさnが十分に大きいときに適用となり,後者はt分布を利用するために,標本の大きさnが小さいとき($30 \geq n \geq 2$)でも適用できる.理論的なことがわからないときには,標本が大きくても小さくても適用できるt検定を使えば間違いがない.

◎ 5.2.1 1標本t検定とは

★適用の条件

- 正規分布に従うデータであること.
- 比率尺度か間隔尺度,または一部例外として段階数の多い順序尺度のデータ.
- 平均を比較することが意味をもつデータ.

既知の母平均と,自分の取得したデータの平均が異なるかどうかを検定する方法として,**1標本t検定 one sample t test** がある.

◎ 5.2.2 SPSSによる1標本t検定

・使用するデータ:1標本 t 検定.sav

このデータはA大学の男女学生73名($n = 73$)を対象として測定した身長の値である.例えば全国の大学生の平均身長が170cm(母平均)だったとして,このデータの平均が母平均と有意に差があるかどうかを検定するとしよう.

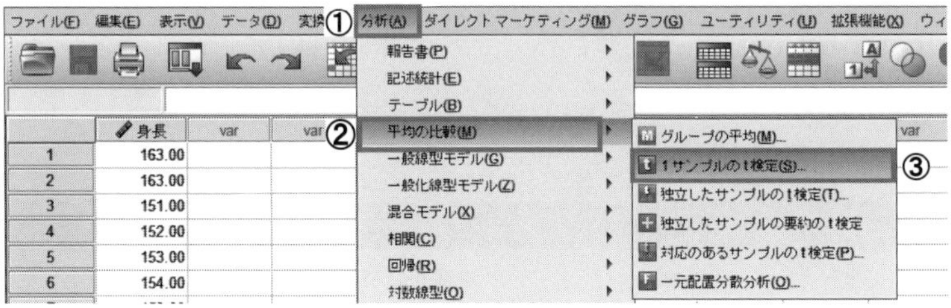

図 **5.1** 1標本t検定の選択

ファイルを読みこんでから，

1. 図5.1のように，メニューから①[分析(A)]-②[平均の比較(M)]-③[1サンプルのt検定(S)]を選ぶ．
2. 図5.2のダイアログボックスで，検定したい変数をクリックで指定（①）する．
3. ②の ➡ で[検定変数(T)]欄に移動する．
4. 母平均を③のボックスに入力する．ここでは170を入力．
5. ④の オプション(O) をクリックすれば，新たなダイアログボックスが現れる．
6. $100(1-\alpha)$ %信頼区間の値を決めることができる．⑤のデフォルト値は95%だが，検定の有意水準 (α) に応じて99%としてもよい．値を入れたら⑥ 続行(C) をクリック→⑦ OK をクリック．

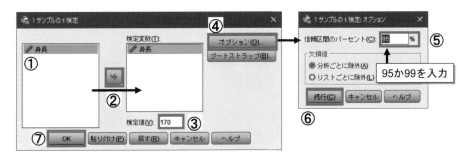

図 **5.2** 1標本 t 検定の設定

◎ **5.2.3 1標本 t 検定の結果の読み方**

結果は図5.3のようになる．①の表はデータの平均や標準偏差などの基本統計量である．②の表が検定結果である．[有意確率(両側)]を見ると.000となっているので，母平均170cmと比較して有意に差があるといえる．$p < 0.05$ でもあるし，$p < 0.01$ でもある．この場合は低いほう（$p < 0.01$）をとる．データの平均は"163.837cm"なので（①の表），母平均よりも有意に低いといえる．

この結果をレポートに書くとすれば，「A大学の学生の身長は，全国の平均身長170cmよりも5%未満で有意に低かった」かまたは「A大学の学生の身長は，全国の平均身長170cmよりも1%未満で有意に低かった」と書く．5%と1%のどちらを記載するかは，検定を行う前にどちらを有意水準としたかに依存する．とくに何も考えていなかったのであれば，通常は p の小さいほうを優先させる．この例では，1%のほうを優先させて「1%未満で全国の平均身長170cmよりも有意に低かった」と書けばよい．

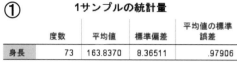
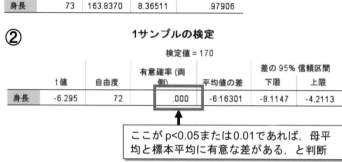

図 5.3　1 標本 t 検定の結果

◎ 5.2.4 対応のある t 検定とは

★適用の条件

- 正規分布に従うデータであること．
- 比率尺度か間隔尺度，または一部例外として段階数の多い順序尺度のデータ．
- 平均を比較することが意味をもつデータ．
- 1 つの標本に対して条件を変えて得た 2 つのデータ．

対応のある t 検定 paired t test とは，1 つの標本に対して，ある変数におけるなんらかの処理を施す前と後の値の平均に差があるかを検定するものである．

対応のある t 検定の計算理論は，以下の通りである．

◆ **Theorem** ◆ 2 　$x_1, x_2, \cdots, x_n$ 個のデータに対して，処理前のデータ $x_{a1}, \cdots, x_{an}$ と，処理後 $x_{b1}, x_{b2}, \cdots, x_{bn}$ のデータがあるとき，

　●帰無仮説 H_0：処理前の平均＝処理後の平均

　●対立仮説 H_1：処理前の平均 $\neq$ 処理後の平均

という仮説を立てて，検定する．

§5.2 平均に関する検定（パラメトリックな手法）

	処理前	処理後
x_1	x_{a1}	x_{b1}
x_2	x_{a2}	x_{b2}
x_3	x_{a3}	x_{b3}
⋮	⋮	⋮
x_n	x_{an}	x_{bn}

↑　　↑
これらに差があるか

図 **5.4**　データの例

対応のある t 検定は，$d_i = (x_{ai} - x_{bi})$ とし，その平均を $\bar{d}$，標準偏差を s_d とすると，

$$s_d = \sqrt{\frac{\sum_{i=1}^{n}(d_i - \bar{d})^2}{n-1}} \tag{5.1}$$

$$= \sqrt{\frac{\sum_{i=1}^{n}d_i^2 - \left(\sum_{i=1}^{n}d_i\right)^2/n}{n-1}} \tag{5.2}$$

$$t = \frac{\bar{d}}{s_d/\sqrt{n}} \tag{5.3}$$

によって検定統計量 t が求まる．

この t は t_{n-1} 分布に従い，この分布の有意水準 $\alpha/2$ 点の値（片側検定の場合は α 点の値）よりも (5.3) 式で求めた t 値が大きければ"有意水準 α ％で有意に差あり"と判定する．

ここで，n は対象者数で，t_{n-1} とは自由度 $n-1$ の t 分布の値を表す．t_{n-1} の値は統計数表というものを見ながら有意か否かを判断するが，SPSS ではすべてが自動で計算されるから，こうした手順は覚えなくてもよいので，以降ではこの手順をすべて省略する．両側検定・片側検定について [⇒ §3.4 (p.39)] は，とくに気にしないなら両側検定を考える．

> 《知識》6
>
> 対応のある t 検定の場合，処理前と後の母集団分布は等しいことが多い．「どのような分布からの標本であっても，その平均は正規分布に従う」という正規分布の性質 [⇒ 2.5.1 項 (p.17)] から，標本の分布にはこだわらなくてもよいという意見もある．つまりノンパラメトリックな手法を意識しなくてもよいということである．ただし，名義尺度のデータと順序尺度のデータは例外である．

◎ 5.2.5 SPSSによる対応のあるt検定

・使用するデータ：paired-t検定.sav

	立位体前屈	長座位体前屈
1	-1.67	-3.83
2	23.67	24.33
3	13.67	12.17
4	-12.17	-13.50
5	8.33	11.17
6	10.67	11.67
7	13.67	17.00
8	7.00	7.17
9	8.83	11.33
10	1.33	3.33
11	1.33	8.00
12	-3.67	-6.00
13	13.67	14.17
14	-2.83	2.33
15	7.67	5.00
16	2.00	-.50
17	16.00	15.00
18	7.17	7.83
19	.83	1.00

図 5.5 SPSS でデータを読みこむ

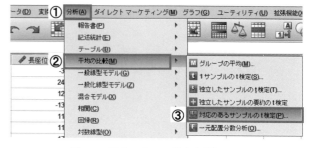

図 5.6 対応のあるt検定を選択

　このデータ（図5.5）は20〜30歳代の男女を対象として，立位体前屈と長座位体前屈といった2つの方法で柔軟性を計測した結果である．立位体前屈とは立った状態で膝を曲げずに手を床に伸ばしたときの指先と床との距離を測る方法であり，長座位体前屈とは床に座り膝を伸ばして足指に向かって手を伸ばし，足指との距離を測る方法である．足指の向こうまで手が届くときはマイナスの値となる．柔軟性を測るこれらの2つの平均に差があるかどうかを知りたい．こうしたデータの差を見るときには，対応のあるt検定が適用となる．

1. 図5.6のように，ツールバーのメニュー①[分析(A)]-②[平均の比較(M)]-③[対応のあるサンプルの t 検定(P)][†1]を選ぶ．
2. 図5.7のダイアログボックスが現れるので，比較したい変数を ctrl キー（もしくは shift ↑ キー）を押しながら2つクリック（①，②）して，③ をクリック．
3. $100(1-\alpha)$%信頼区間を求めたいときは，④ オプション(O) をクリック．

[†1] SPSSの用語と本書の用語は異なる．SPSSは独特の用語を用いるので，これが厄介の原因ともなっている．本書では統計学で使われる正式な用語を用いているが，パソコン用統計ソフトではそれぞれ用語の異なることが多い．

4 ⑤に95または99などを入力.
5 ⑥ 続行(C) -⑦ OK の順にクリック.

上記で,差の信頼区間が不要かまたは95％信頼区間でよいときは,3〜4の手順は不要である.

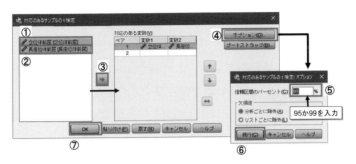

図 5.7 変数を選択

◎ 5.2.6 対応のあるt検定の結果の読み方

結果出力は,図5.8のように出力される.これを解説しよう.

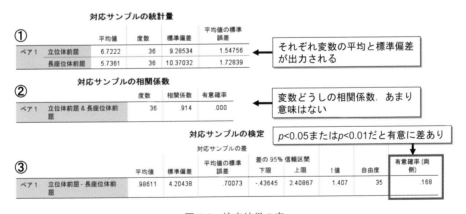

図 5.8 検定結果の表

①の表は,解析に用いた変数,ここでは立位体前屈と長座位体前屈,それぞれの平均,標本の大きさN(データ数のこと),標準偏差,平均の標準誤差を述べてある.論文や発表のレジメには,平均と標準偏差を用いて「立位体前屈は6.72 ± 9.29cmであった」と記すときに使う.そのための基本統計値である.

②の表は立位体前屈と長座位体前屈の相関係数である．この相関係数は検定の結果として述べる必要がないので，無視してかまわない．通常，対応のあるデータの場合は相関係数は高くなるであろう．しかし，差の検定の有意性とは関係がない．

③の表の右端の値［**有意確率（両側）**］が $p < 0.05$ または $p < 0.01$ であれば「**有意に差がある**」となる．ここでは $p = 0.168$ なので 5 ％以上であり，**有意な差があるとはいえない**．

さて，③の表の［**差の 95 ％信頼区間（両側）**］と書かれてあるところは，"立位体前屈と長座位体前屈の母平均の差の 95 ％信頼区間"を示している．この例では，立位体前屈と長座位体前屈の母平均の差が，$-0.4364 \sim 2.4087$ cm の間に 95 ％の確率で存在することを意味する[†2]．

$-0.4364 \sim 2.4087$ cm の間には 0 cm（＝つまり差がない）が含まれるので，立位体前屈と長座位体前屈の平均の差が 0 cm になる可能性は 95 ％で，ありうることになる．

◎ 5.2.7　2 標本 t 検定とは

> **★適用の条件**
> - 正規分布に従うデータであること．
> - 比率尺度か間隔尺度，または一部例外として段階数の多い順序尺度のデータ．
> - 平均を比較することが意味をもつデータ．
> - 2 つの標本を対象としたデータであること．

2 標本 t 検定 two sample t test は，2 つの標本，たとえば患者群と健常群とか，A 組と B 組のデータの平均差を知りたいときに用いる検定である．先ほどの体前屈データを男性群・女性群で差があるかを知りたいときは 2 標本 t 検定が適用となる．

◆**Theorem**◆ 3　　2 標本 t 検定は，大きさ n の標本 $X_1 = x_{11}, x_{12}, \cdots, x_{1n}$ と，大きさ m の標本 $X_2 = x_{21}, x_{22}, \cdots, x_{2m}$ があるとき，
- 帰無仮説 H_0：X_1 の平均 $= X_2$ の平均
- 対立仮説 H_1：X_1 の平均 $\neq X_2$ の平均

という仮説を立てて，検定する．

[†2] 正確にいえば，この説明は誤っている．ただし，統計学の知識が十分備わっていない人は，このような解釈でも支障はない．

X_1	X_2
x_{11}	x_{21}
x_{12}	x_{22}
x_{13}	x_{23}
$\vdots$	$\vdots$
x_{1n}	x_{2m}

これらに差があるか

図 **5.9** データの例

それぞれの平均を $\bar{x}_1, \bar{x}_2$，分散を s_1^2, s_2^2，標本の大きさを n, m とすると，

$$s = \sqrt{\frac{(n-1)s_1^2 + (m-1)s_2^2}{n+m-2}} \tag{5.4}$$

$$t = \frac{\bar{x}_1 - \bar{x}_2}{s\sqrt{\dfrac{1}{n} + \dfrac{1}{m}}} \tag{5.5}$$

で t の値を求める．自由度を考慮して統計表から有意性を判定するのだが，ここでは省略する．

◎ 5.2.8 SPSS による 2 標本 t 検定

・使用するデータ：2 標本 t 検定.sav

データ例は男性群と女性群の立位体前屈データである．2 つの異なる標本（男性群と女性群）の平均の差を検定するケースである．SPSS で読みこむと図 5.10 のように表示される．

ファイル(F) 編集(E) 表示(V) データ(D) 変換(T) 分析(A) ダイレク
性別は名義尺度なので
男=0，女=1として入力
5:

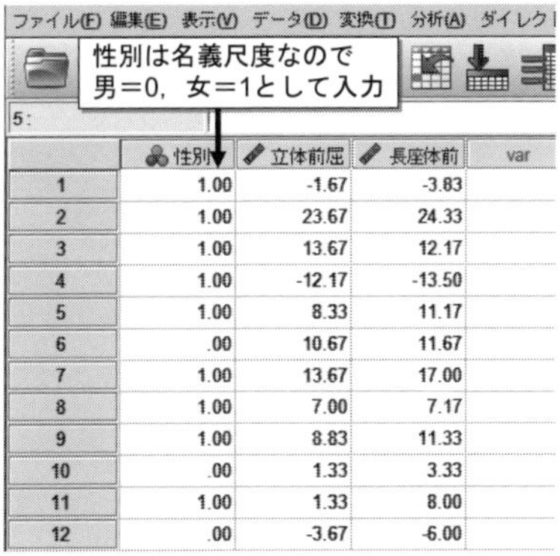

	性別	立体前屈	長座体前	var
1	1.00	-1.67	-3.83	
2	1.00	23.67	24.33	
3	1.00	13.67	12.17	
4	1.00	-12.17	-13.50	
5	1.00	8.33	11.17	
6	.00	10.67	11.67	
7	1.00	13.67	17.00	
8	1.00	7.00	7.17	
9	1.00	8.83	11.33	
10	.00	1.33	3.33	
11	1.00	1.33	8.00	
12	.00	-3.67	-6.00	

図 **5.10** 読みこんだときの表示

注意：SPSS では群に関わりなく数値データを 1 列に入力し，群を分けるデータをもう 1 列設ける必要がある［⇒ §1.1（p.1）参照］．異なる被検者のデータが同じ行に現れてはならない．

データ例では最初の 1 列目に男女の群を表すデータ列（**性別の分類**）を設けてある．ここで**性別**は**男**を"0"，**女**を"1"とわり当てて入力している [3]．

1. 図 5.11 のように，ツールバーのメニュー①［分析(A)］をクリックし，②［平均の比較(M)］-③［独立したサンプルの t 検定(T)］を選ぶ．

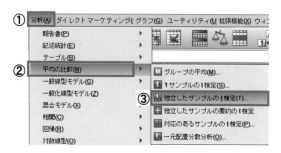

図 5.11　2 標本 t 検定を選択

2. 図 5.12 左の画面で差を見たい変数をクリックしてから，[→]①をクリックする．

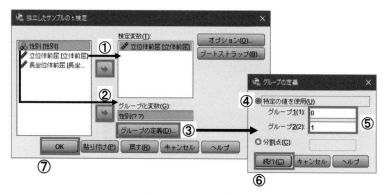

図 5.12　変数選択

3. 群を表す変数（**性別**）をクリックし，[→]②をクリックする．
4. ［グループの定義(D)］③をクリックすると，ダイアログボックス④が現れる．
5. ⑤で［グループ 1 (1)］，［グループ 2 (2)］のところに値ラベルとしてわり当てた数値を入力する．

---

[3] **性別**は名義尺度のデータで，数字のわり当ては区別さえつけばよいので，|男 = 1，女 = 0| とか，|男 = 1，女 = 2| として入力する．

この例題では，**男性＝0，女性＝1**をわり当てているので，図のように**0**と**1**を半角でそれぞれ入力する．0と1は逆に入力しても結果は変わらない．

6　⑥ 続行(C) ‐⑦ OK をクリック．

ここでも，$100(1-\alpha)$ ％信頼区間を設定する オプション(O) ボタンがある．

《知識》7　SPSSでは，上述した2標本t検定の操作によって，等分散性の検定（Levene検定），2標本t検定，Welchの検定による2標本t検定の3つの結果が同時出力される．

◎ 5.2.9　2標本t検定の結果の読み方

結果は図 5.13 に示した．1番上に表示された①の表は，各群の基本統計値である．［度数］は各群のデータの数であり，対応のあるt検定と同様に，平均，標準偏差，平均の標準誤差が出力される．

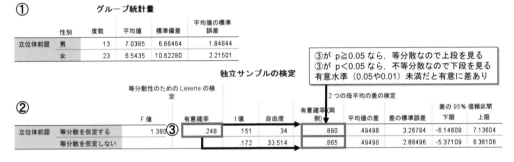

図 **5.13**　検定結果の表

下の表（②）が，検定の結果である．下記の手順に従って読む．

1　③の［等分散性のためのLeveneの検定］を見る．
2　③が$p \geq 0.05$ならば，等分散していると判定できるので，2標本t検定（表②の上の行）の［有意確率(両側)］で判定する．ここでは$p = 0.880$である．
3　③が$p < 0.05$ならば，等分散していない（不等分散）と判定するので，Welchの検定（表②の下の行）の［有意確率(両側)］で判定する．ここでは$p = 0.865$である．

再度断っておくが，等分散を仮定しない場合は**Welchの検定 Welch test**（Welch法ともよぶ）で判定する．

データ例では③が $p = 0.248$ なので $p \geq 0.05$ で等分散しているとなり，上行の値 $p = 0.880$ から**有意な差があるとはいえない**と判定する．各群の平均の差は［平均値の差］（**0.49498**）として出力され，男女間の平均差は 0.495cm 程度でしかないことを意味する．差の平均の 95 ％信頼区間（②表の右端上行）から，男女間の平均差は 95 ％の確率で $-6.14608 \sim 7.13604$cm の範囲内にあるというわけだから，差の平均が 0cm となる可能性は十分にある．

t 値，自由度などは検定の解釈上必要ないのでとくに気にしない．

§5.3　分布中心の差に関する検定（ノンパラメトリックな手法）

1 標本問題における差の検定としてのノンパラメトリックな手法 [⇒ §3.5 (p.40)] は，**符号検定 sign test** や**Wilcoxonの符号付順位検定 Wilcoxon signed rank test**（1 標本 Wilcoxon 検定とか，単に Wilcoxon 検定ともよぶ）がある．符号検定は差の向きだけを考慮するため，Wilcoxon 符号付順位検定と比較して検出力が劣る．Wilcoxon 符号付順位検定は差の大きさも順位として考慮するので検出力が高い．

2 標本問題における差の検定としてのノンパラメトリック検定として，**Mann-Whitneyの検定 Mann-Whitney test**（または Mann-Whitney の U 検定とか，単に U 検定とよぶこともある）と **Wilcoxon の順位和検定 Wilcoxon rank sum test** がある．Mann-Whitney の検定で求められる統計量 U と Wilcoxon の順位和検定で求められる統計量 S には，

$$U = S - \frac{1}{2}n(n+1) \tag{5.6}$$

の関係があり，両者の検定結果は同等となる．SPSS では Mann-Whitney の検定がプログラムされているが，他の統計ソフトでは Wilcoxon の順位和検定がプログラムされているものもある．両者は互換性があるのでいずれかプログラムされているほうを適用する．なお，詳しい計算理論については，巻末に紹介している参考図書（p.269～）を参照されたい．

§5.3 分布中心の差に関する検定（ノンパラメトリックな手法）

◎ 5.3.1 Wilcoxon の符号付順位検定とは

──★適用の条件──
- 正規分布**以外**の分布に従うデータであること．
- 比率尺度・間隔尺度・順序尺度のデータ．
- 中央値を比較することが意味をもつデータ．
- 1つの標本に対して条件を変えて得た2つのデータ．

Wilcoxon の符号付順位検定は，**対応のある t 検定のノンパラメトリック検定**である．本書では，この計算方法の詳細は記載しないので詳細を知りたい人は巻末の文献を参考にされたい．

Wilcoxon の符号付順位検定での仮説は，変数 A と変数 B を比較するとすれば，
- 帰無仮説 H_0：A の**分布中心** = B の**分布中心**
- 対立仮説 H_1：A の**分布中心** ≠ B の**分布中心**

という仮説を立てて，検定する．仮説の設定が上述してきた t 検定と異なっており，これは中央値の差を検定していることと同義である．

◎ 5.3.2 SPSS による Wilcoxon の符号付順位検定

・使用するデータ：**paired-t 検定.sav**

とりあえず，5.2.2項と同じデータを用いて解析してみよう．本項では，このデータは正規分布からの標本ではないと仮定しておく．

1. 図5.14のように，メニューから①[分析(A)]–②[ノンパラメトリック検定(N)]–③[2個の対応サンプルの検定(L)]を選ぶ．
2. 図5.15に示した左上のダイアログボックスが現れるので，①[フィールド]タブをクリックする．次に，比較したい変数を2つクリック（②）して，➡③をクリックで[検定フィールド(T)]へ移動する．
3. ④[設定]タブをクリックして，⑤[検定を選択]を選ぶ．そして，⑥[検定のカスタマイズ(C)]をクリックして，[Wilcoxon 一致するペアの符号付き順位（2サンプル）(W)]にチェック（⑦）．
4. その後に，⑧ 実行 をクリックすると結果が出力される．

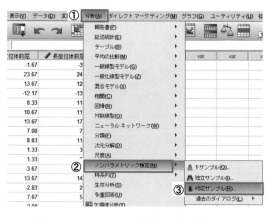

図 5.14 Wilcoxon の符号付順位検定を選択

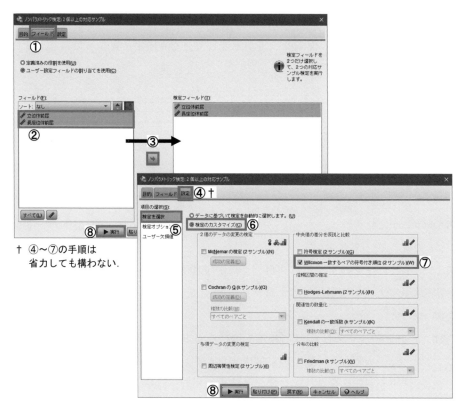

† ④〜⑦の手順は
省力しても構わない．

図 5.15 手法と変数の選択

◎ 5.3.3　Wilcoxonの符号付順位検定の結果の読み方

図 5.16 のような結果が出力される．

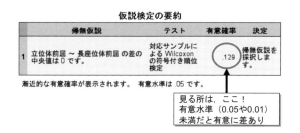

図 5.16　Wilcoxon の符号付順位検定の結果

［有意確率］の数値が検定の p である．ここでは $p = 0.129$ となっているので，$p < 0.05$ にも及ばず，有意な差はない．したがって，立位体前屈と長座位体前屈の中央値（50 パーセンタイルなので分布の中心位置）どうしには**有意な差があるとはいえない**，と判定する．

なお，SPSS の出力ウィンドウ上で，出力された表（図 5.16）をダブルクリックすると，図 5.17 のような別ウインドウが現れる．

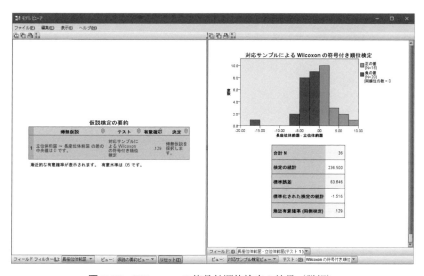

図 5.17　Wilcoxon の符号付順位検定の結果（詳細）

《知識》8　ノンパラメトリックな手法を行ったときの基本統計値は，**中央値と四分位範囲を述べるべきである**．なぜなら，それらの統計値を基準として計算しているからである．医学論文では，ノンパラメトリックな手法を行っても平均と標準偏差を提示することが多いが，データが正規分布に従っていないのであれば，平均と標準偏差の情報は役に立たないことを理解しておくべきである．

◎ 5.3.4　Mann-Whitney の検定とは

★適用の条件
- 正規分布**以外**の分布に従うデータであること．
- 比率尺度・間隔尺度・順序尺度のデータ．
- 中央値を比較することが意味をもつデータ．
- 2 つの標本を対象としたデータであること．

Mann-Whitney の検定は，**2 標本 t 検定に対応させたノンパラメトリックな手法**である．A 群と B 群の比較をするとすれば，

- ●帰無仮説 H_0：A 群の**分布中心**＝B 群の**分布中心**
- ●対立仮説 H_1：A 群の**分布中心**≠B 群の**分布中心**

という仮説を立てて検定する．

◎ 5.3.5　SPSS による Mann-Whitney の検定

・使用するデータ：**Mann-Whitney.sav**

データの入力形式は，2 標本 t 検定と全く同様である．このデータは，コンビニエンスストア（以下，コンビニと略す）の利用頻度を大学生に調査したものである．｛ほぼ毎日行く＝1，週 4 回以上行く＝2，週 2〜3 回行く＝3，週 1 回行く＝4，……，全く行かない＝7｝という 7 段階のカテゴリーで得点化した，順序尺度のデータとなっている．まぎれもなく "2" の人よりは "1" の人のほうが，コンビニを頻回に利用しているといえるが，2−1＝1 と 3−2＝1 を同等と考えるわけにはいかないところが，順序尺度データの特徴である．

ここでは男性群と女性群で，コンビニに行く頻度に差があるかどうかを知りたいとする．

§5.3 分布中心の差に関する検定（ノンパラメトリックな手法） 73

1 図5.18のように手法を選択しよう．メニューの①［分析(A)］をクリックし，②［ノンパラメトリック検定(N)］–③［独立サンプル(I)］を選ぶ．

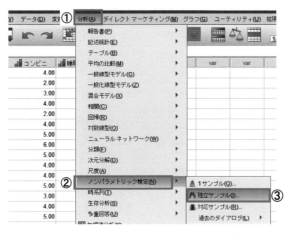

図 **5.18** Mann–Whitney の検定を選択

2 図5.19に示した左上のダイアログボックスが現れるので，①［フィールド］タブをクリックする．次に，検定を行いたい変数を ▶ ②で［検定フィールド(T)］へ移動し，群分けの変数を ▶ ③で［グループ(G)］へ移動する．

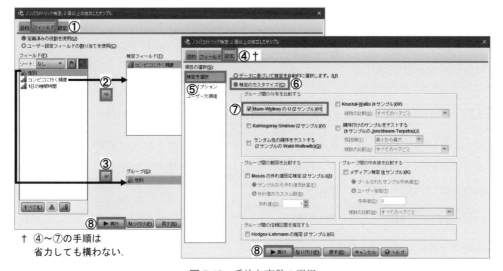

† ④〜⑦の手順は
省力しても構わない．

図 **5.19** 手法と変数の選択

3 ④［設定］タブをクリックして，⑤［検定を選択］を選ぶ．そして，⑥［検定のカスタマイズ(C)］を

クリックして，[Mann–Whitney の U（2 サンプル）（H）]にチェック（⑦）．

4 その後に，⑧ 実行 をクリックすると結果が出力される．

◎ 5.3.6 Mann–Whitney の検定結果の読み方

図 5.20 のような結果が出力される．

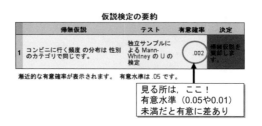

図 5.20 Mann-Whitney の検定の結果

見るべき所は[有意確率]の数値である．$p = 0.002$ となっているので，有意水準未満（0.01 よりも小さい）となり，「$p < 0.01$ で有意な差がある」となる．つまり，コンビニの利用頻度は，性別によって有意に差があることになる．

ここで，ただ単に有意な差があると述べるだけでなく，男女どちらの利用頻度が高いかを知るためには中央値を参照するべきである．

なお，SPSS の出力ウインドウ上で，出力された表（図 5.20）をダブルクリックすると，図 5.21 のような別ウインドウが現れる．

◎ 5.3.7 SPSS による Wilcoxon の符号付順位検定・Mann-Whitney の検定（別の方法）

SPSS ではノンパラメトリックな手法について，上述してきた方法とは別の方法で検定することもできる．より詳細な結果（とくに正確確率）を出力したいときや，バージョンの古い SPSS を使用している人は，こちらの方法で検定する．

● **Wilcoxon の符号付順位検定（別の方法）**

・使用するデータ：**paired-t 検定.sav**

先の例と同じ例題データで解析する．

1 図 5.22 のように，メニューから①[分析(A)]-②[ノンパラメトリック検定(N)]-③[過去のダイ

§5.3 分布中心の差に関する検定（ノンパラメトリックな手法）　75

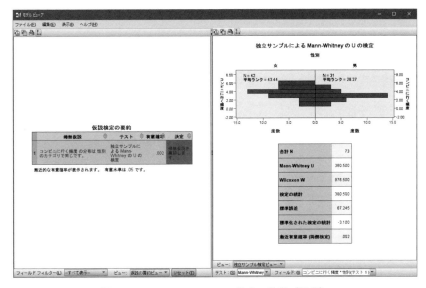

図 5.21　Mann–Whitney の検定の結果（詳細）

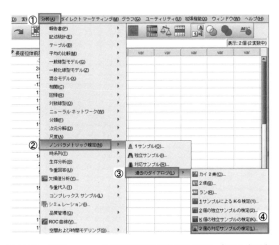

図 5.22　Wilcoxon の符号付順位検定を選択（別の方法）

アログ(L)]–④[2個の対応サンプルの検定(L)]を選ぶ．

2　図 5.23 のダイアログボックスが現れるので，比較したい変数をクリック（①）して，▶②のクリックで[対応のある検定変数リスト(T)]へ移動する．これを，各々の変数で行う．

3　もし，[正確率(X)]のボタンがあればクリックする（③）．ない場合（Exact Tests オプションが入っていないとき）は，表示されない．

4 ［正確(E)］（④）をクリックする．

5 後は⑤ 続行(C) − ⑥ OK をクリック．

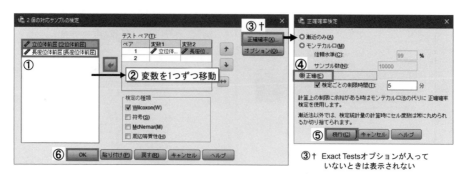

図 **5.23** 手法と変数の選択（別の方法）

図 5.24 のような結果が出力される．

［漸近有意確率（両側）］の数値が検定の p である．ここでは $p = 0.129$ となっているので，$p < 0.05$ にも及ばず，有意な差はない．

なお，標本の大きさ n が小さいときは，［正確な有意確率（両側）］の値で判断しても良い［⇒ 5.4.7 項も参照（p.84）］．

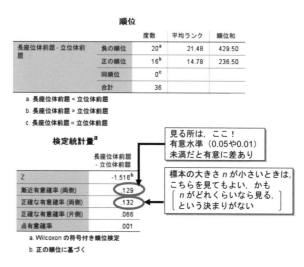

図 **5.24** Wilcoxon の符号付順位検定の結果（別の方法）

§5.3 分布中心の差に関する検定（ノンパラメトリックな手法）

● **Mann-Whitney の検定（別の方法）**

・使用するデータ：**Mann-Whitney.sav**

上述の例と同様に，男性群と女性群で，コンビニに行く頻度に差があるかどうかを知りたいとする．

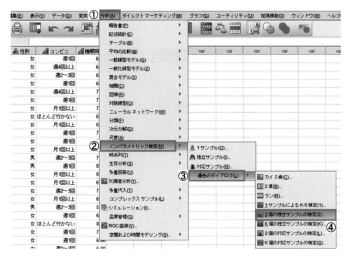

図 **5.25** Mann-Whitney の検定を選択（別の方法）

1. 図 5.25 のように手法を選択しよう．メニューの①［分析(A)］をクリックし，②［ノンパラメトリック検定(N)］-③［過去のダイアログ(L)］-④［２個の独立サンプルの検定(2)］を選ぶ．

2. 図 5.26 のダイアログボックスで比較したい変数コンビニに行く頻度をクリックして，［検定変数リスト(T)］へ ➡ ①をクリック，移動する．

3. 性別をクリックして，［グループ化変数(G)］へ ➡ ②で移動．

4. グループの定義(D) をクリック（③）すると新たにダイアログボックスが現れる．

5. 性別の値ラベルを参照して④［グループ1(1)］に 0，［グループ2(2)］に 1（数値は逆に入力してもよい）を入力し，⑤ 続行(C) をクリック．

6. ⑥［正確確率(X)］のボタンがあればクリックして，⑦［正確(E)］をクリックして，⑧ 続行(C) をクリック．

7. ⑨ OK をクリックすれば解析結果が得られる．

78　第5章　差の検定

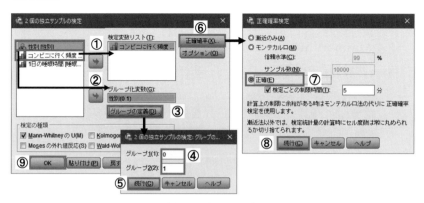

図 5.26　手法と変数の選択（別の方法）

図 5.27 のような結果が出力される．

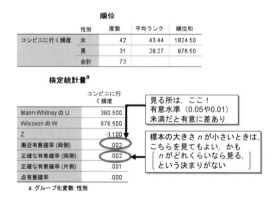

図 5.27　Mann–Whitney の検定の結果（別の方法）

見るべき所は［漸近有意確率］の数値である．$p = 0.002$ となっているので，有意水準未満（0.01 よりも小さい）となり，「$p < 0.01$ で有意な差がある」となる．

この場合も，標本の大きさ n が小さいときは［正確な有意確率（両側）］の値で判断しても良い［⇒ 5.4.7 項も参照（p.84）］．

§5.4　●差の検定における注意事項

◎　5.4.1　1 標本 t 検定・対応のある t 検定での注意点

注意点は，データは正規分布からの標本でなければならない，だけである．

厳密にいうと，対応のある t 検定の場合は一方の変数から他方の変数を引いた値が正規分布に従う必要がある．本章の例題でいえば，各被験者ごとに（立位体前屈－長坐位体前屈）で求めた値が正規分布に従うかを確認する必要がある．

◎ 5.4.2　2標本 t 検定での注意点

●正規分布からの標本でなければならない

　対応のある t 検定と同様に，データは正規分布からの標本でなければならないという注意点がある．**Shapiro-Wilk 検定** [⇒ §3.7 (p.42)] を行って正規分布からの標本と考えられないならば，ノンパラメトリックな手法（**Wilcoxon の符号付順位検定**）を適用する[†4]．さきにも述べたが，等分散性の検定を行ってパラメトリックかノンパラメトリックな手法かを選択する方法は誤りである．

●2標本の分散はほぼ等しくなければならない

　等分散性の確認には，**検定**を用いる方法と**観察**による判断と2つある．客観性を保証するためには，検定を使うのが妥当である．等分散性の検定として，F 検定，Bartlett 検定，Hartley 検定，Levene 検定がある．原則としてどの検定法を用いても誤りではないが，SPSS では Levene 検定が用いられる．以下に各手法の特徴を記したので参考としてほしい．なお，これらの手法は当然パラメトリックな手法であるため，正規分布に従うデータが対象となる．

1) F 検定

　F 検定は F 分布を用いた検定の総称であるため，第8章（p.139）から述べる分散分析もこの範疇(はんちゅう)に入る．変数どうしの分散比が 1:1 となっているか検定するという，シンプルな原理である．SPSS 以外の統計ソフトではプログラムされているものが多い．

2) Bartlett 検定

　Bartlett(バートレット)検定は，データの非正規性に対する頑健性 robustness(ロバストネス)[†5] が十分でないため，正規分布に従うという前提を見逃すことができず，あまり適した方法でないといわれる．したがって，データの正規性の仮定が確実でないときには，後述の Levene 検定が最適とされる．しかし，データの正規性の仮定が確実なときには，3つの手法の中で最も検出力が高い [1]．なお，近似解を出力する性

[†4] しかしながら，最近は正規分布に従わない標本でも理論に近い検定結果が出力されるという意見も多くなってきた．この点については，明確にはいえないので今のところは保留しておく．

[†5] データが正規分布に従わないときの許容性のこと．データの母集団が完全に正規分布に従わなかったとしても，妥当な判定を出力できる性質．

質をもつので，標本の大きさ n はできるかぎり大きいほうがよい．

3）Levene 検定

Levene検定は，Bartlett 検定と同様，2 つ以上の独立した水準間の比較に用いる．理論的にはデータの偏差に対して 1 元配置分散分析を行う．SPSS 以外の統計パッケージでプログラムされていないときは，データの偏差を用いた 1 元配置分散分析で代用できる．頑健性も十分なので優先的に利用できる．

4）Hartley 検定

Hartley検定は，各変数・標本の分散の最大値と最小値を利用して，(最大値/最小値) を求めて検定統計量とする．しかしプログラムされているソフトが少なく，全水準のくり返し数が等しくならなければいけないなどの制約もあり，あまり活用されない．

前述の検定に頼らず，分散（または標準偏差）の値の大きさを見て主観的に判断する方法も考えられる．2 標本の分散の比が 1：1.5 以下であれば 2 標本 t 検定を適用しても大きな間違いはないようである．永田 [19] によると 2 標本 t 検定と Welch の検定の検定統計量がくい違う割合は分散比が 1：1.5 以下のときで最大 20％程度と述べている．このことから，分散比がおおよそ 1：2 以上異なるようであれば Welch の検定を適用させるというのも 1 つの案である．しかし，観察による判断は主観的ゆえに信頼性に乏しい現実がある．SPSS では Levene 検定が利用できるのだから，これを活用するほうが無難である．

本書の説明のように，**等分散性の検定を行ってから，パラメトリック・ノンパラメトリックな手法を使い分ける手順は，正しくないといわれることがある**．確かに統計学の論理的には正しくないとも思えるが，もしそうであれば，主観に委ねることになる．とにかく"常に Welch の検定を用いれば良い"という意見もあるが，それも論理的ではない．いずれにしても，明確な対策法がわからない現状では，主観の入りにくい本書の方法が妥当であろう ［⇒ 補足 3（p.83）］も参照］．

●**2 標本の大きさはほぼ等しくなければならない**

2 標本の大きさが異なる場合，2 標本 t 検定の頑健性が弱くなるため，完全なる正規分布に従わないデータでは判定を誤る確率が高くなる．具体的にどれくらいとはいえないが，1：3 以下の大きさの違いであれば問題ないだろう．

◎ 5.4.3 平均差の検定の全般的な解釈の注意

上述の平均差の検定は「差がない＝差が0である」を検定しているにすぎない．つまり，わずか 0.001 といった平均差であっても"0"ではないので，有意差ありと判定されることがある（図5.28）．

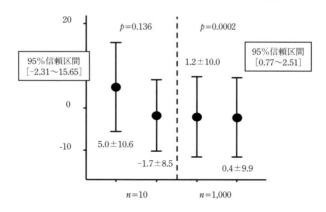

図 5.28 信頼区間の活用
図左の差は大きいが有意でなく，右の差は小さいのに有意である．
これに対して信頼区間の参照が役に立つ．

統計的検定では，**データの分散が小さく標本の大きさ n が大きければ有意になりやすい**特徴がある．これは以降で述べる他の検定でも共通する問題である．悪い例えであるが，**有意な差を出したければ分散を小さくするか，n を大きくすればよい**．通常，データの分散は操作できないが，対象の数は調節できる．

以上のことから，標本の大きさ n の観点で以下のことがいえる．

① n が大きいとき：差が有意であっても，わずかの差でしかない可能性がある．
② n が大きいとき：差が有意でないときは，高い確信をもって差がないといえる．しかし，差がないとは断言できない．
③ n が小さいとき：差が有意であれば，高い確信をもって差があるといえる．
④ n が小さいとき：差が有意でないときは，n を増やすと有意な差となる可能性がある．

なお，これらの n の具体的な大きさは明確に記載できないが，大きいというときは $n > 100$ 程度，小さいというときは $n < 10$ 程度と考えている．しかし，この基準に根拠はなく，実験の性質によっても変わるものである．

上記の問題を少しでも解決するために，信頼区間を利用した判定を行うと精度が高まる．検定に

よって「有意な差がある」または「有意な差があるとはいえない」と判定されたとき，どれくらいの大きさの差をイメージするであろうか．「検定で有意なのだからまぎれもなく差がある」と主張しても，p 値から差の程度まではわからない．これに対して **95％または 99％信頼区間を参考にして差の程度の目安をつけることができる**．以下にその手順を示すので参考にしてほしい．ただし，検定の論理上，100％の確率で差があるとかないと断言するのは不可能であることを留意し，p 値だけを見て有意差があるか否かのみを判定するよりも，より実際的な差の程度を把握できる，と考えなければならない．

　図 5.28 の右の例で考える．検定結果は $p = 0.0002$ で有意だが，2 群の平均を見ると 1.2 と 0.4 で実際の差は 0.8 である．これは標本平均どうしの差でしかないので，真の差はどれくらいかを知るために信頼区間が参照できる．

　例えを変えて図 5.28 右を，ある疾患患者 $n = 1,000$ 人を対象とした 1 日目の握力と 2 日目の握力データ（単位：kg）と仮定する．平均差の 95％信頼区間は [0.77〜2.51] なので，真の差（母平均の差）95％の確率で最低（下限値）0.77kg の差，最高（上限値）2.51kg の幅で平均差があると推定できる．ところで，測定に使用した握力計が ± 0.8kg の誤差をもつとしよう．そうするとこの 95％信頼区間の下限値はたかだか 0.77kg 程度の差なので，単に握力計の誤差によって生じた差とも考えられる．結論としては，検定で有意な差があっても握力計の誤差を考慮したとき，95％信頼区間は握力計の誤差未満となる可能性があるために，臨床的に有意義な差があるとは考えられない，と判断できる．

　こんどは図 5.28 左のデータを例にする．マラソンランナー $n = 10$ 人に対して，とある清涼飲料水を飲ませた前後のデータと仮定する．単位はフルマラソンにおける自己平均時間との差（単位：秒）である．この結果は有意な差がみられず，平均差の 95％信頼区間は [−2.31〜15.65] となっている．フルマラソンにおいて 20 秒程度の誤差は十分起こり得るとすれば，有意差がないうえに 95％の信頼区間の上限値でも 15.65 秒でしかないので，実質的に差があるとはいえないと判断できる．

　以降の検定においても，信頼区間を利用して実質的な程度を確認することができる．

♠ 補足 ♠3　検定の多重性の問題——差の検定の前に等分散性の検定を行う問題

一般に検定では第 I 種の誤り（有意水準）を 5 %，1 %で設定するが，差がある判定を誤る検出力は設定しないことは述べた［⇒ 2.9.2 項（p.29）］．同じデータに Levene の検定を行って 2 標本 t 検定か Mann-Whitney 検定を選ぶといった検定のくり返しによって，等分散性の検定の第 I 種の誤りと，次に選ばれた 2 標本 t 検定または Mann-Whitney 検定の第 I 種の誤りが相乗されて 5 %，1 %を保てない問題が生じる．このことから（定説ではないが），等分散性の検定の有意水準 α を $\alpha \times 4$ にしたほうがよいという意見 [22] [34] もある．

なお，こうした問題は差の検定に限らず，検定をくり返したときに同様に起こる [26]．当然，Shapiro-Wilk 検定を行ってパラメトリック検定またはノンパラメトリック検定を選択する手順でも起こり得る．しかし，現時点では具体的な対策案を提案できない．

◎ 5.4.4　Wilcoxon の符号付順位検定での注意点

Wilcoxon の符号付順位検定の注意事項は，データは正規分布以外からの標本であるという点だけである[†6]．

◎ 5.4.5　Mann-Whitney の検定での注意点

Mann-Whitney の検定は (1) データが正規分布以外からの標本でなければならないという注意点がある．さらに加えて (2) **2 標本の大きさはほぼ等しい**ことが挙げられる．また，(3) 標本の大きさが小さいと有意差が出にくいという特徴がある．

(1) に関して理論的には正規分布からの標本に適用させても間違いはないが，有意差が出にくくなる傾向がある．(3) に関しては 2 標本の大きさの合計が 10 以下のようなときである．

◎ 5.4.6　分布中心の差に関する検定の全般的な解釈の注意

ノンパラメトリック検定全般にいえることであるが，正規分布からの標本に適用しても誤りではない．なぜならノンパラメトリック検定は母集団分布を問題としないからである．ただし，正規分布からの標本に対してノンパラメトリック検定を行ったときは検出力[†7]が低下する．n が小さいときはノンパラメトリック検定を適用させるほうがよいなどの意見をきくが，なるべく正規性の検定

[†6] 本当は，Wilcoxon の符号付順位検定をはじめとしたノンパラメトリック検定の全般は，正規分布に従う標本にも適用可能である．本書では曖昧さを避けるために，あえてこのように記載している．
[†7] 保守的になる，ともいう．データどうしに差があるときに，差がないと判定する誤り（第 II 種の誤り）が大きくなる．つまり，差が出にくくなる．

で確認してから使い分けるのがよい．

◎ 5.4.7　正確確率について

5.3.7 項で出てきた**正確確率検定**は，標本の大きさ n が小さい時に利用される手法である．後に述べる Fisher の正確確率検定 [⇒ 7.1.9 項（p.122）] も同じ類のものである．そもそも Fisher の正確確率定を応用した手法であるため，順序尺度データのノンパラメトリックな手法に限定される[†8]．

上述の通り正確確率検定は n が小さい時に暫定的に利用される手法であるが，どれくらい n が少なければ適用になる，という基準は定まっていない．正確確率検定の適用に関しては，確たる情報の少ない現状であるため，積極的な使用を推奨できる手法ではないと考える．

[†8] 理論の詳細は，例えば WEB ページ　http://aoki2.si.gunma-u.ac.jp/LaTeX/ExactTest.pdf　で閲覧できる．

6 相関・回帰分析

相関・回帰分析もまた，検定の中で使われることが多い．本章では，実際の解析例と注意点を挙げて，理解を深める．

§6.1 相関とは

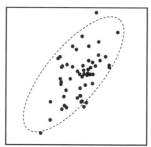 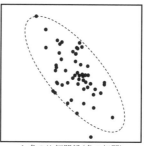

a.正の比例関係(正の相関)　　　b.負の比例関係(負の相関)

図 6.1　相関とは

2変数の間の直線関係の強さを見ることを**相関**という．簡単には2変数の一方の変数が増えると他方の変数も増える（または減る）という関係を見るもので，正の相関，負の相関がある（図6.1）．相関程度の指標として**相関係数 correlation coefficient** がある．以下では，いくつかの相関係数について簡単に述べる．

6.1.1 相関係数とは（パラメトリックな手法）

★適用の条件

- 正規分布に従うデータであること．
- 比率尺度，間隔尺度，段階数の多い順序尺度の一部データ．
- 対応のある2変数以上のデータ．

一般に相関係数というときは，パラメトリックな手法のPearsonの積率相関係数 Pearson's product moment correlation coefficient（Pearsonの相関係数，または単に相関係数とよぶこともある）のことをいう．これも標本から求めた標本相関係数と母相関係数がある．以降では，標本相関係数を単に相関係数と述べる．

◆ **Theorem** ◆ 4　$x_1, x_2, \cdots, x_i, \cdots, x_n$ と $y_1, y_2, \cdots, y_i, \cdots, y_n (i=1, 2, \cdots, n)$ のデータに対して，相関係数 r は，

$$r = \frac{\sum_{i=1}^{n}(x_i - \bar{x})(y_i - \bar{y})}{\sqrt{\sum_{i=1}^{n}(x_i - \bar{x})^2 \sum_{i=1}^{n}(y_i - \bar{y})^2}} = \frac{S_{xy}}{\sqrt{S_x \cdot S_y}} \tag{6.1}$$

で求める．ここで，$\sum_{i=1}^{n}(x_i - \bar{x})(y_i - \bar{y}) = S_{xy}$ （x と y の共分散 covariance），$\sum_{i=1}^{n}(x_i - \bar{x})^2 = S_x$（$x$ の分散），$\sum_{i=1}^{n}(y_i - \bar{y})^2 = S_y$（$y$ の分散）と定義しておこう．

r は，$-1 \leqq r \leqq 1$ の範囲をとる．$|r|$ が1に近いほど，点が直線的に並んでいることを示す．

6.1.2　SPSSによるPearsonの相関係数

・使用するデータ：出産データ.sav

1,436人の妊産婦を対象として，児の出生体重と胎盤重量の比例関係がどれくらいかを知るために相関係数を知りたい，というのが解析の目的である．

1　図6.2のように①［分析(A)］-②［相関(C)］-③［2変量(B)］を選ぶ．

2 図6.3のダイアログボックスで,対象とする変数(ここでは**出生体重**と**胎盤重量**)を2つクリック(①)する.

3 ➡ をクリック(②)して,変数を右のボックスに移す.

4 [相関係数]の[Pearson(N)]にチェック(③).

5 ④ OK をクリック.

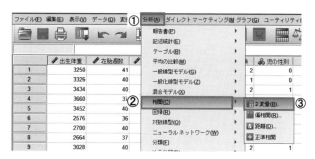

図 **6.2** 相関の選択

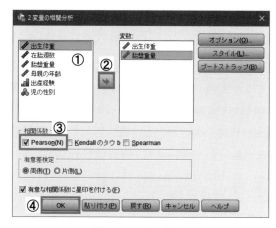

図 **6.3** 相関の設定

◎ 6.1.3 Pearsonの相関係数の結果の読み方

図6.4の表は相関行列表とよばれる.①の.582が相関係数である.この数値の横に"**(アスタリスク)"が付記されている.*はpが有意な値のときに記す印で,**一般に論文の表などでは$p < 0.05$なら"*",$p < 0.01$なら"**"を付記する**.SPSSでは,相関係数の有意性についてアスタリスク

で出力できるので便利である．.582 の下段（②）は.000 であるから，1％水準で有意であり，「出生体重と胎盤重量は1％未満で有意な相関があった」となる．

ところで，表の左下対角部分にも同じ値が出力されている．出生体重と出生体重の相関係数，胎盤重量と胎盤重量の相関係数は当然であるが1と表記され，それを対角線として右上と左下部分に同じ値が出力されるという相関行列表の特徴である．見る所は右上だけか左下のいずれか一方だけでよい．

相関

		出生体重	胎盤重量
出生体重	Pearson の相関係数	1	.582**
	有意確率 (両側)		.000
	度数	1436	1436
胎盤重量	Pearson の相関係数	.582**	1
	有意確率 (両側)	.000	
	度数	1436	1436

**. 相関係数は1% 水準で有意 (両側) です．

① 相関係数
② 検定結果

図 6.4　相関の結果

相関係数の解釈の目安として以下を参考にされたい（図 6.5 も参照）．後に述べる順位相関係数，偏相関係数も同じ基準で判断する．

- $|r|=1.0\sim0.7$ → かなり強い（高い）相関がある
- $|r|=0.7\sim0.4$ → かなり相関がある
- $|r|=0.4\sim0.2$ → やや相関がある
- $|r|\leqq0.2$ → ほとんどなし

報告書には「検定の結果 $p < 0.01$ で有意となり，相関係数 $r = 0.582$ で，かなり相関があった」などと記す．

◎ **6.1.4　偏相関係数**

偏相関係数 partial correlation coefficient は，3 変数以上の相関を見るときに，見かけ上の相関（疑似相関 squrious correlation）を危惧して1つの変数の影響を除いた他の2つの変数の相関係数を求める手法である．

図 6.6 左は，身長と知能指数の相関が強い例である．一般に身長と知能指数が相関するとは考え

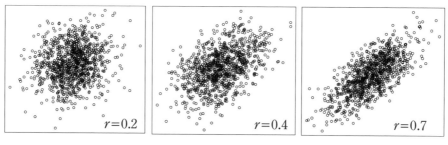

図 **6.5** 相関の目安

散布図で各相関係数に対応させたデータの例を挙げた．データの並びは，相関が高くなるほど円形から楕円形に近づいていく．

にくい．よく調べてみると，じつは年齢と身長が強い相関にあった（図 6.6 右）だけであり，間接的に身長と知能指数に相関が強く表れてしまったことがわかった．身長と知能指数の相関が強いことにも疑問をもつが，これは学童（小学 3 年〜6 年生）を対象としたデータなのであった．

3 変数以上の相関をみるときには，常にこの疑似相関の可能性を疑う必要がある．このケースでは，年齢の影響をとり除いて身長と知能指数の相関を見るべきであり，影響をとり除きたい変数（年齢）は**制御変数**とよばれる．

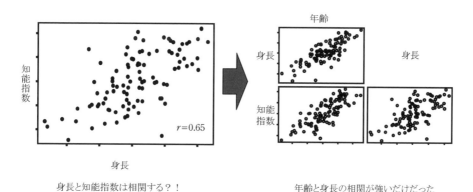

身長と知能指数は相関する？！　　　　　年齢と身長の相関が強いだけだった

図 **6.6** 疑似相関の例

◆ **Theorem** ◆ 5　　x, y, z の変数があって，x と y の相関係数を r_{xy}，x と z の相関係数を r_{xz}，y と z の相関係数を r_{yz} とするとき，制御変数を z とした偏相関係数 $r_{xy\cdot z}$ は，

$$r_{xy\cdot z} = \frac{r_{xy} - r_{xz}r_{yz}}{\sqrt{(1-r_{xz}^2)(1-r_{yz}^2)}} \tag{6.2}$$

で求められる.

後に述べる多変量解析の手法［⇒ 第13章 (p.227) や第14章 (p.249)］でも重要な事項である. 偏相関係数も $-1 \leq r \leq 1$ の範囲をとり, 絶対値が 1 に近いほど関係は強いことを示す.

◎ **6.1.5 SPSSによる偏相関係数**

・使用するデータ：出産データ.sav

出生体重と胎盤重量の相関係数について, 年齢の影響をとり除いた偏相関係数を求める.

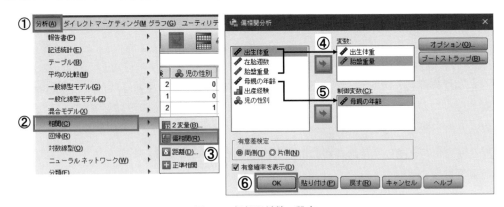

図 **6.7** 偏相関係数の設定

1 図 6.7 を参照して, ①［分析(A)］－②［相関(C)］－③［偏相関(R)］をクリック.
2 現れたダイアログボックスで, ④相関を見たい変数（2つ以上）を［変数(V)］に移動.
3 影響をとり除きたい変数（ここでは**母親の年齢**）を⑤［制御変数(C)］に移動.
4 ⑥ OK をクリック.

◎ **6.1.6 偏相関係数の結果の読み方**

図 6.8 の表①が出力結果である. アミ線で囲んだ.585 が偏相関係数である. これは, 出生体重と胎盤重量について, 年齢の影響をとり除いた値となっている. そこで, 試しに相関係数も求めた（表② 求め方は 6.1.2 項を参照). そもそも年齢との相関係数は低い（年齢の影響は少ない）ので, 年齢を制御変数とした偏相関係数と相関係数には大きな差がない. 通常は 3 変数以上の相関係数を求めて相関の強い組み合わせが多いときに, 偏相関係数も求めて疑似相関を発見する作業を行う.

①

相関

制御変数			出生体重	胎盤重量
母親の年齢	出生体重	相関係数	1.000	.585
		有意確率 (両側)	.	.000
		自由度	0	1419
	胎盤重量	相関係数	.585	1.000
		有意確率 (両側)	.000	.
		自由度	1419	0

②

相関

		出生体重	胎盤重量	母親の年齢
出生体重	Pearson の相関係数	1	.582**	-.004
	有意確率 (両側)		.000	.871
	度数	1436	1436	1422
胎盤重量	Pearson の相関係数	.582**	1	.017
	有意確率 (両側)	.000		.531
	度数	1436	1436	1422
母親の年齢	Pearson の相関係数	-.004	.017	1
	有意確率 (両側)	.871	.531	
	度数	1422	1422	1422

**. 相関係数は 1% 水準で有意 (両側) です.

図 6.8 偏相関係数の結果

◎ **6.1.7 順位相関係数とは（ノンパラメトリックな手法）**

★適用の条件

- 正規分布**以外**の分布に従うデータであること.
- 比率尺度・間隔尺度・順序尺度のデータ.
- 2 変数以上のデータ.

　順位相関係数は，相関のノンパラメトリックな手法である．順位相関係数の代表的なものとして，Spearman（スペアマン）の順位相関係数 Spearman's rank correlation coefficient，Kendall の順位相関係数 Kendall's rank correlation coefficient がある．どちらも順序尺度のデータに適用可能であるが，Spearman の順位相関係数のほうが多く使われている．順位相関係数 r_s も $-1 \leqq r_s \leqq 1$ の範囲をとり，$|r_s|$ が 1 に近いほど点が直線的に並んでいることを示す．判定は 6.1.3 項と同じである.

◎ 6.1.8 Spearman の順位相関係数

Spearman の順位相関係数は，単に順位相関係数とよばれるときもある．

◆ **Theorem** ◆ 6　　変数 x, y の順位相関係数は r_s や ρ（または ρ_s）と表され，

$$r_s = 1 - \frac{6\sum_{i=1}^{n} d_i^2}{n^3 - n} \quad (d_i: \text{対応する順位の差}) \tag{6.3}$$

同順位が多いとき，変数 x, y を順位データ rank_x, rank_y に変更して以下の式で求める．

$$r_s = \frac{S_{\text{rank}_x \cdot \text{rank}_y}}{\sqrt{S_{\text{rank}_x} S_{\text{rank}_y}}} \tag{6.4}$$

(6.3) 式は計算が容易だが，同順位データが存在するとき，値が正確ではない．(6.4) 式は計算が面倒だが，同順位の存在するデータにも適用できる [†1]．

《知識》9　　たとえば順位データとは $\{1, 2, 3, 4, 5\}$ のようなデータである．
もし，$\{1, 2, 5, 10, 20\}$ という飛び飛びのデータであれば，順位データは大きさの順に "$5 \to 3$"，"$10 \to 4$"，"$20 \to 5$" とつけ直して $\{1, 2, 3, 4, 5\}$ に変換する．
$\{1, 2, 5, 5, 10, 12\}$ といった同じ値のデータ（同順位データ）が含まれるときは，"5" の値は 3 位と 4 位に該当するので "5" に該当する順位の和を重複数で割った $(3+4)/2 = 3.5$ として均等に割りつけ，$\{1, 2, 3.5, 3.5, 5, 6\}$ とする．

◎ 6.1.9 Kendall の順位相関係数

Kendall（ケンドール）の順位相関係数（τ）は使われることが少ない．τ_b, τ_a があり，$|\tau_b| \geqq |\tau_a|$ の関係がある．2×2 分割表のデータにこれを適用すると，$\tau_b = \phi$ 係数，$\tau_b = $ Cramér の V [$\Rightarrow$ §7.2 (p.124)] という関係にもある．

◎ 6.1.10 SPSS による順位相関係数

・使用するデータ：出産データ.sav

　Pearson の相関係数と同じく，出生体重と胎盤重量の順位相関係数を求めてみよう．

[†1] 利用している統計ソフトがどちらの計算式を用いているか確認すること．SPSS では (6.4) 式を用いている．

1 図 6.9 のように①［分析(A)］-②［相関(C)］-③［2 変量(B)］を選ぶ．
2 図 6.10 のダイアログボックスで，対象とする変数（ここでは**出生体重**と**胎盤重量**）を 2 つクリック（①）する．
3 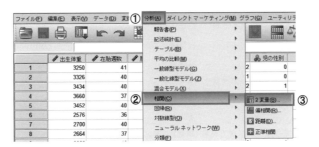をクリック（②）して，変数を右のボックスに移す．
4 ［相関係数］の［Kendall のタウ b(K)］，［Spearman(S)］にチェック（③）→［有意な相関係数に星印を付ける(F)］をチェック（④）．
5 　OK　をクリック．

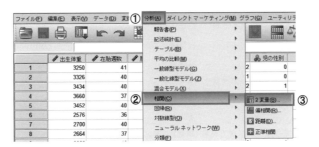

図 **6.9** 相関の選択

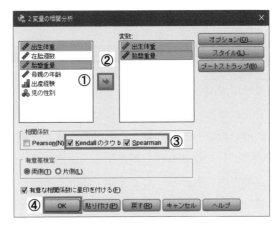

図 **6.10** 相関の設定

◎ **6.1.11 順位相関係数の結果の読み方**

図 6.11 が検定の結果である．基本的に相関係数のときと同じである．図中①の.426 は Kendall の順位相関係数であり，検定結果も下に表記されている（.000 の部分）．"**" が付記されているので

「1％未満で有意な相関がある」となる．②の.587はSpearmanの順位相関係数である．

相関

			出生体重	胎盤重量
Kendallのタウb	出生体重	相関係数	1.000	.426** ← ①
		有意確率 (両側)	.	.000
		度数	1436	1436
	胎盤重量	相関係数	.426**	1.000
		有意確率 (両側)	.000	.
		度数	1436	1436
Spearmanのロー	出生体重	相関係数	1.000	.587** ← ②
		有意確率 (両側)	.	.000
		度数	1436	1436
	胎盤重量	相関係数	.587**	1.000
		有意確率 (両側)	.000	.
		度数	1436	1436

**. 相関係数は1％水準で有意 (両側) です．

図 6.11　順位相関の結果

§6.2　●回帰分析とは

　回帰分析は相関と似ているので混同されて用いられるが，内容はかなり違うものである．相関係数では2つの変数の比例関係を数値的に表すものであった．回帰分析も2つの変数の関係を表す点で相関係数と似ているが，回帰分析は**一方の変数から他方の変数を予測する**という意味をもち，回帰式で2つの変数の関係を表す．いい換えれば，**因果関係を仮定して一方の変数から他方の変数への影響度合いを知る**という目的で用いられる．たとえば，体重と身長の単純な関係度合いを数値で表したいときは相関係数，体重から身長を予測したい，もしくは体重が伸張に及ぼす影響を知りたいといった関係を知りたいときは回帰分析を用いる（図6.12）．

　回帰分析には2つの変数の関係を直線で表す**直線回帰**とよばれる手法がある．これはパラメトリックな手法であり，もちろん**ノンパラメトリック回帰**という手法もある．ノンパラメトリック回帰は，まだ新しい手法のためにSPSSはもとより，一般的な統計ソフトでは組みこまれていない．代わりに直線関係にない2つの変数の関係式を求める手段として，直線回帰ではなく曲線回帰という手法を用いることがある［⇒ 6.2.5項］．なお，以降で回帰分析と述べるときは直線回帰を意味する．

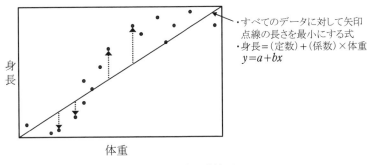

図 6.12 回帰分析とは

◎ **6.2.1 回帰分析の理論**

回帰分析 regression analysis は, $y = y_1, y_2, \cdots, y_n$ と $x = x_1, x_2, \cdots, x_n$ という変数があるとき,

$$y = a + bx \tag{6.5}$$

の**回帰式**（モデル，モデル式ともよぶ）を作る定数 a と回帰係数 b を推定する手法である.

y は**目的変数 object variable** とか**従属変数 dependent variable**, または**基準変数 criterion variable** とよばれる[†2]. x は**説明変数 explanatory variable** とか**独立変数 independent variable**, または**予測変数 predictive variable** とよばれる．(6.5) 式のような独立変数が 1 つの回帰式を**単回帰**（単純回帰）**分析**とよぶ.

◆ **Theorem** ◆ **7** 　直線回帰は**最小 2 乗法 least squares method** の原理で計算され，標本の大きさ n の変数 x, y がある場合, x の平均を $\bar{x}$, y の平均を $\bar{y}$ として，以下のように a, b を求める.

$$a = \bar{y} - b\bar{x} = \frac{1}{n}\Big(\sum_{i=1}^{n} y_i - b\sum_{i=1}^{n} x_i\Big) \tag{6.6}$$

$$b = \frac{\sum_{i=1}^{n}(x_i - \bar{x})(y_i - \bar{y})}{\sum_{i=1}^{n}(x_i - \bar{x})^2} = \frac{S_{xy}}{S_x} = \sqrt{\frac{S_y}{S_x}} \times r \qquad (i = 1, 2, \cdots, n) \tag{6.7}$$

[†2] 多変量解析においても同様であり，とくに**外的基準 external criterion** とよぶこともある.

◎ 6.2.2 回帰式の役立ち度──決定係数

求めた回帰式がどの程度の説明力（予測精度）をもっているかの適合度指標としては，**決定係数 coefficient of determination** [†3]（または関与率）R^2 がある．また，x と y の相関係数 $|r|$ を指標とした**重相関係数 multiple correlation coefficient** R もある［⇒ 13.4.1 項（p.234）］．いずれも 0～1 の範囲をとる．見ての通り $R \times R = R^2$ の関係がある．

R^2 は，モデル式の**残差 residual** の程度を客観的に表す．残差とは，モデル式で算出した予測値 $\hat{y}$ と観測値 y の差である．たとえば $\hat{y} = 100 + 50x$ という回帰式では，$x_1 = 1$ のとき，予測値は $\hat{y}_1 = 150$ となる．実際の値が $y_1 = 160$ だとすれば，残差は $(y_1 - \hat{y}_1) = 160 - 150 = (-10)$ となる．残差が小さいほど，実際のデータに良く適合した回帰式であるといえる．

◆ **Theorem** ◆ **8** 残差 e_i と予測値 $\hat{y}_i$，観測値 y_i との関係は，これらが互いに独立であることを留意して，

$$y_i = \hat{y}_i + e_i \tag{6.8}$$

$$\sum_{i=1}^{n}(y_i - \bar{y})^2 = \sum_{i=1}^{n}(\hat{y}_i - \bar{y})^2 + \sum_{i=1}^{n}e_i^2 \tag{6.9}$$

と表せる．この式は，

全変動 ＝ 回帰式によって説明できる平方和 ＋ 回帰式によって説明できない平方和

という意味をもつ．なお**回帰式によって説明できない平方和＝残差の平方和**である．これを利用して R^2 は，

$$R^2 = \frac{\sum_{i=1}^{n}(\hat{y}_i - \bar{y})^2}{\sum_{i=1}^{n}(y_i - \bar{y})^2} \tag{6.10}$$

で求める．つまり，**回帰式で説明できる平方和÷全変動**である．

残差の平方和 $\sum_{i=1}^{n} e_i^2 = 0$ のときは，残差 $e_i = 0$ となり，回帰式で説明できる平方和＝全変動だから $R^2 = 1$ となる．逆にモデル式がまったく役に立たないときは当然，$\sum_{i=1}^{n} e_i^2 = \sum_{i=1}^{n}(y_i - \bar{y})^2$ であり，$\sum_{i=1}^{n}(\hat{y}_i - \bar{y})^2 = 0$ であるから $R^2 = 0$ となる．

[†3] 決定係数を 100 倍して％で表し，**寄与率**と記載することもある．

R と R^2 がどれくらいの大きさであればよいかといった判断には客観的な指標がないが, $R \geqq 0.7, R^2 \geqq 0.5$, 望ましくは $R^2 \geqq 0.7$ である.

◎ 6.2.3 SPSSによる回帰分析

・使用するデータ：出産データ.sav

出生体重から胎盤重量は予測できるであろうか. 出生体重を x, 胎盤重量を y として予測式を作ってみる.

1 図6.13の通り, ①［分析(A)］-②［回帰(R)］-③［線型(L)］を選択する.

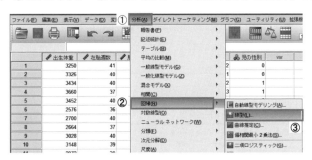

図 **6.13** 回帰の選択

2 ③［線型(L)］でなく［曲線推定(C)］を選択すると, その他のさまざまな曲線への回帰式（**曲線回帰**）を作ることができる.

3 図6.14で, 回帰式の "y" にする変数（ここでは**胎盤重量**）を［従属変数(D)］に入れる（①）.

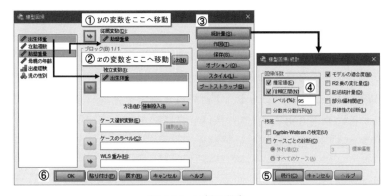

図 **6.14** 回帰の設定

4 "x" にする変数（ここでは**出生体重**）を［独立変数(I)］に入れる（②）.

5 　統計量(S) をクリック（③）して④のボックスで，［推定値(E)］，［信頼区間(N)］，［モデルの適合度(M)］をチェック．

6 　⑤ 続行(C) −⑥ OK をクリックで終了．

◎ 6.2.4　回帰分析の結果の読み方

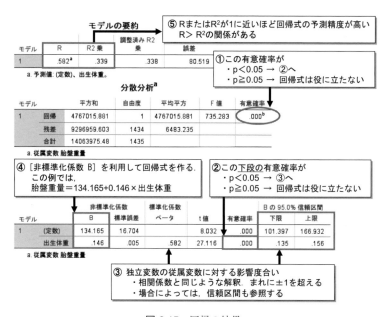

図 **6.15**　回帰の結果

検定結果は，図 6.15 のように出力される．手順は図 6.15 の①〜⑤の順に従う．

1 ①分散分析表の［有意確率］が第1の関門である．.000 なので $p<0.01$ で有意であり，「この回帰式は予測式として有意に役立つ」といえる．

2 ②の［有意確率］が第2の関門である．下行の有意確率を見る．上行は定数の有意確率なので無視してよい．これも .000 なので $p<0.01$ で有意であり，「この回帰係数の傾きは有意に0ではない」となる．信頼区間も参照できるが，具体的にどれくらいであればよいという基準はない．

3 ③の影響度合いは，標準化された係数なので単位に依存しない値である．相関係数と同じで ±1 になるほど影響度合いが大きい．まれに ±1 を超えることがある．

4 ④は，回帰式の値が出力されている．上行は定数，下行は係数なので

胎盤重量 = 134.165 + 0.146 × 出生体重　という式ができる．

5　⑤は回帰式の適合度，つまり予測精度を表している．［R］，［R2乗］（R^2）とも 0〜1 の範囲をとり，当然ではあるが $R > R^2$ である．これらは 1 に近づくほど予測精度が良い．一般には $R \geq 0.7$，$R^2 \geq 0.5$ が望ましい．この例では .339 だから，回帰式そのものは有意だが，あまり役に立たない予測式であると判断する．

以上をまとめて，レポートには「この回帰式は分散分析表より $p < 0.01$ で有意であり，回帰係数も $p < 0.01$ で有意であった．しかし，決定係数 R^2 は 0.339 と小さく，予測精度は低いことがわかった」などのように書く．**回帰式の精度を表記するときは $R^2 = 0.339$ と書くときもあるし，寄与率（$R^2 \times 100$ %）として 33.9 %** と記すこともある．

◎ 6.2.5　SPSS による曲線回帰分析

散布図を描いて，図 6.16 右のような場合は，曲線回帰を行ってみるのもよい．SPSS では，さまざまな曲線回帰が可能である．

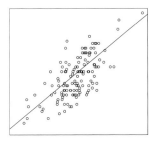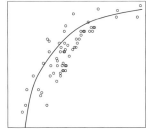

図 6.16　直線回帰と曲線回帰の例　左のような場合は直線回帰が妥当であるが，右の場合は曲線回帰を当てはめてみるとよい．

・使用するデータ：出産データ.sav

今度は，出生体重を x，胎盤重量を y とした曲線回帰の予測式を作ってみる．

1　図 6.17 を参照して，①［分析（A）］−②［回帰（R）］−③［曲線推定（C）］を選択する．

2　図 6.18 で，x となる変数；**出生体重**を［独立］の［変数］へ（①），y となる変数；**胎盤重量**を［従属変数（D）］へ（②）　で移動する．

3　当てはめたい曲線式にチェック（③）を入れる．［1 次（L）］は図 6.16 左で行った直線回帰である．点の並びからどのような回帰式が妥当か判断して，望ましいと考えられるものをいく

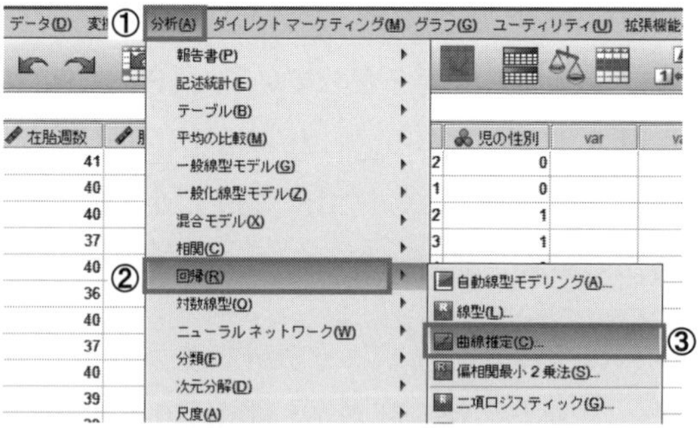

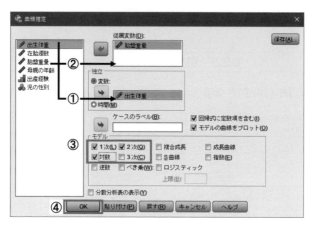

図 6.17 曲線回帰の選択

図 6.18 曲線回帰の設定

つかチェックする．

4 ここでは，［1次(L)］と［2次(Q)］，［対数］にチェック（③）を入れる．

5 ④ OK をクリックする．

《知識》10　直線回帰よりも曲線回帰のほうが実情に合うことが多い．したがって，積極的に曲線回帰を適用させるほうが望ましい．しかし，回帰モデルの詳細な検定が行えないこともあり，回帰式の汎用性を考えると直線回帰に比べてやや不利である．回帰式はすべてのデータに当てはまるのではなく，条件の制限をもって作られていることを念頭におくべきである．

◎ 6.2.6 曲線回帰分析の結果の読み方

結果は図 6.19 のように出力される.

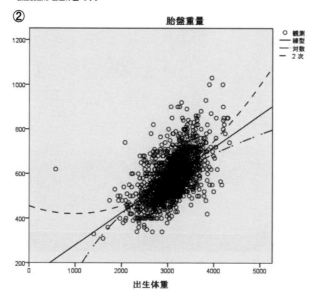

図 **6.19** 曲線回帰の結果

①の表はすべての回帰式の結果である．[R2 乗(決定係数)]が各回帰式の精度であり，線形回帰は .339, 2 次回帰は.350 となっている．R^2 の大きさだけで考えると，2 次曲線のほうが適合度はよい．しかし，極端に高いわけでもないので，線形回帰でも問題ないと思われる．どちらを選ぶかは解析者の判断に委ねることになる．

回帰式は表①の[パラメータ推定値]に記されている数値を使う．もし 2 次曲線を選ぶなら, $455.265 - 0.071x + 0.0000359x^2$ となる．対数回帰なら $-2563.191 + 392.161 \ln(x)$ となる（$\ln(x) = \log_e(x)$ のこと）．②の散布図には実際の曲線が描かれている．

§6.3 相関と回帰分析における注意事項

相関と回帰分析を適用させる際に共通する注意点は，散布図［⇒2.9.4項（p.32）］を描いて観察することである．回帰分析と相関は本質的に異なり（図6.20），両者を求めて比較することはあまりないが，共通の注意点が多い．

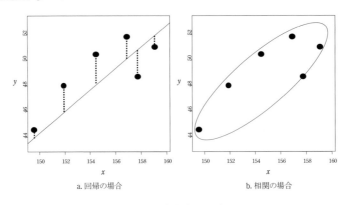

図 6.20 回帰と相関の違い
回帰の場合は x 方向から y を見て，誤差が最小となるような直線を作る．
相関の場合は x, y の双方から見た，データのまとまり度合いを表す．

§6.4 相関における注意点

相関係数は点の直線的な関係を単に数理的な面から表しているにすぎないので，係数の大きさや，その有意性ばかりを見て結論づけるのは危険である．とくに以下の点について検討を重ねるべきである．

◎ 6.4.1 有意性ばかりに気をとられてはいけない

検定結果が有意であるということは"母相関が 0 でない"ことをいっているにすぎず，強い相関関係にあるとはいえない．極端には，検定では相関係数が $r = 0.00\cdots1$ のように小さくても有意となる[†4]ことがある．したがって，相関係数の大きさの程度まで評価するためには相関係数の信頼区間も参照するほうが正確である．

対策法として以下の手順で解釈するのが妥当である．

[†4] この欠点はどのような検定においても存在する．

1 検定で結果が $p < 0.05$ で有意か否か．有意であれば次へ．
2 相関係数の値を見て $r > 0.7$ なら"有意かつ，かなり強い相関がある"，$r > 0.4$ なら"有意かつ，かなり相関がある"と判断する．通常はここで終了してよい．
3 さらに強く主張したいのであれば，95％や99％信頼区間の下限値（低いほうの値）も0.4または0.7以上であればよい（この条件は必ずしも満たされる必要はない）．

たとえば，求めた相関係数が $r = 0.3$ で，$p < 0.01$ で有意だとする．この時点で"有意かつ，やや相関がある"と判断する．さらに，99％信頼区間が [0.001, 0.431] であれば，相関係数は $r = 0.3$ でも，母相関係数（真の相関係数；ρ）は99％の確率で $\rho = 0.001 \sim 0.431$ の間にある．最低 $\rho = 0.001$ となる可能性もあるので，厳密には"相関がある"ことを主張できなくなる．

また，相関係数は差の検定と同様に n が大きいほど有意となりやすい性質もある．「AとBの相関は $p < 0.05$ で，CとDの相関は $p < 0.01$ で有意なので，後者のほうが相関は強い」という表記を見かけるが，これは間違いである．とくに n が異なる r どうしを有意確率だけから比較することはできない[†5]．

そして**相関係数が大きく**[†6] ても，数値的に関連が高いというだけであって，**本質的な因果関係**にまでは**触れていない**．相関係数が大きくとも，さらに以下の注意点も考慮して探索的に解析を進める必要がある．

◎ 6.4.2 曲線的な相関が存在しないか？

回帰分析のときと同様に点の並びが直線的な関係を示していないなら，順位相関係数の適用を考える（図6.21）．

《知識》11 　多くの変数の相関係数を求めるときに，全ての散布図を見て点の並びが直線的か曲線的か判断するのは面倒なときがある．その際には，相関係数と順位相関係数の2つを求めて両者の係数値を見比べてみる方法もある．点の並びが直線的なら，ほとんど同じ値を示す．両者の数値が大きく異なる（たとえばその差が0.2以上）ようなら，改めて適用を考えてみる．

[†5] 望ましくは相関係数の差の検定を行う必要がある．しかしSPSSにはプログラムされていない．
[†6] "相関が高い"という表記もある．

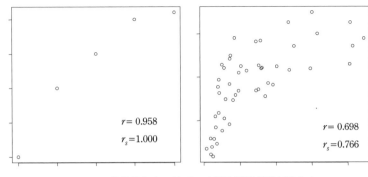

図 6.21 曲線的な点の並びには順位相関係数が適する

通常，このような散布図の場合は変数が正規分布に従っていない．したがって，ノンパラメトリックな手法である，順位相関係数が適するであろう．

◎ 6.4.3 2変数の相関関係で妥当か？（疑似相関の危険性）

原則として2変数の相関係数を求めるときは，他の変数の影響も疑ってみる．疑似相関は相関係数の有意性に関わらず，常に疑うべきである．先の例で，知能指数と身長が高い相関関係にあるとき，実は対象が小学生低学年の学童であったために年齢の影響が背後に存在していたということがあった．このような背後の変数の影響が存在するとき，「**疑似相関がある**」という．年齢の影響を疑って，**年齢を制御変数とした偏相関係数**［⇒6.1.4 項］を算出してみる必要がある．

疑似相関のうちで，上述の背後の変数（制御変数）が交絡因子となっているとき，**交絡** があるというときがある．交絡因子は，結果と思われる変数と因果関係にあり，かつ原因と思われる変数と相関関係にある変数と考えられている．

◎ 6.4.4 混合標本に注意する

図 6.22 は，あるデータについて相関をみた例である．全体としては $r = 0.61$ であるが，年代別に分けると 20 歳代で $r = -0.63$，30 歳代で $r = -0.58$，40 歳代で $r = -0.84$ となり，全体の傾向とは逆転してしまう．

こうした**混合標本**の問題もあるため，年代・性別などの影響すると思われる変数でカテゴリー化してみることを試す必要もある．

ただし，あらゆるデータで混合標本を疑うわけではなく，専門的な考え方によっては全体としてみるほうがよいときもある．

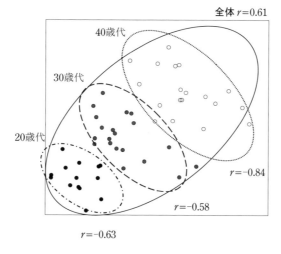

図 6.22 混合標本の例

◎ 6.4.5 飛び離れ値（外れ値）は存在しないか？

　散布図を観察して飛び離れた値——**外れ値 outlier**——があるときは，相関係数 r と順位相関係数 r_s を求めて，それらを比較するのも 1 つの対策法である（図 6.23）．外れ値とは，観察上，他とは明らかに大きな（または小さな）値をとるデータである．両者の相関係数の値が大きく異なるようなら，外れ値の原因を追求して，明らかにおかしい原因が特定できるなら除外する方法も考えたらよいだろう[†7]．

[†7] 過去には，外れ値を検定する棄却検定という手法もあったが，現在は，データ入力の間違いや，明らかに対象外の者であるなどの原因がない限り，安易に外れ値を除外してはならないという考えになっている．

第6章 相関・回帰分析

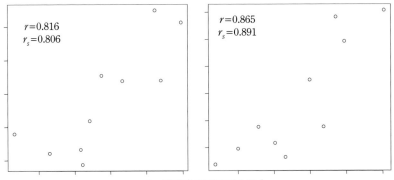

a. r と r_s がほぼ同じ値を示す場合

相関の高いケースであるが，点がほぼ直線的に左下から右上に並んでいる場合はほぼ同じ値を示す．相関の低い場合でも点がまとまっていれば同程度の値を示す．

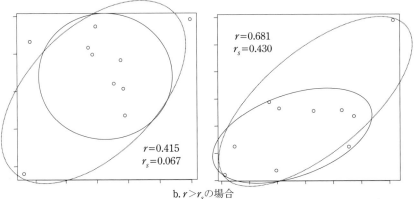

b. $r > r_s$ の場合

r は飛び離れ点を端においた楕円（図中点線）をイメージして値が求まるようである．r_s は飛び離れ点をとり除いた楕円（実線）をイメージして値が求まる傾向にある．

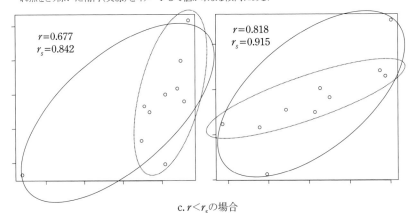

c. $r < r_s$ の場合

b. と同様に，r は飛び離れ点を端においた楕円（図中点線）をイメージして値が求まるようである．r_s は飛び離れ点をとり除いた楕円（実線）をイメージして値が求まる傾向にある．

図 6.23 相関係数（r）と順位相関係数（r_s）の比較

6.4.6 時系列のデータには利用できない

相関係数を求める際には互いに無作為抽出された標本であることが前提となるので，同じ対象を経時的に観察したデータには適用できない[†8]．たとえばある血液データを同じ被検者で1週後，2週後，3週後と経時的に観察して，血液データは週を増すごとに増える，または減るという関係を見るために相関係数を求めるのは間違いである．このようなデータでは，むしろ回帰分析や分散分析 [⇒ 第8章（p.139）] を適用させる．

§6.5 回帰分析における注意点

6.5.1 直線回帰でよいか？

回帰式が得られても，散布図を描いて提示することは重要である．図 6.24 はよい見本である．

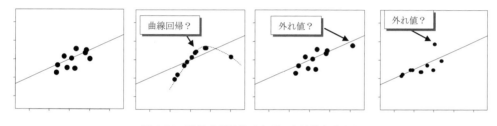

図 6.24 回帰式が同じでもデータは異なる？！

これらの散布図はすべて $y = 0.49x - 0.017$ の回帰式となる．同じ回帰式でも，データの並び方はこんなに違う．

散布図に回帰直線を描いてみて，点と線の適合度は良好かを視覚的に確認することも重要である．n が多いときは散布図からでも判断が容易だが，n が少ないときは直線回帰が妥当であるかどうかの判断が困難となり，主観的に曲線回帰を選んで都合のよいほうを選ぶ恐れがある．専門的立場から明確に傾向を決めることができるなら曲線回帰や部分的に分けて回帰式を求めてもよいだろう．

6.5.2 2変数の分布に偏りがないか？

2変数は正規分布に従うことが前提とされているので，あらかじめShapiro-Wilk検定などで確認しておく必要がある．正規分布から大きく逸脱してしまっているようなら，図 6.23b, c のような散

[†8]このときには，相関係数は高くなるであろう．

布図になることが多いので,確認を要する.

◎ 6.5.3 外れ値の存在は?

外れ値の発見も重要である.外れ値に関しては棄却検定というものもあるが,**散布図によって異常な値を見つけるほうがよい**.外れ値をよく調べてみると意外な事実が明らかとなるときもある.

◎ 6.5.4 比・間隔尺度のデータと順序尺度のデータとの回帰分析

厳密にいえば,回帰分析は従属変数 y,独立変数 x が連続的な値をとる場合に適用される.しかし,x が順序尺度のデータ(離散的な値をとるデータ)だと,回帰分析の適用に注意を要する.このような場合は反復測定による分散分析[⇒ 第 11 章(p.193)]を適用したほうがよいことが多い.

図 6.25 は,1 週間,2 週間,3 週間,4 週間と区切って時間を追ってとったデータ(離散的な値)に,回帰分析を行った例である.

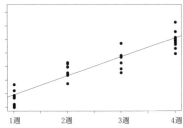

a. 回帰分析を適用させても妥当な場合

各水準の分散が等しく,単調増加していくようなデータでは回帰式を求める意味があるかもしれない.ただし,前提として各水準(1〜4週)の間隔が等しくなっていなければならない.

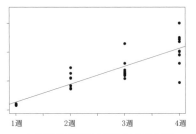

b. 週を経過するほどバラツキが大きくなる場合

各水準のバラツキが大きく(または小さく)なっていくような例だと,その変動を無視した回帰式が求められる可能性もあるので,注意を要する.

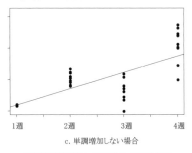

c. 単調増加しない場合

平均値が単調増加しない場合は,回帰式という直線で丸めこむことに疑問がある.

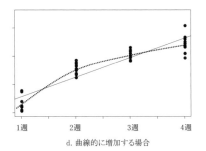

d. 曲線的に増加する場合

曲線回帰のほうが妥当な例であるが,各水準の間の値(たとえば2週目と3週目の間など)がどうなっているか不明なので,何ともいえない.

図 6.25 反復測定による分散分析が適用となる例

回帰分析では独立変数の値が確率の法則に従って変動する確率変数と考えるが，分散分析では独立変数が水準という形で意図的に固定してとる非確率変数である．図 6.25 のような例は，1 週間おきという間隔を意図的に決めてとった非確率変数であり，解析の目的からしても反復測定による分散分析を適用させるほうがよい．

7 分割表の検定

§7.1 ●分割表の検定とは

表 7.1 喫煙と性別の関係（2×2（$l \times m$）分割表）

	喫煙あり	喫煙なし	列合計
女性	8	12	20
男性	14	6	20
行合計	22	18	40

表 7.2 人を褒めるときはどのように褒めますか？

分類	あいまいに	明確に	いい加減に
観察度数	18	51	3
期待度数	24	24	24

分割表 contingency table とは表 7.1, 表 7.2 のようなものである．表 7.1 の分割表は**クロス集計表**ともよばれる．表の行数 l，列数 m と定義し，一般化して $l \times m$ 分割表とか $l \times m$ クロス集計表と述べる場合もある．各数値を**度数**といい，各分類の列合計値，行合計値を**周辺度数**という．表 7.1 の分割表は 2 行 2 列になっているので，特に 2×2 分割表とよぶ．

表 7.1 の例で，喫煙する人は男性に多いのではなかろうか？とか，喫煙しない人は女性に多いのではなかろうか？という行と列の関連性を知りたいときに，χ^2 **独立性の検定 chi-square test**（または分割表の独立性の検定，χ^2 検定，Pearson の χ^2 検定）を用いる．

ところで，表 7.1 の例では男女 40 人を対象としている．仮に，性別と喫煙の有無は全く関係ないとすれば，理論的には各セル（女性 − 喫煙あり，女性 − 喫煙なし，男性 − 喫煙あり，男性 − 喫煙な

し）に 10 人ずつ均等に該当するはずである．この理論的に各セルが均等になるはずの "10 人" という度数（人数）を**期待度数**という．実際の**観察度数**は，女性 − 喫煙ありが 8 人，女性 − 喫煙なし 12 人，男性 − 喫煙あり 14 人，男性 − 喫煙なしが 6 人なので，これらのうちどのセルの人数が統計的に期待度数よりも多い，または少ないということについて χ^2 分布の値を利用して検定するのが χ^2 独立性の検定である．

表 7.2 の分割表は，ある心理テストの一部で「人を褒めるときはどのように褒めますか？」という質問を 72 名に行って ｛曖昧に，明確に，いい加減に｝ の中から回答させ，各該当者数を表した表である．表中の**観察度数**は実際の回答人数である．回答者が均等であれば 24 人ずつ回答すると期待される．これが**期待度数**である．観察度数に偏りがあるかどうかを知りたいとき，つまり期待度数と観察度数が異なるかを知りたいとき，χ^2 **適合度検定 chi-square test for goodness of fit** を用いる．χ^2 適合度検定も χ^2 独立性の検定も理論的には同一であるが，適用となるデータの型に違いがあることを留意しておこう．

ここでは χ^2 検定を主として，最近，調査研究などで用いられることの多くなった，リスク比やオッズ比といったことまでも含めて解説する．

◎ 7.1.1 χ^2 独立性の検定

★**適用の条件**
- 名義尺度のデータであること．
- 順序尺度のデータでも適用となる（ただし段階数が多くないとき）．

検定方法は，次の内容に基づいて行われる．

表 7.3 $l \times m$ 分割表

	W_1	W_2	$\cdots$	W_m	列合計
V_1	f_{11}	f_{12}	$\cdots$	f_{1m}	$f_{1\cdot}$
V_2	f_{21}	f_{22}	$\cdots$	f_{2m}	$f_{2\cdot}$
V_3	f_{31}	f_{32}	$\cdots$	f_{3m}	$f_{3\cdot}$
$\vdots$	$\vdots$	$\vdots$	$\ddots$	$\vdots$	$\vdots$
V_l	f_{l1}	f_{l2}	$\cdots$	f_{lm}	$f_{l\cdot}$
行合計	$f_{\cdot 1}$	$f_{\cdot 2}$	$\cdots$	$f_{\cdot m}$	n

◆ **Theorem** ◆ 9　　表7.3は，一般化して表したl行×m列の分割表である．この表に照らし合わせて，Wの分類とVの分類において関連がある（独立でない）かどうかを知る．

仮説を
- 帰無仮説 H_0：WとVに関連はない
- 対立仮説 H_1：WとVに関連がある

とする．

$l \times m$分割表をもとに，i行j列の期待度数を$e_{ij}(i=1,2,\cdots,l;j=1,2,\cdots,m)$とすると，

$$e_{ij} = \frac{f_{l\cdot}f_{\cdot m}}{n} \tag{7.1}$$

この期待度数を利用して，以下のように検定統計量χ^2値を求める．なお，f_{ij}の1つひとつをセルとよぶ．

$$\chi^2 = \sum_{j=1}^{m}\sum_{i=1}^{l}\frac{(f_{ij}-e_{ij})^2}{e_{ij}} \tag{7.2}$$

これにより求めたχ^2値が，自由度$(l-1) \times (m-1)$に従うχ^2分布の有意水準α点の値よりも大きければ帰無仮説H_0を棄却する．

となるわけだが，実際はパソコンが全部やってくれるので，さしあたっては理解できなくてもよい．

◎ 7.1.2　SPSSによるχ^2独立性の検定

・使用するデータ：カイ自乗独立性の検定.sav

　このデータは表7.1と同一のものである．男性に喫煙する人が多く，女性に喫煙しない人が多いという頻度の偏りを見たいとする．

　データを読みこむと図7.1のようになる．ここで，図中上のようにツールバーにある[値ラベル]ボタンをクリックすると，ラベル（日本語）とデータ（数値）が交互に表示される．SPSSでは値ラベルを編集して数値にラベルを付けることができる[⇒ §1.2 (p.5)]．名義尺度のデータでは，このようなラベルを付けておくと便利である．

　SPSSでχ^2検定を行うときは，データの入力方法がややこしい．SPSSでは2つの入力規則がある（図7.2）．データ例は入力規則1のほうで，喫煙のデータ列と性別のデータ列の計2列で分割表を表現している．"喫煙ありの女性"は8人なので，1列目"あり"，2列目"女性"の組み合わせデータが8行ある．"喫煙あり−男性"は14人なので，1列目"あり"，2列目"男性"の行が14行

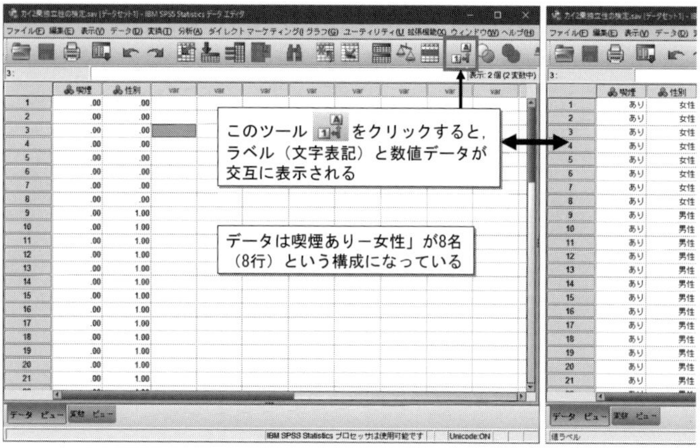

第 7 章　分割表の検定

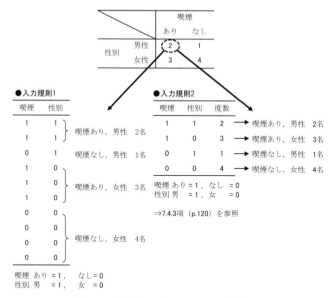

図 7.1　データの読みこみ

となる，という具合である[†1]．入力規則 2 の方法は，分割表から直接データを入力するときに便利である．**入力規則 2 の解析方法については 7.3.3 項で解説する．**

図 7.2　χ^2 検定のためのデータ入力規則

[†1] データ例では，0 − 1 型のデータ列に値ラベル {あり，なし} と {男性，女性} をわり当てて表示させている．

1 図7.3のように①[分析(A)]-②[記述統計(E)]-③[クロス集計表(C)]を選んでクリック.

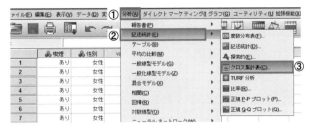

図 7.3 χ^2 独立性の検定の手順

2 図7.4のダイアログボックスで,分割表の行・列となる要因をクリックし(①), それぞれ ▶ で右側に移動[†2].

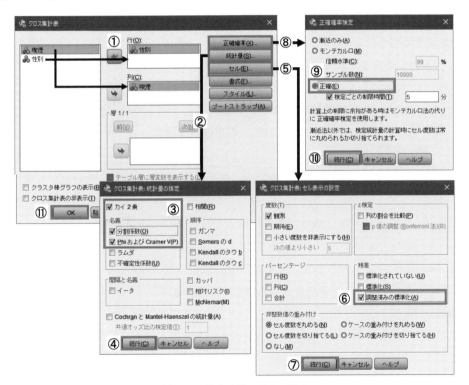

図 7.4 χ^2 独立性の検定の設定

3 ② 統計量(S) をクリック.

[†2]ここで行と列を間違って入力しても検定結果に違いはない.

4 　現れたダイアログボックスで，［カイ 2 乗］，［分割係数(O)］，［Phi および CramerV(P)］にチェックを入れる（③）→④ 続行(C) をクリック．

5 　⑤ セル(E) をクリック．

6 　図 7.4 右下のダイアログボックスで，⑥［調整済みの標準化(A)］にチェック，⑦ 続行(C) ．

7 　仮に 2×2 以上の分割表の検定で⑧ 正確確率(X) がオプション登録されていれば，クリック後，⑨［正確(E)］をチェックして⑩ 続行(C) をクリック．

8 　⑪ OK で終了．

◎ 7.1.3 　χ^2 独立性の検定結果の読み方

結果は，図 7.5 のように現れる．

まずは，①の「b.0 セル（0.0 %）は期待度数が 5 未満です．」の"0.0 %"の値を見る．この値が，**20 % 未満**となっているときは，図中②の［Pearson のカイ 2 乗］の［漸近有意確率（両側）］で判断し，**20 % 以上**となっているときは，図中③の［Fisher の直接法］の結果で判断しなければならない[†3]．この結果では 0.0 %（20 % 未満）なので，図中②で判断する．

図中②の［Pearson のカイ 2 乗］の［漸近有意確率（両側）］が，前述した χ^2 独立性の検定の結果そのものである．図中③の［Fisher の直接法］は，**Fisher の正確確率検定**という検定結果［⇒ 7.1.9 項］であり，"片側"で判定する[†4]．

②または③が $p < 0.05$ さらには $p < 0.01$ であったときは，分割表のどこの頻度が有意に多く，どこの頻度が有意に少ないかを見る．そこで，分割表の**頻度やパーセント**といった実際の値を見て判断することが多いが，その判断は誤りである．推定としての④［調整済み残差］を参照しなければならない．

この値が **+2**（正確には **1.96**）以上のときは有意に他の頻度よりも多いと判断し，**-2**（正確には -1.96）以下のときには有意に他の頻度よりも少ないと判断する．データ例では［Pearson のカイ 2 乗］の［漸近有意確率（両側）］の値が有意ではない（$p = 0.057$）ので，［調整済み残差］を見るまでもないが，喫煙ありの女性で -1.9 となっている．これが -2.0 以下であれば有意に少ないということになる．

全体としてどの程度関連性があるかを知るには，⑤の下線部［ファイ］を参照する．このファイ（ϕ）は行と列の関連度合いを表す**連関係数**［⇒ §7.2（p.124）を参照］というものである．連関係数は名義尺度データの相関係数のようなもの（意味合いは全く同じもの）であり，-1～1 または 0～1 の範囲をとる．有意確率が $p < 0.05$ または $p < 0.01$ のときに，6.1.3 項（p.87）に従って判定する．こ

[†3] Base System では 2×2 分割表の場合しか出力されない．図 7.4 で［正確確率(X)］がチェックできれば出力される．

§7.1 分割表の検定とは 117

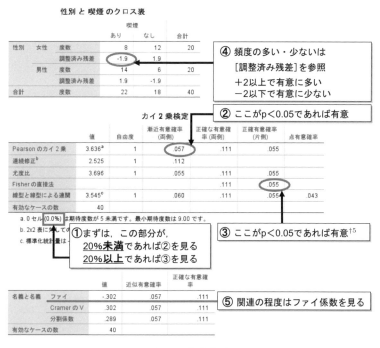

図 7.5 検定結果

の例では $\phi = -0.302$ で，$p = 0.057$ と有意ではない．

この結果をレポートに記載するときは，たとえば「喫煙の有無と性別の関連について χ^2 独立性の検定を行ったところ，$p = 0.057$ で有意な関連はなかった．また調整済み残差による頻度の差も見られず，関連度を表す連関係数も $\phi = -0.302$ で，有意ではなかった」などと記せばよいだろう．

◎ **7.1.4 χ^2 適合度検定とは**

★適用の条件
- 名義尺度のデータであること．
- 順序尺度のデータでも適用となる（ただし段階数が多くないとき）．

検定の理論を述べる．ただし，これについても理解できないようなら，とりあえず飛ばして読んでもらってかまわない．

[†4] 近年では両側を見る場合もあるが，χ^2 独立性の検定と近似するのは，片側である．しかし慣習的に両側をみる傾向になってきている．
[†5] 本書では，あえて片側をみるが，左側の両側 ".111" で判別しても間違いとはいえない．

表 7.4　χ^2 適合度検定の表

分類	C_1	C_2	$\cdots$	C_m
観察度数	O_1	O_2	$\cdots$	O_m
期待度数	E_1	E_2	$\cdots$	E_m

◆ **Theorem** ◆ 10　　仮説を，

● 帰無仮説 H_0：観察度数は期待度数に適合

● 対立仮説 H_1：観察度数は期待度数に適合しない

とする．

　表 7.4 中の，"分類"とはカテゴリーであり，名義尺度なら |好き，嫌い| とか，順序尺度なら，|1，2，3，4，5| といったものに該当する．観察度数（O_m）は実際に分類に該当するデータ数のことで，期待度数（E_m）は理論分布の確率に応じた値である．通常は，理論分布として一様分布［⇒ 2.5.2 項（p.19）］を仮定するので期待度数には均等な値 $\dfrac{1}{m}$ が入る．

　まず表 7.4 に照らし合わせて，$\dfrac{(O_1-E_1)^2}{E_1}$，$\dfrac{(O_2-E_2)^2}{E_2}$，$\cdots$，$\dfrac{(O_m-E_m)^2}{E_m}$ といった統計量を 1 つずつ求めていく．そしてその和は，

$$\chi^2 = \sum_{i=1}^{m} \frac{(O_i-E_i)^2}{E_i} \qquad (i=1,2,\cdots,m) \tag{7.3}$$

のように，自由度 $m-1$ の χ^2 分布に従うことが知られている．(7.3) 式で求めた χ^2 値が χ^2_{m-1} 分布の α 値よりも大きければ帰無仮説を棄却し，有意に観察度数に偏りがあると判定する．

　なお，χ^2 分布を利用した検定一般では，有意水準は χ^2 分布の上側値（片側値）を見る[†6]．上側値とは何を意味するか，理解できないと思うが，"とにかく統計解析を行いたい"と必要に迫られている人は，理論を追求する必要はない．この用語の理解は，統計学に対する理解が深まってからでもよい．

　データが正規分布に従っているかを確かめる目的で χ^2 適合度検定を使うこともある．

◎　7.1.5　SPSS による χ^2 適合度検定

・使用するデータ：カイ自乗適合度検定.sav

　データ例は，大学生 72 人に対して「人を褒めるときはどのように褒めますか？」と質問し，|あ

[†6] 2 乗値を統計量としているので，偏りの方向が + か − かを知る必要がない．しかし，SPSS では両側値が出力されるので，それを参考にすればよい．

§7.1 分割表の検定とは　119

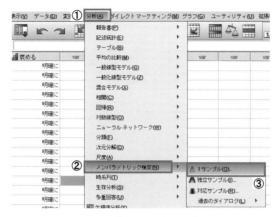

図 **7.6** χ^2 適合度検定の手順

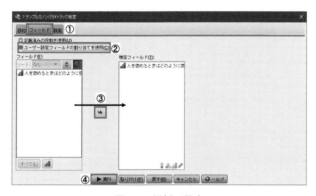

図 **7.7** 解析の設定

いまいに，明確に，いい加減に｝から1つを選ばせたアンケート結果である．"あいまいに"は18人，"明確に"は51人，"いい加減に"は3人であった．数字を見るかぎりでは"明確に"が最も多いように思われるが……．統計的にこれら回答の頻度に差があるか，いい換えればすべての回答は均等かを検定しよう．

このデータも，あらかじめ値ラベルが編集されているので日本語表示される．実際のデータでは｛あいまいに = 1，明確に = 2，いい加減に = 3｝をわり当てて入力している．どのカテゴリーをどの番号にわり当てたか把握できているときは，値ラベルの編集（⇒ §1.2 参照 [p.5]）をしなくてもよい．

1　図 7.6 で①［分析（A）］-②［ノンパラメトリック検定（N）］-③［1 サンプル（O）］の順にクリック．
2　図 7.7 のダイアログボックスで，①［フィールド］タブをクリックし，②［ユーザー設定フィールドの割り当てを使用（C）］にチェックを入れ，検定したい変数を③ ➡ で［検定フィールド（T）］ボッ

クスに移動する．

3 実行 をクリック．

◎ 7.1.6 χ^2 適合度検定の結果の読み方

検定結果は図 7.8 の通りで，検定結果の有意確率はだ円のアミ線で囲んだ部分である．［.000］となっているので，$p < 0.01$ で有意な偏りがある．ところで検定の結果では［.000］は "$p=0$" を意味するのではなく，それ以下の表示ができないためである[†7]．論文に書くときなどは「$p=0$ であった」と記載せず，あらかじめ定めた $p = 0.05$ や $p = 0.01$ などの有意水準に基づいて「$\boldsymbol{p < 0.01}$ で有意な偏りがあった」などと記載する．

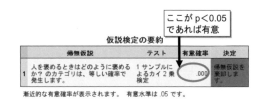

図 7.8 検定結果

以上から「アンケートの各カテゴリー頻度には有意な偏りがある」となる．ちなみに，SPSS の出力ウィンドウ上で，図 7.8 をダブルクリックすると実際の度数と期待度数の棒グラフが現れる．より詳細な結果を見たいときは，次項の方法を使う．

◎ 7.1.7 SPSS による χ^2 適合度検定（別の方法）

先の方法よりもより詳しい情報が得たいとき，もしくは SPSS の古いバージョンを使用しているときは，以下の方法で検定することになる．

1 図 7.9 で①［分析（A）］－②［ノンパラメトリック検定（N）］－③［過去のダイアログ（L）］－④［カイ 2 乗（C）］の順にクリック．

2 図 7.10 のダイアログボックスで，解析対象としたい変数を選ぶ（①）．

3 で［検定変数リスト（T）］ボックスに移動（②）．

4 ③の［値（V）］をクリックして，期待度数を変える方法もある．ここでは "すべてのカテゴリ

[†7] 理論的に有意確率は 0 ％とならない．

§7.1 分割表の検定とは 121

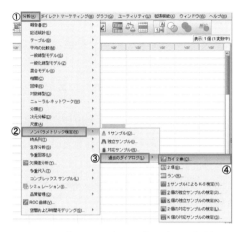

図 7.9 χ^2 適合度検定の手順（別の方法）

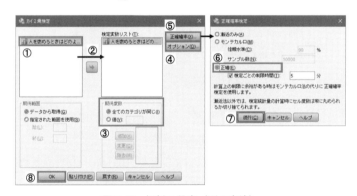

図 7.10 解析の設定（別の方法）

(回答) が同じ"頻度で現れる（つまり {曖昧に，明確に，いい加減に} = 1：1：1）と仮定する，通常の方法なので図の通り [全てのカテゴリが同じ(I)] のままでよい[†8]．しかし，最初から偏った頻度，たとえば {曖昧に，明確に，いい加減に} = 2：1：1 など，を仮定しているときには，[値(V)] をクリックして右の枠内に "2" と入力して 追加 ボタンをクリックし，再度 "1" を入力して 追加 ボタンをクリックし，もう一度 "1" を入力して 追加 ボタンをクリックする，という方法で変更する．

5. オプション(O) ボタン（④）によって，記述等計量を出力することも可能である．
6. SPSS オプションの Exact test がインストールされていれば図 7.10 の⑤ 正確確率(X) をクリックして，⑥の [正確(E)] をクリックすると [正確有意確率] も出力される．その後は，⑦

[†8] 通常は，このままでよい．

7 ⑧ OK ボタンをクリックすると結果が出力される.

◎ 7.1.8 χ^2 適合度検定の結果の読み方（別の方法）

検定結果は図 7.11 の通りで，検定結果の有意確率は楕円のアミ線で囲んだ部分である．[.000] となっているので，$p < 0.01$ で有意な偏りがある，という前項と同じ結果である．

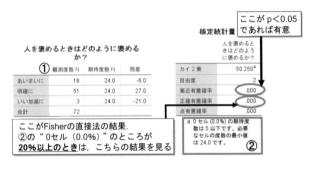

図 **7.11** 検定結果（別の方法）

集計表（図 7.11 の表①）の度数（または残差[†9]）を見ると，|明確に| の人数（頻度）が非常に多く，|いい加減に| の頻度が非常に少ないと読み取れる．

ここの結果を読むときの注意点は，表下の②「a.0 セル（0.0 %）の期待度数は…」のところである．この [0.0 %] の表記が 20 %以上となっているときは，"Fisher の直接法"（[正確有意確率] の p) の結果で判断しなければならない．

◎ 7.1.9 Fisher の正確確率検定，Yates の連続補正

7.1.3 項の③で触れたが，χ^2 適合度検定や χ^2 独立性の検定を行うときに，期待度数 5 未満のセル（(7.1) 式で計算）が全セルに対して 20 %以上存在するとき[†10] は，**Fisher の正確確率検定 Fisher's exact test** や **Yates の連続補正 Yate's continuity correction** を行う必要がある．なぜなら，分割表から求められる χ^2 値は，もともと飛び飛びの値（離散変量）をとるが[†11]，5 未満のセルが存在するときはこの"飛び飛び"の割合が大きくなってしまうからである．表 7.5 にならって，列の合計値と行の合計値のうち，最小の値どうしをかけることによって最小の期待度数を求めることが

[†9] χ^2 独立性の検定 のように "標準化された"残差ではなく，単純な（観察度数−期待度数）となっていることに注意．
[†10] 観測値（度数）ではなく，"期待値（度数）が 5 未満" である．
[†11] χ^2 検定で"漸近確率"と出力されるゆえんである．

できる.

表 7.5 2×2 分割表における最小期待度数の計算例

	W_1	W_2	合計（周辺度数）
V_1	5	16	21
V_2	6	8	14
合計（周辺度数）	11	24	35

★最小の期待度数
$(11 \times 14)/35 = 154/35 = 4.4$

もう一度，2×2 分割表に限って独立性を検定する手順は，

$$\chi^2 = \frac{(f_{11}f_{22} - f_{12}f_{21})^2 n}{f_{1 \cdot} f_{2 \cdot} f_{\cdot 1} f_{\cdot 2}} \tag{7.4}$$

である．Fisher の正確確率検定は，

$$P = \frac{{}_{f_{\cdot 1}}\mathrm{C}_{f_{11}} \times {}_{f_{\cdot 2}}\mathrm{C}_{f_{12}}}{{}_{n}\mathrm{C}_{f_{1 \cdot}}} = \frac{f_{\cdot 1}! f_{\cdot 2}! f_{1 \cdot}! f_{2 \cdot}!}{n! f_{11}! f_{12}! f_{21}! f_{22}!} \tag{7.5}$$

で計算する（記号は表 7.3 を参照）．Fisher の正確確率検定では直接確率が求められるので，検定表は必要ない．Yates の連続補正では，

$$\chi^2 = \frac{(|f_{11}f_{22} - f_{12}f_{21}| - 2/n)^2 n}{f_{1 \cdot} f_{2 \cdot} f_{\cdot 1} f_{\cdot 2}} \tag{7.6}$$

として，χ^2 値を補正する．なお，Yates の連続補正と Fisher の正確確率検定の結果は，ほぼ一致するようなのでどちらを用いてもよい[†12]．

SPSS をはじめとして，ほとんどのパソコン用統計パッケージでは，これらの手法が χ^2 検定と同時に行える[†13]（⇒p.115，図 7.4 の 正確確率(X) を参照）．2×2 分割表の χ^2 検定では，常に Yates の連続補正を行ったほうがよいという意見と，5 未満のセルが存在しないなら行わなくてもよいという意見 [38] がある．Cochran [37] は"データ総数が 20 以下のとき，または全データが 20～40 で最も小さい期待度数が 5 以下のときに Fisher の正確確率検定を適用させ，全データ数が 40 以上の場合は Yates の連続補正を行う"と述べている．しかし，理論的にはこのような規則はない．

[†12] これらの手法は分割表の周辺度数（分割表の行，列の各合計値のこと）を固定して計算する特徴がある．Yates の連続補正の確率値と Fisher の正確確率検定の両側確率値は，ほぼ一致し，χ^2 検定の上側（両側検定に相当）値と Fisher の正確確率検定の（片側）確率値が，ほぼ一致する．これについては市原 [4] に詳しい．

[†13] しかし，2×2 分割表の場合でしか出力されないものがほとんどである．SPSS では Exact オプションがインストールされていれば，$l \times m$ 分割表でも計算可能である．

§7.2 ● 連関係数とは

連関係数 coefficient of association は分割表の行・列関連度を表し，名義尺度（または順序尺度[†14]）データにおける 2 要因間の相関指標となる．連関は，間隔尺度や比率尺度での"相関"，順序尺度における"順位相関"に相当する [⇒ 第 6 章 (p.85)]．

表 7.6 は，2 つの分割表について連関係数を求めたものである．表 7.6a は，列が {好き，どちらでもない，嫌い} という順序性を持った（順序尺度となっている）カテゴリーであり，行のカテゴリーも {好き，どちらでもない，嫌い} という順序性を持っている（順序尺度となっている）から，順位相関係数を求めるとよい．しかし，表 7.6b では，列が順序尺度でも行のカテゴリーが {A 学部，B 学部，C 学部} のように順序づけできない名義尺度となっているので，順位相関係数を求めることはできない．そこで連関係数を用いると，学部の順序はどうであれ，{好き，どちらでもない，嫌い} が各学部の特徴を表すように傾向を示すなら，相関係数と同じく"1"に近い値をとる性質になっている．したがって，連関係数は名義尺度のデータに対する相関の程度を表すものである．

連関係数は χ^2 独立性の検定で有意であった後に，2 要因（行と列の要因）間の関連の程度を表すために求めるときもあるし，単独に 2 要因（行と列の要因）間の関連の程度を表すために求めるときもある．解析の目的によって使い分けるようにする．

表 7.6 連関係数とは

a. 順序尺度データのクロス表

	好き	どちらでもない	嫌い
好き	20	3	3
どちらでもない	3	20	3
嫌い	3	3	20

連関係数：$V = 0.42751$

b. 名義尺度データのクロス表

	好き	どちらでもない	嫌い
A 学部	20	3	3
B 学部	3	3	20
C 学部	3	20	3

連関係数：$V = 0.42751$

SPSS で連関係数を出力する手順については，図 7.4 のところで [分割係数(O)] と [Phi および Cramer の V(P)] にチェックを入れて出力している．"値"の列に出力されている数字が，それぞれの連関係数の大きさである．

以降に連関係数のいくつかの種類を述べるが，2 × 2 分割表の場合は ϕ 係数，$l \times m$ 分割表の場合は Cramér（クラメール）の連関係数または Yule（ユール）の連関係数を使用すればよいだろう．

[†14] とくに離散的な順序尺度の場合は順序連関または単調相関といわれることがある．

◎ 7.2.1 ϕ 係数，分割係数

2×2 分割表で用いられる連関係数を ϕ **係数 phi coefficient**（または四分点相関係数 four fold point correlation coefficient）という．χ^2 値から以下のようにして求める（表 7.3 で 2×2 分割表を考える）．

$$\phi = \sqrt{\frac{\chi^2}{n}} = \frac{f_{11}f_{22} - f_{12}f_{21}}{\sqrt{f_{1\cdot}f_{2\cdot}f_{\cdot 1}f_{\cdot 2}}} \tag{7.7}$$

上式での n は標本の大きさである．ϕ 係数は $0 \leqq \phi \leqq 1$ の範囲[15]をとり，相関係数や順位相関係数と計算的に同等である．

これを $l \times m$ 分割表に拡張したもので，**分割係数**（Pearson の連関係数）C がある．計算式は，(7.7) 式を変形して，

$$C = \sqrt{\frac{\chi^2}{\chi^2 + n}} \tag{7.8}$$

となる．分割係数は $l \times m$ 分割表（$l \geqq m$）において，最大値は $\sqrt{(m-1)/m}$ である．

◎ 7.2.2 Yule の連関係数

これも 2×2 分割表で用いられる連関係数である．表 7.4 で 2×2 の場合の分割表（$f_{11}, f_{12}, f_{21}, f_{22}$）を考えると，**Yule の連関係数 Yule's coefficient of association**（Q 係数）は，

$$Q = \sqrt{\frac{f_{11}f_{22} - f_{12}f_{21}}{f_{11}f_{22} + f_{12}f_{21}}} \tag{7.9}$$

で求めることができる．SPSS では出力されないが，参考として挙げた．とくに $|Q| \geqq |\phi|$ といった関係にある．

◎ 7.2.3 Cramér の連関係数

$l \times m$ 分割表に適用できる連関係数は，**Cramér の連関係数 Cramér's measure of association**（または，Cramér の V）である．Cramér の連関係数 V は

$$V = \sqrt{\frac{\chi^2}{n(k-1)}} \tag{7.10}$$

---

[15] (7.7) 式最右項の計算だと $-1 \leqq \phi \leqq 1$ となる．

で求めることができる．ここで，n には標本の大きさ，k には分割表の行と列のうち，小さいほうの数を代入する．$0 \leqq V \leqq 1$ の範囲をとり，2×2 分割表に適用させた場合は ϕ 係数（の絶対値）と一致する．ただし，l, m の値がともに大きいとき，その解釈が難しい．

◎ 7.2.4 その他の連関係数（順序尺度に適用）

SPSS では，以下のような連関係数も出力できる．

1. **Goodman-Kruskal** の λ … $0 \sim 1$ の範囲をとり，一方の変数を従属変数，他方を独立変数としたときの判別率を表す．しかし，この判別率は特定のカテゴリー（頻度が最も多いカテゴリー）に対してだけという欠点がある．0 ほど誤差が大きく，1 ほど一致していることになる．
2. **Goodman-Kruskal** の τ … Goodman-Kruskal の λ とほぼ同様の意味をもつが，カテゴリー全体の一致度を表す．
3. **Goodman-Kruskal** の γ（**Goodman-Kruskal** の順序連関係数）… Kendall の τ に類似したもので，確率的な一致度を表す．
4. **Somers** の d … これも Kendall の τ に類似したもので，同順位がなければ τ と一致する．

Goodman-Kruskal の λ と τ は，その性質上，連関係数とよべないかもしれない．これら一部の計算方法，特徴は森ら [28] で紹介されている．

いくつかの連関係数を述べてきたが，それぞれに長所・短所があり，完全な情報を得ることができるとはいいがたい．最終的には，分割表の観察も行って考察する必要がある．連関係数のまとめとして，表 7.7 を参照されたい．

《知識》12 | χ^2 独立性の検定においては，結果が有意か否かだけでなく，連関係数も参考にするとよい．

§7.3 リスク比・オッズ比

分割表に基づくリスク解析は，最近の医学論文で見られるようになってきた手法である．

表 7.7 連関係数の特徴

連関係数	適用される分割表	データの尺度	値の範囲	適用
ϕ 係数	2×2 分割表	名義・順序	$0\sim 1$	2×2 分割表では最もよく使われる.
分割係数	$l\times m$ 分割表	名義・順序	$0\sim \sqrt{(m-1)/m}\ (l\geq m)$	最大値が1とならないので解釈が面倒.
Q 係数	2×2 分割表	名義・順序	$-1\sim 1^{\ddagger}$	周辺度数の偏りを考慮したくないときに適用.
V	$l\times m$ 分割表	名義・順序	$0\sim 1$	ϕ 係数の拡張版で, $l\times m$ 分割表の連関係数としては最優先できる.
G-$K^{\dagger}$ の λ	$l\times m$ 分割表	名義・順序	$0\sim 1$	連関係数というよりも回帰係数的な意味合いをもつ. 2変数の関連の程度を知る意味ではあまり使いそうにない.
G-K の τ	$l\times m$ 分割表	名義・順序	$0\sim 1$	連関係数としては使用頻度が低い.
G-K の γ	$l\times m$ 分割表	順序	$-1\sim 1$	順序尺度のデータであれば優先される.
Somers の d	$l\times m$ 分割表	順序	$-1\sim 1$	順序尺度のデータであれば優先される.

† Goodman-Kruskal の略　　‡ 名義尺度のときは絶対値として解釈

◎ **7.3.1 調査研究のデザイン**

リスク解析を解説する前に,調査研究で用いられる研究デザインの簡単な分類を説明する.

コーホート調査 cohort study … 前向き調査 prospective study または追跡調査 follow-up study ともよばれている.原因と考えられる因子の有無によって構成された2つの群を長期間追跡し,因子(リスク因子)ありの群(暴露群)が,なしの群(非暴露群)に比べ,ある結果を生じる危険性が大きいか否かを観察するものである.特定の群での,ある結果(通常,"疾患"を扱う)の発生率は**リスク**とよばれる.暴露群と非暴露群のリスクの差は**寄与危険度 attributable risk**(リスク差),リスクの比は**相対危険度 relative risk**(リスク比)といわれる.

患者−対照調査 case-control study … 後ろ向き研究 retrospective study ともいわれ,コーホート調査とは逆に,患者群と非患者群につき,原因と思われる因子を有する割合を比較する.患者-対照調査では,コーホート調査のようなリスク比を求めることができないため,リスク

比のよい推定量として**オッズ比** odds ratio を求める.

大まかな調査研究デザインの分類を述べたが，これらは**観察的研究** observational study として分類されている．これに対して**実験的研究** experimental study というものもある．観察的研究には，さらに**横断研究** crosssectional study というものもあるが，詳細は他の専門書 [15] [29] に譲るので，参考にされたい．

◎ 7.3.2 リスク比・オッズ比とは

ここでは実例を挙げて，リスク比とオッズ比を説明する．表7.8 は 216 人の被検者を対象に，喫煙と肺ガンの関係についてコーホート調査したデータである．これからリスク差，リスク比を求める．

表 7.8 喫煙と肺ガンの関係

	肺ガン患者	対照	計
喫煙歴あり	68	49	117
なし	40	59	99
計	108	108	216

$$\text{リスク差} = \text{暴露群のリスク} - \text{非暴露群のリスク} = \frac{68}{117} - \frac{40}{99} = 0.58 - 0.40 = 0.18$$

$$\text{リスク比} = \frac{\text{暴露群のリスク}}{\text{非暴露群のリスク}} = \frac{68}{117} \div \frac{40}{99} = 1.43$$

どちらを用いても間違いではないが，**一般にリスク比のほうが理解しやすい**．リスク比は「喫煙ありの人が喫煙なしの人に比べて肺ガンになる可能性は 1.43 倍」と，倍数で解釈できるからである．

表7.8 のデータが**患者-対象調査**の場合，リスク比ではなくオッズ比を求めなければならない．オッズ比は，

$$\text{オッズ比} = \frac{\text{患者群の暴露割合/患者群の非暴露割合（患者のオッズ）}}{\text{対照群の暴露割合/対照群の非暴露割合（対照のオッズ）}} = \frac{68/40}{49/59} = \frac{1.70}{0.83} \fallingdotseq 2.05$$

で求められる．この場合も，「喫煙ありの人が喫煙なしの人に比べて肺ガンになる可能性は 2.05 倍」と解釈する．

リスク比は患者-対照調査で使用できず，オッズ比を求めなければならない理由を示そう．コーホート調査ではあらかじめ対象者の喫煙歴を知ってはいるが，肺ガンの発生率は未知である．しかし，対照-症例研究では患者と非患者の数を意識的にコントロールできる．たとえば，表7.8 の対照群の数だけ 10 倍にしたとする（表7.9）．

表 7.9　喫煙と肺ガンの関係（対照–症例研究の場合）

	肺ガン患者	対照	計
喫煙歴あり	68	490	558
なし	40	590	630
計	108	1080	1188

この被検者数が意図的でなかったとしても，調査者のなんらかの都合でこのような形になってしまったとしよう．表 7.9 のリスク比は 1.8，オッズ比は 2.05 となる．表 7.8 のデータから求めたリスク比・オッズ比と比較すると，リスク比が大きくなっている．オッズ比は計算上の有効桁数により若干値は異なるとしても，ほぼ一致している．つまり，**リスク比は被検者の割合を変化させたときに，その影響を受けやすい欠点をもつ**．

◎ **7.3.3　SPSS によるリスク比・オッズ比**

・使用するデータ：リスクオッズ.sav

　SPSS でリスク比やオッズ比を求めるのは，非常に簡単である．**データは分割表形式なので χ^2 独立性の検定と同様に入力する．しかし，データが最初から表 7.8 のように分割表で与えられているときは，改めて図 7.1 の形式で再入力するのは面倒である．そこで，図 7.12 のような入力が簡単である**．この入力方法は，先の χ^2 独立性の検定でも活用できる．
　データ例は表 7.8 である．
　肺ガン患者は喫煙歴のある者が多く，対照群は喫煙歴のない者が多いという傾向を見たいとする．データを入力する手順は，

1　図 7.12 のように，1 列目に列要因（肺ガン群・対照群）を，2 列目に行要因（喫煙歴あり・なし）を入力する．
2　3 列目に，それぞれの組み合わせに対応した人数（度数）を入力する．
4　図 7.13 [データ(D)]（①）→ [ケースの重み付け(W)]（②）のようにケースの重み付けを指定する．
5　図 7.14 のダイアログボックスが現れるので，[ケースの重み付け(W)]をチェック（①）後，**人数**（数値を入力している変数，ここでは 3 列目）をクリックし，▶︎ ②で[度数変数(F)]に移動する．
6　③ OK をクリック後，画面右下に[重み付きオン]と表示されていることを確認する（図 7.15）．

これで準備が完了する．

130　第 7 章　分割表の検定

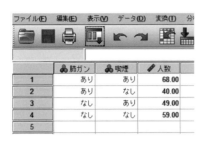

図 **7.12**　分割表形式の入力方法

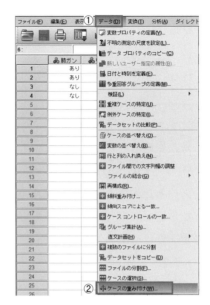

図 **7.13**　ケースの重み付け 1

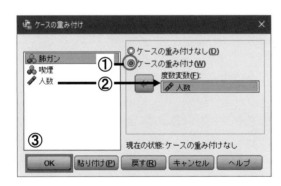

図 **7.14**　ケースの重み付け 2

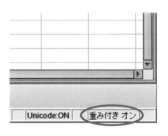

図 **7.15**　ケースの重み付けの確認

ここからは解析手順を説明する．

1　図 7.16 のように①［分析（A）］－②［記述統計（E）］－③［クロス集計表（C）］をクリックする．
2　図 7.17 のダイアログボックスで，①行要因と②列要因を で，それぞれ移動する．
3　③　統計量（S）　をクリック．
4　新たなダイアログボックスが現れたら④［相対リスク(I)］をチェック．⑤　続行（C）　をクリック．
5　⑥　ＯＫ　をクリックして終了．

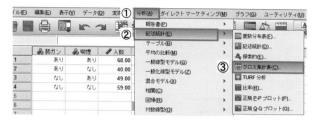

図 7.16　解析方法

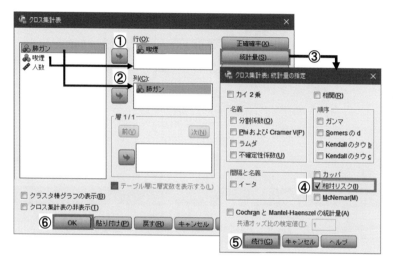

図 7.17　変数の選択

◎ 7.3.4　リスク比・オッズ比の出力結果の読み方

　結果は図 7.18 として出力される．①の表は無視して，②の表は分割表，③の表が結果である．②の分割表を見て入力に誤りがないか再確認しておく．表③の［喫煙（なし/あり）のオッズ比］というところが，**オッズ比**である．［コーホート肺ガン=なしに対して］が**リスク比**である．研究デザインによってどちらかを使い分け，両者を同時に記載することはあり得ない．

　なお，それぞれ 95 ％信頼区間も出力される．この例では，オッズ比・リスク比ともに 95 ％信頼区間が "1" をまたいでいない（オッズ比は $1 < 1.188 \sim 3.527$，リスク比は $1 < 1.088 \sim 1.861$）ので，オッズ比（またはリスク比）は 5 ％で有意な値となる．

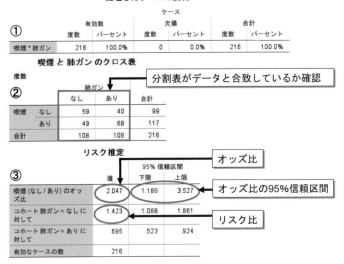

図 **7.18** 解析の結果

§7.4 Mantel-Haenszel 推定量

◎ 7.4.1 Mantel-Haenszel 推定量とは

Mantel-Haenszel 推定量とは，分割表における偏相関係数のようなものである．つまり，2 つの変数に対して分割表の検定を行う際，背後に潜む要因の影響をとり除いた分割表の検定を行いたいときに用いる．

表 7.10 の分割表のようなデータを取得したと仮定する．

表 **7.10** 殺菌剤と肺ガンの関係 (2 × 2 分割表の場合)

	投与群	非投与群	計
肺ガンあり	11	21	32
なし	54	317	371
計	65	338	403

このデータは，2 系列のマウスに Avadex という殺菌剤を混ぜた餌を与えたグループと混ぜないグループの肺ガン発生に関するデータである [42]．表 7.10 は，実は系列 {系 X, 系 Y} と性別 {雄, 雌} ごとに 4 つのグループに分けられている 2 × 2 分割表が 4 つ重なったものである（表 7.11）．
殺菌剤投与と肺ガン発生の関係を単純に考えずに，系列と性別の影響をとり除いた形でオッズ比

表 7.11 殺菌剤と肺ガンの関係

		投与群	非投与群	計
系 X 雄	肺ガンあり	4	5	9
	なし	12	74	86
	計	16	79	95
系 X 雌	肺ガンあり	2	3	5
	なし	14	84	98
	計	16	87	103
系 Y 雄	肺ガンあり	4	10	14
	なし	14	80	94
	計	18	90	108
系 Y 雌	肺ガンあり	1	3	4
	なし	14	79	93
	計	15	82	97

を調べたいということはよくある．つまり系列と性別は，解析の背後に潜む潜在的な影響因子であり，**交絡因子 confounding factor**（交絡要因）とよばれる．このように交絡因子の影響が存在すると仮定できるときには，**調整相対危険度 adjusted relative risk** を求めなければならない．

この問題に関しては，MantelとHaenszel [46] による調整相対危険度（オッズ比），すなわちMantel-Haenszel推定量を求める．

◎ 7.4.2 SPSSによるMantel-Haenszelの検定

・使用するデータ：マンテルヘンツェル.sav

マウスの種類（系列と性別）の影響をとり除いた，殺菌剤と肺ガンの関係について解析する．"ケースの重み付け"をして入力してあるので，ケースの重み付け手順 [⇒ 7.3.3項] を忘れないように注意する．

1　メニューから [分析(A)] − [記述統計(E)] − [クロス集計表(C)] をクリック
2　図7.20にならって列を**殺菌剤**（①），行を**肺ガン**（②）とし，交絡因子である**系**を [層1／1]（③）に入れる．
3　行と列の要因は反対となっても結果は変わらないが，交絡因子は間違えないように注意する．

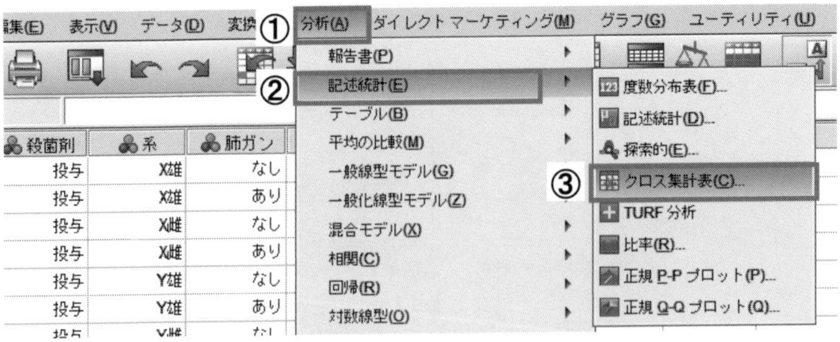

134　第 7 章　分割表の検定

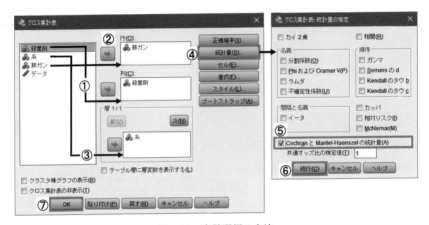

図 7.19　Mantel–Haenszel の検定

図 7.20　変数選択の方法

4　　統計量(S)　をクリック（④）．

5　現れたダイアログボックスの［Cochran と Mantel-Haenszel の統計量(A)］をチェック（⑤）．

6　⑥　続行(C)　−⑦　OK　をクリック．

◎ 7.4.3　Mantel-Haenszel の検定結果の読み方

図 7.21 が解析結果である．この他にも出力されるものがあるが，重要なものだけを示した．同時に分割表も出力されるので入力間違いがないか確認しておく．表①下線部は検定結果である．$p = 0.009$ なので"マウスの種類（系）"に関係なく $p < 0.01$ で有意に殺菌剤と肺ガンは関連するといえる．

表②の［推定値］の部分がオッズ比であり，「殺菌剤を投与しないほうが肺ガンにならない可能性は 3.079 倍」と解釈する．データ入力のところで行列を入れ換えて入力しても同じ値が出力されるが，

条件付独立の検定

①

	カイ2乗	自由度	漸近有意確率(両側)
Cochran	8.368	1	.004
Mantel-Haenszel	6.908	1	.009

条件付き独立性仮定のもとでは、Cochran の統計量は、層の数が固定されている場合にのみ自由度1のカイ2乗分布として漸近分布しますが、Mantel-Haenszel の統計量は、常に自由度1のカイ2乗分布として漸近分布します。観測値と期待値との差の総和が0である場合に連続性修正が Mantel-Haenszel の統計量から取り除かれます。

② **Mantel-Haenszel の共通オッズ比の推定値**

推定値			3.079
ln(推定値)			1.125
ln(推定値) の標準誤差			.406
漸近有意確率 (両側)			.006
漸近 95% 信頼区間	共通オッズ比	下限	1.390
		上限	6.819
	ln(共通オッズ比)	下限	.329
		上限	1.920

Mantel-Haenszel の共通オッズ比の推定値は、1.000 の仮定の共通オッズ比のもとで漸近的に正規分布します。したがって、推定値の自然対数です。

図 **7.21** 解析の結果

カテゴリーを入れ換えて入力すると，1 より小さな値で出力される[16]．表下部には（アミ線囲み），オッズ比の 95％信頼区間が漸近 95％信頼区間に表示されている．

§7.5 分割表検定における注意事項

◎ 7.5.1 分割表の提示

分割表の検定では，分割表を提示して度数やパーセントを観察することが基本となる．単に検定結果や連関係数のみから判断することのないように注意すべきである．

◎ 7.5.2 χ^2 検定では度数の小さいセルに注意

2×2 分割表の場合，いずれかに期待値 5 未満のセルが存在するとき，理論上 χ^2 分布に従わなくなるため Fisher の正確確率検定か Yates の連続補正が必要となる．また，$l \times m$ 分割表の場合，5

---

[16] オッズが逆数となって示されるためであり，間違いではない．

未満のセルが全セルの 20 % 以上あると χ^2 分布に理論上従わなくなるため，適用できない．この対策に関しては 7.1.9 項を参照のこと．

図 7.22 は，さまざまな分割表に対して χ^2 検定を行った例である．図 7.22 の b では，最小の期待度数が 1.09 であり，Fisher の正確確率検定か Yates の連続補正の適用となる．

◎ 7.5.3 χ^2 独立性の検定における行・列の周辺度数の偏り

χ^2 独立性の検定では，周辺度数（各行・列の合計）の偏りによって判断の誤りをひき起こすことがある．図 7.22 の a に対して b，c は列に偏りをもたせ，d は行に偏りをもたせた例である．それぞれの列ごとまたは行ごとに頻度の比率は同じであるが，データの総数が変わると χ^2 値も変化する．したがって，患者対象調査のようなデザインでは，症例群の数を少なめ（または多め）に，健常群を多め（または少なめ）にして有意性（p 値）をコントロールすることもできる．このような状況では検定は成り立たないから，事前にできるかぎり対照と症例数を揃える配慮が必要となる．

◎ 7.5.4 χ^2 検定における有意性の解釈

$l \times m$ 分割表における χ^2 検定でも，対象者数が多くなると有意になりやすい．図 7.22 の e は a を 10 倍にしただけであるが，χ^2 値は大きくなり有意確率も小さくなる．連関係数（ϕ 係数，Q 係数）は変化しないから，よい指標となる．しかし，図 7.22 の f のように，左上のセルが 0 で他は同じ値であるにも関わらず，χ^2 値は有意となってしまい，ϕ 係数も大きくなる例がある．これらの欠点を補うために，やはり χ^2 検定の判定には分割表を提示したほうがよい．度数の多いのはどこのセルか，そのセルの並びから考えて検定の有意性，連関係数の大きさは妥当か，度数に偏りがないかなどを注意する．分割表の検定では，とくにサンプリングの偏りを執拗に疑ってみるべきである．また，交絡因子の影響がありうるとき[†17]は，Mantel-Haenszel の検定も行ってみる．

◎ 7.5.5 従属なデータの分割表に対しては χ^2 検定は不適

同じ対象に経時的または条件を変えて得られたデータに対して分割表検定を行うことは誤りである．たとえば，同じ対象に対して治療前と治療後の変化の関連度を知りたいときなどは，McNemar（マクネマー）検定の適用となる．医学研究におけるこの注意点に関しては，Ottenbacher [47] でも指摘されてい

[†17] 相関係数でいうところの疑似相関［⇒ 6.4.3 項（p.104）］である．

§7.5 分割表検定における注意事項　137

a. 基本データ

20	10	30
10	20	30
30	30	60

$\chi^2=6.667$ ($p=0.010$)
Yate's=5.400 ($p=0.020$)
ϕ係数=0.333, Q係数=0.600
McNemar=-0.224 ($p=0.823$)

d. aの1行目を10倍に変更

200	100	300
10	20	30
30	30	330

$\chi^2=13.095$ ($p=0.000$)
Yate's=65.340 ($p=0.000$)
ϕ係数=0.199, Q係数=0.600
McNemar=8.486 ($p=0.000$)

b. aの1列目を1/10に変更

2	10	12
1	20	21
3	30	33

$\chi^2=1.310$ ($p=0.253$)
Yate's=0.265 ($p=0.607$)
ϕ係数=0.199, Q係数=0.600
McNemar=2.412 ($p=0.016$)
Fisher's=0.2944

e. aを10倍に変更

200	100	300
100	200	300
300	300	600

$\chi^2=33.667$ ($p=0.000$)
Yate's=65.340 ($p=0.000$)
ϕ係数=0.333, Q係数=0.600
McNemar=-0.071 ($p=0.944$)

c. aの1列目を10倍に変更

200	10	210
100	20	120
300	30	330

$\chi^2=13.095$ ($p=0.000$)
Yate's=11.694 ($p=0.000$)
ϕ係数=0.199, Q係数=0.600
McNemar=2.412 ($p=0.016$)
Fisher's=0.2944

f. 1つのセルが0のとき

0	40	40
40	40	80
40	80	120

$\chi^2=30.000$ ($p=0.000$)
Yate's=27.792 ($p=0.000$)
ϕ係数=-0.500, Q係数=-1.000
McNemar=-0.112 ($p=0.911$)

図 7.22 さまざまな 2×2 分割表における χ^2 独立性の検定結果

る．たとえば，表 7.12 のようなデータがあったとき，我々は入院時の麻痺の程度と退院時の麻痺の程度の関連性を知るよりも，入院時に比して退院時にはどれくらい麻痺の回復（または悪化）が見られたか，を知りたいであろう．

このようなときは，連関係数を使ったとしても意味がなく，McNemar 検定が適用となる．**SPSS で McNemar 検定を行うには，図 7.20** で現れたダイアログボックスで [McNemar(M)] のところにチェックを入れる（下図 7.23 を参照）．

138　第 7 章　分割表の検定

表 7.12　脳卒中患者における麻痺の回復

	退院時：麻痺あり	麻痺なし	計
入院時：麻痺あり	68	10	78
麻痺なし	20	0	20
計	88	10	98

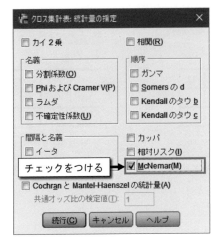

図 7.23　McNemar 検定の適用

8 1元配置分散分析

2標本または2つの変数の差の検定は,すでに第5章 (p.57) で述べた.**3標本または3変数以上の差の検定を行うときは分散分析または多重比較法を適用させなければならない**.本章ではまず,最も基礎的な1元配置分散分析について,簡単な解説と解析手順を述べる.

§8.1 分散分析とは

分散分析 analysis of variance(ANOVA とか,AOV と略す)は,これまでに述べてきた検定とともに,医学研究で多く用いられる検定法である.その理論は奥が深く,詳細に述べるときがないため,本章ではあくまで適用と注意点に絞って解説する.

分散分析とは,簡単には「3つ以上の標本または変数(便宜上,まとめて"**群**"とよぶこともある)の平均の差の検定を一般化したもの [2]」と考えてさしつかえないだろう[†1].簡単にいえば,3群以上の差の検定を行うときに用いられる手法である(図 8.1).

さて,分散分析の計算は今までのように簡単ではない.もちろん,電卓を片手に根気強く計算していけば不可能ではない.しかし,統計ソフトが出回っている現在,この計算に時間をかけるのは効率が悪い.したがって,以降では計算の手順を詳細に述べずに,なるべく簡単に解説する.

[†1] ところで,医学では"多重比較法"と分散分析は同時に行うものとして混同されてきた.多重比較法も"3群以上の平均の差"を検定するものである.この混乱を避けるため,また理論的な根拠からも,厳密には分散分析を線形モデルに基づく回帰分析の特殊なケースと捉えたほうがよい.

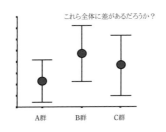

図 8.1 1元配置分散分析の適用例

§8.2 ● t 検定のくり返しによる検定多重性の問題

3群以上の差の検定として，なぜいままで述べた差の検定を用いてはならないのかを説明する．

たとえば，毒性をもたない薬品が無限個あったとする．薬品を10個ずつA群・B群・C群の3つに分けてとり出して，毒性データに対する2標本 t 検定（差の検定）を行うとしよう．いうまでもなくA，B，C群とも差はないが，5％有意水準で帰無仮説 H_0: 毒性はない，として2標本 t 検定を行うと，データはばらつくためにAとB，BとC，AとCの3つの差の検定で5％ずつ判定の誤り（第I種の誤り）が生じる．毒性はないと正しく判定されるのは各検定で95％ずつとなるゆえに，少なくとも1つの検定で判定を誤る確率[†2]は $p = 1 - (0.95)^3 \fallingdotseq 0.14$ となる（図8.2も参照）．

これを理論的に述べる．A，B，Cの3群の母平均 $\mu_A = \mu_B = \mu_C$，母分散 $\sigma_A^2 = \sigma_B^2 = \sigma_C^2$，つまりA，B，Cは平均に差がなく，分散にも差がない．AとBの差の検定で帰無仮説が採択される事象をAB，同様にBとCではBC，AとCではACとする．AB^c，BC^c，AC^c は背反の事象，すなわち対立仮説が採択される事象である．ここで3つの差の検定の有意水準（第I種の誤り）を5％とおくと，

$$P[AB] = P[BC] = P[AC] = 0.95, P[AB^c] = P[BC^c] = P[AC^c] = 0.05 \tag{8.1}$$

である．正しい判定は，すべての検定において帰無仮説が採択されたときである．誤りの判定 Er は，少なくとも1つの検定で帰無仮説が棄却されたときである．これらの合計が全ての事象 Ω だから，

$$P[Er] = P[\Omega] - P[AB \cap BC \cap AC] = 1 - (0.95)^3 = 0.142625 \tag{8.2}$$

となる．$p = 0.142625$（第I種の誤り）となってしまう．これは検定数によって増加し，一般に

$$1 - (1 - \alpha)^k \quad (\alpha = 検定の有意水準, k = 検定数) \tag{8.3}$$

[†2] 少なくとも1つなので，(1つの検定での誤り×3通り) + (2つの検定での誤り×3通り) + (3つの検定での誤り×1通り) である．

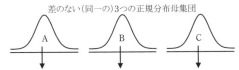
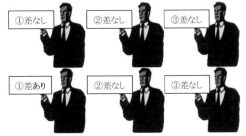

図 8.2 3群を同時に比較することの問題

で表せる．このような多重比較の問題 が生じるので，3群以上の差を比較するときはいままでの差の検定が利用できない．

§8.3 ●1元配置分散分析（パラメトリックな手法）

★適用の条件

- 正規分布に従うデータであること．
- 比率尺度か間隔尺度，または一部例外として段階数の多い順序尺度のデータ．
- 平均を比較することが意味をもつデータ．
- 3つ以上の標本を対象としたデータ．

表8.1のようなデータを想定しよう．分散分析の用語として，|初産，2人目，3人目，4人目|という列の分類を**要因 factor**（または因子）という．要因を分ける，初産，2人目，3人目，4人目，の1つひとつを**水準 level**（または処理 treatment）といい，水準の数を**水準数**とよぶ．行の数（各

表 8.1 出産人数別による胎盤重量

初産	2人目	3人目	4人目
640	680	670	500
630	680	480	480
540	500	470	460
600	510	490	600
560	540	690	520
⋮	⋮	⋮	⋮

水準の対象数) をくり返し数[†3] n_i という．もちろん，各水準でくり返し数が等しくない場合もある．

　表 8.1 で水準間に差があるかを検定するのが分散分析のうちの 1 つの手法である **1 元配置分散分析 one way ANOVA** である．1 元配置分散分析は要因が 1 つ（表 8.1 の場合は初産〜4 人目の "出産人数"）であり，この要因に関して差の検定が行われる．検定結果が有意であったとき，**主効果 main effect**（または効果）が有意であった，という．

◆ **Theorem** ◆ **11**　　1 元配置分散分析のみ，理論を詳細に説明する．水準の数 k，標本の大きさ n のデータを $x_{ij}(i=1,2,\cdots,k; j=1,2,\cdots,n)$ と表す．たとえば表 8.1 では，1 行目 1 列のデータは $x_{11}=640$，1 行目 3 列のデータは $x_{13}=670$ となる．さて，このデータは以下のように構成されていると仮定する．

$$x_{ij} = \mu + a_i + e_{ij} \tag{8.4}$$

μ はすべてのデータの平均，すなわち**総平均**である．a_i は要因 A の i 番目の水準の効果（表 8.1 に照らし合わせると水準数は 4 だから a_1, a_2, a_3, a_4），e_{ij} は誤差である．検定には仮定がつきもので，ここでもいくつかの仮定が必要である．まず，平均 0，分散 σ^2 の母集団正規分布に従う測定誤差 $e_{ij} \sim N(0,\sigma^2)$ を仮定する[†4]．さらに，(8.4) 式では，

$$\sum_{i=1}^{k} n_i a_i = 0 \tag{8.5}$$

が成り立っているとする．n_i は水準 i の標本の大きさである．

　さて，(8.4) 式は母集団の話であり，実際のデータ（標本）では真の値はわからないので，総平

[†3] 分散分析ではこのように記載する．全対象数のことではない．
[†4] 「$\sim N(0,\sigma^2)$」は平均 0，分散 σ^2 の正規分布に従う，の意味．

均を $\bar{x}$, 水準 i の平均を $\bar{x}_i$ として,

$$x_{ij} = \bar{x} + (\bar{x}_i - \bar{x}) + (x_{ij} - \bar{x}_i) \tag{8.6}$$

で表す[†5]. この式を,

$$x_{ij} - \bar{x} = (\bar{x}_i - \bar{x}) + (x_{ij} - \bar{x}_i) \tag{8.7}$$

に変形して, (8.7) 式の両辺を 2 乗して和をとる.

$$\sum_{i=1}^{k}\sum_{j=1}^{n}(x_{ij}-\bar{x})^2 = \sum_{i=1}^{k} n_i(\bar{x}_i-\bar{x})^2 + \sum_{i=1}^{k}\sum_{j=1}^{n}(x_{ij}-\bar{x}_i)^2 \tag{8.8}$$

(8.8) 式の左辺はデータの分散である. この式は統計学の計算理論上では重要な公式である [⇒ 6.2.2 項 (p.96) でも出てきた].

♠ 補足 ♠4

$\sum_{i=1}^{k}\sum_{j=1}^{n} 2 \cdot n_i(\bar{x}_i - \bar{x})(x_{ij} - \bar{x}_i)$ は, なぜ消えるか

(8.7) 式を 2 乗して i, j についての和をとると,

$$\sum_{i=1}^{k}\sum_{j=1}^{n}(x_{ij}-\bar{x})^2 = \sum_{i=1}^{k} n_i(\bar{x}_i-\bar{x})^2 + \sum_{i=1}^{k}\sum_{j=1}^{n}(x_{ij}-\bar{x}_i)^2 + \sum_{i=1}^{k}\sum_{j=1}^{n} 2 \cdot n_i(\bar{x}_i - \bar{x})(x_{ij} - \bar{x}_i) \tag{8.9}$$

となるはずである. しかし, (8.8) 式では (8.9) 式右辺の最右項が消えている. 上述の式では各項が偏差なので, $\sum_{i=1}^{k}(\bar{x}_i - \bar{x}) = 0$, $\sum_{i=1}^{k}\sum_{j=1}^{n}(x_{ij} - \bar{x}_i) = 0$ が成り立ち, かつ $\bar{x}$ は定数である. (8.9) 式右辺の最右項を,

$$\sum_{i=1}^{k}\sum_{j=1}^{n} 2 \cdot n_i(\bar{x}_i - \bar{x})(x_{ij} - \bar{x}_i) = 2\sum_{i=1}^{k}\sum_{j=1}^{n} n_i\bar{x}_i(x_{ij} - \bar{x}_i) - 2\sum_{i=1}^{k}\sum_{j=1}^{n} n_i\bar{x}(x_{ij} - \bar{x}_i) \tag{8.10}$$

のように変形すると, i 水準内において $\bar{x}_i$, n_i は定数なので, 定数×偏差の和 (= 0) から結局, 0 となる. これが, $1, 2, \cdots, k$ 水準のそれぞれで成り立つので総和も 0 となる.

(8.8) 式左辺は, データと総平均の差の **2 乗和 sum of square** (平方和) で**全変動 total variance** (または総変動) とよばれる. 右辺の 1 項目は総平均と各水準の差の平方和なので**水準間変動**, 2 項

[†5] 各項の和と差を計算すると等式が成り立つ.

目は**水準内変動**（または誤差変動）という．これらを略して，全変動は SS_T とか，S_T と表記する．水準間変動を SS_A，水準内変動を SS_E とすると，

$$SS_T = SS_A + SS_E$$

と表せる．ここまでくれば分散分析の検定法が理解できる．まず，図 8.3 を参照する．

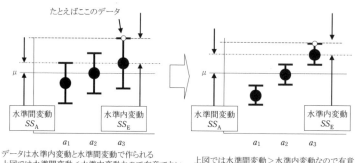

図 8.3 分散分析における「差」とは？

わかりやすくするため，水準間変動，水準内変動を図中にそのまま表しているが，実際は各平均の変動を利用する．

要因 A の 3 水準 a_1, a_2, a_3 の水準間変動が，各水準内の変動よりも大きいか小さいかを統計的に比べて検定するのである．つまり，

$$\frac{SS_A}{SS_E}$$

を見る．もちろん，水準数が増えれば SS_A も大きくなるので，水準数で割った平均平方和 MSS_A，MSS_E を利用する．

$$\frac{MSS_A}{MSS_E} \tag{8.11}$$

仮説設定は，

- 帰無仮説 H_0：a_1 の平均 $= a_2$ の平均 $= a_3$ の平均
- 対立仮説 H_1：H_0 が成り立たないとき

である．つまり，いずれかの水準に有意な差が見られると帰無仮説は棄却される．

ところで，データが正規分布に従うと仮定すれば，データの分散は χ^2 分布に従うことは述べた [⇒ 2.6.2 項 (p.22)]．したがって (8.11) 式の分母も分子も，それぞれ χ^2 分布に従う．さらに，(8.11)

式は分散で分散を割っているので F 分布に従う [$\Rightarrow$ 2.6.4 項 (p.23)]．これから分散分析は F 統計量で検定することが理解できる．なお，**水準が 2 つのとき（つまり標本が 2 つ）**のデータに対して**分散分析を行うと，有意性は t 検定と一致する**[†6]．

以降で述べる 2 元配置分散分析であっても 3 元配置でも，この理論がもととなっている．さらに詳しい計算理論については文献 [2] [24] を参照されたい．

◎ 8.3.1　SPSS による 1 元配置分散分析

・使用するデータ：**1way-ANOVA.sav**

　データ例の一部は表 8.1 (p.142) である．このデータは過去に子どもを生んだ回数（経産回数）別の胎盤重量のデータであり，経産回数によって胎盤重量に差があるかどうかを知りたいというのが解析の目的である．初産の群と 2 人目の群，3 人目の群，4 人目の群で平均の差を比較したいので，1 元配置分散分析の適用となる．データの入力規則は 2 標本 t 検定と同様に，標本（水準）を分ける列とデータ数値の入力された列の 2 列で構成される．表 8.1 に対応させて，初産 = 1，2 人目 = 2，3 人目 = 3，4 人目 = 4 をわり当ててある．

　検定に先立って，データが正規分布することを Shapiro-Wilk 検定 [$\Rightarrow$ §3.7 (p.42)] で確認する必要がある．実際に検定すると，ほとんどが $p \geqq 0.05$ となるが，初産の確率が $p < 0.05$（表中下線部右端の $p = 0.010$）となっている．この時点で，初産の水準は正規分布に従わないのでノンパラメトリックな手法 [$\Rightarrow$ 8.4.2 項] を適用させる必要があるが，**本項ではこれらすべての水準が正規分布していると仮定して 1 元配置分散分析を適用させる．**

　ところで上述のように，初産群，2 人目の群，3 人目の群，4 人目の群に対して，各々 Shapiro-Wilk 検定を行って正規分布に従うか否かを確認し，少なくとも 1 つの群が $p < 0.05$ となれば（つまり正規分布に従わない），分散分析を適用できないかと問われるとそうではない．実は，**各群ごとに正規分布に従っていなければならない，というのは絶対満たすべき条件ではない**．この件については 8.5.2 項でも述べるので，参照されたい．

1　図 8.4 のように①[分析(A)] – ②[平均の比較(M)] – ③[一元配置分散分析(O)] をクリック．
2　図 8.5 のダイアログボックスで群を表す変数；**経産回数**を[因子(F)]（①），**胎盤重量**を[従属変数リスト(E)] に入れる（②）．
3　③の オプション(O) をクリックすると，新たにダイアログボックスが現れる．

[†6] 自由度 df の t 分布の標本を 2 乗すると自由度 1，df の F 分布に従うからである．

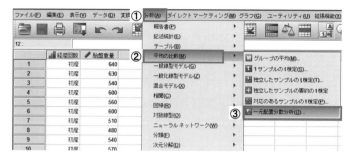

図 8.4 1元配置分散分析の解析手順

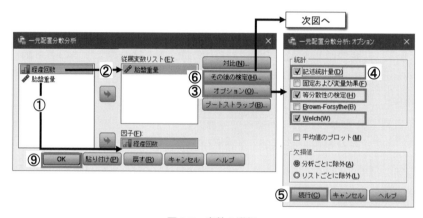

図 8.5 変数の選択

4　④［記述統計量(D)］，［等分散性の検定(H)］と［Welch(W)］をチェック．
5　⑤ 続行(C) をクリック．
6　⑥ その後の検定(H) をクリック．
7　図 8.6 のダイアログボックスで⑦［Tukey(T)］と⑦［Games-Howell(A)］をチェック．
8　⑧ 続行(C) をクリック後，図 8.5（前図）の⑨ OK をクリック．

多重比較法［⇒ 第 9 章（p.157）］とよばれる検定手法は分散分析による結果が有意であったときに，その次の手順として各群（水準）の差を検定する手法（形式上は，2 群の差の検定と同等）である．図 8.6 からもわかるとおり，多重比較法にはさまざまな手法がある．

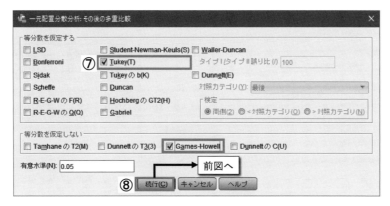

図 8.6 その後の検定（多重比較法）

《知識》13　SPSS では上述した1元配置分散分析の操作によって等分散性の検定（Levene 検定）と1元配置分散分析，Welch の検定による1元配置分散分析，多重比較法（等分散の場合と等分散ではない場合）の5つの結果が同時出力される．上記手順では多重比較法として[Tukey (T)]と[Games-Howell (A)]を選んだ．一般的には等分散の場合は Tukey の方法，等分散ではない場合は Games-Howell の方法を選ぶのが妥当である．

◎ 8.3.2　1元配置分散分析の結果の読み方

図8.7の①は，Levene 検定（等分散性の検定）の結果である．[有意確率]のところが，(1) $p \geq 0.05$ の場合は"各水準（経産回数ごと）の分散に有意な差があるとはいえない＝等分散を仮定"となるので1元配置分散分析の結果を参照する．(2) $p < 0.05$ のときは"分散に有意な差がある＝等分散を仮定しない"となるので，Welch の検定を行った1元配置分散分析を適用する．

Levene 検定の結果は $p = 0.57$ で5％有意水準にも到達していないので，(1) の"経産回数ごとの分散に有意な差があるとはいえない"と判断して②へ．

②は1元配置分散分析の結果である．この表は分散分析表とよばれ，[グループ間]は水準間変動，[グループ内]は水準内変動，[自由度]は各平方和に対応した自由度である．さしあたり，これらは結果の判定には直接影響ない．アミ線部分が判断の基準となる．これが $p \geq 0.05$ なら要因に有意な差はない，として解析を終了する．$p < 0.05$ なら要因に有意な差がある，つまり主効果が有意となる．

②の結果では $p = 0.348$ なので有意な差があるとはいえない，と判断する．つまり，経産回数によって胎盤重量に有意な差があるとはいえない．仮に $p < 0.05$ であったとすれば，経産回数によって胎盤重量には有意な差があると判定する．ただし，分散分析の結果だけでは要因全体としての有

第 8 章　1 元配置分散分析

等分散性の検定

胎盤重量

	Levene 統計量	自由度 1	自由度 2	有意確率
	.677	3	52	.570

① ここが p≧0.05 なら　等分散している　→ ②
　　p＜0.05 なら　等分散していない　→ ③

分散分析

胎盤重量

	平方和	自由度	平均平方	F 値	有意確率
グループ間	25548.894	3	8516.298	1.125	.348
グループ内	393714.945	52	7571.441		

② ここが p≧0.05 なら　要因に有意な差はない
　　p＜0.05 なら　有意な差がある　→ ④

平均値同等性の耐久検定

胎盤重量

	統計量[a]	自由度 1	自由度 2	有意確率
Welch	1.110	3	28.860	.361

a. 漸近的 F 分布

③ ここが p≧0.05 なら　要因に有意な差はない
　　p＜0.05 なら　有意な差がある　→ ⑤

多重比較

従属変数：　初産と2人目の差はp=0.584という意味

④ TukeyのHSDによって, どことどこの群間に有意な差があるかを見る

	(I) 経産回数	(J) 経産回数	平均値の差 (I-J)	標準誤差	有意確率	95% 信頼区間 下限	95% 信頼区間 上限
Tukey HSD	初産	2人目	41.143	32.335	.584	-44.68	126.96
		3人目	57.143	32.888	.315	-30.15	144.43
		4人目	43.681	33.515	.565	-45.27	132.63
	2人目	初産	-41.143	32.335	.584	-126.96	44.68
		3人目	16.000	32.335	.960	-69.82	101.82
		4人目	2.538	32.972	1.000	-84.97	90.05
	3人目	初産	-57.143	32.888	.315	-144.43	30.15
		2人目	-16.000	32.335	.960	-101.82	69.82
		4人目	-13.462	33.515	.978	-102.41	75.49
	4人目	初産	-43.681	33.515	.565	-132.63	45.27
		2人目	-2.538	32.972	1.000	-90.05	84.97
		3人目	13.462	33.515	.978	-75.49	102.41
Games-Howell	初産	2人目	41.143	34.214	.631	-52.49	134.78
		3人目	57.143	31.993	.303	-30.64	144.93
		4人目	43.681	32.031	.533	-44.43	131.79
	2人目	初産	-41.143	34.214	.631	-134.78	52.49
		3人目	16.000	33.312	.963	-75.21	107.21
		4人目	2.538	33.349	1.000	-88.97	94.04
	3人目	初産	-57.143	31.993	.303	-144.93	30.64
		2人目	-16.000	33.312	.963	-107.21	75.21
		4人目	-13.462	31.066	.972	-98.92	72.00
	4人目	初産	-43.681	32.031	.533	-131.79	44.43
		2人目	-2.538	33.349	1.000	-94.04	88.97
		3人目	13.462	31.066	.972	-72.00	98.92

⑤ Games-Howell法によって, どことどこに差があるかを見る

図 8.7　解析結果

意な差があるとだけしかいえず，水準間（初産〜4人目の群間）のどれとどれに差があるかはわからない．どの水準とどの水準間に有意な差があるかを検定するためには，続けて多重比較法（Tukey法）④を見る必要がある．

もし仮に，①が $p < 0.05$ で③ **Welch の検定**[†7] に進んでいたなら，②と同様に $p \geq 0.05$ のときは要因に有意な差はない，$p < 0.05$ のときは要因に有意な差がある（主効果が有意である）となる．ここでの③の結果は $p = 0.361$ なので有意な差があるとはいえないと判断する．③で有意な差があった場合は，さらに多重比較法（不等分散のデータに対する Games-Howell 法）の結果（⑤）を見て，どことどこの水準間に差があるかを確認する必要がある．

§8.4　Kruskal-Wallis 検定（ノンパラメトリックな手法）

8.4.1　Kruskal-Wallis 検定とは

★適用の条件
- 正規分布**以外**に従うデータであること．
- 比率尺度か間隔尺度，または順序尺度のデータ．
- 中央値を比較することが意味をもつデータ．
- 3つ以上の標本を対象としたデータ．

1元配置分散分析に対応したノンパラメトリックな手法としては，**Kruskal-Wallis 検定 Kruskal-Wallis test** がある．Kruskal-Wallis 検定は，"対応のない3標本以上に対する中央値の差の検定"と考えることができる．なお，水準に順序性があるときは，**Jonckheere検定 Jonckheere test**（Jonckheere の傾向検定，Jonckheere-Terpstra 検定［Jonckheere-Terpstra test］ともいう）を用いてもよい[†8]．

一般的には Kruskal-Wallis 検定を適用することが多く，利用頻度も高い．理論としては，もとのすべてのデータを対象に，順位をつけて各水準の差の検定を行うという点で，Wilcoxon 検定や Mann-Whitney 検定と同様である．計算方法はさほど面倒でないため，手計算を試みたい人は石村 [2] や市原 [4] が参考になるが，てっとり早く SPSS で計算してみよう．

[†7] 2標本 t 検定と同様の問題が，分散分析にも存在する．SPSS では，2標本 t 検定と1元配置分散分析のみ，Welch の検定をした結果を出力できる．
[†8] ただし，順序性を仮定するために，片側検定［⇒ §3.4 (p.39)］となっている制約がある．

8.4.2 SPSSによるKruskal-Wallis検定

・使用するデータ：1way-ANOVA.sav

データ例は1元配置分散分析のときと同じものを使う．今度は，このデータが正規分布に従わないと仮定してノンパラメトリックな手法を適用させる．

1. 図8.8のように，①[分析(A)] – ②[ノンパラメトリック検定(N)] – ③[独立サンプル(I)]の順にクリック．

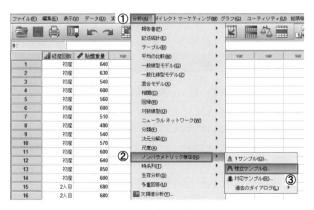

図 8.8　解析手順

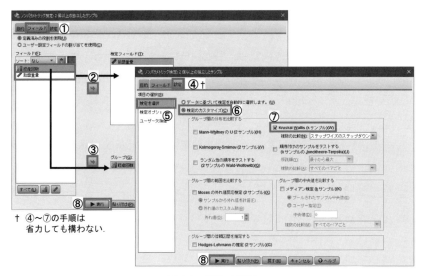

† ④〜⑦の手順は省力しても構わない．

図 8.9　変数の選択

2 図8.9に示した左上のダイアログボックスが現れるので，①[フィールド]タブをクリックする．次に，差を見たい変数を ②で[検定フィールド(T)]へ移動し，群分けの変数を ③で[グループ(G)]へ移動する．

3 ④[設定]タブをクリックして，⑤[検定を選択]を選ぶ．そして，⑥[検定のカスタマイズ(C)]をクリックして，[Kruskal-Wallis (kサンプル)(W)]にチェック(⑦)．ちなみに，④〜⑦の手順は省略してもよい．

4 その後に，⑧ 実行 をクリックすると結果が出力される．

◎ **8.4.3 Kruskal-Wallis検定の結果の読み方**

結果は図8.10のとおりである．

[有意確率]が $p = 0.307$ なので $p < 0.05$ に届きそうになく，これも"有意な差があるとはいえない"となる．

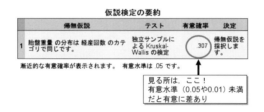

図 **8.10** 解析結果

◎ **8.4.4 SPSSによるKruskal-Wallis検定（別の方法）**

Kruskal-Wallis検定は，このほかにも出力する方法がある．

1 図8.11のように，①[分析(A)]−②[ノンパラメトリック検定(N)]−③[過去のダイアログ(L)]−④[K個の独立サンプルの検定(K)]の順にクリック．

2 図8.12で，①差を見たい変数；胎盤重量を[検定変数リスト(T)]に移動，②経産回数を[グループ化変数(G)]に移動する．

3 ③ 範囲の定義(D) をクリック．

4 新たなダイアログボックスで[最小(I)]と[最大(A)]のそれぞれ範囲内に，経産回数のカテゴリー数値の範囲を入れる．経産回数のカテゴリーには"1〜4"をわり当ててあるので，[最小

152　第8章　1元配置分散分析

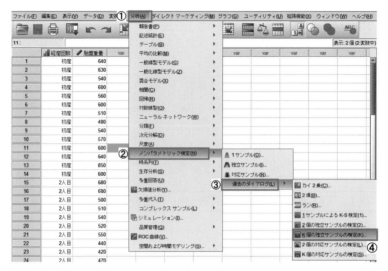

図 **8.11**　解析手順（別の方法）

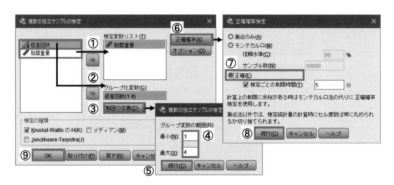

図 **8.12**　変数の選択（別の方法）

　　(I)］を 1，［最大(A)］を 4 と入力④し，⑤ 続行(C) をクリックする．

5　もし，⑥ 正確確率 のボタンがあればこれをクリックし，⑦［正確］をクリックして，⑧ 続行(C) をクリックする．

6　⑨ OK とクリックすると結果が出力される．

　結果は図 8.13 のとおりである．この他にも表が出力されるはずだが，とりあえず示したところだけ見れば十分である．

　この結果でも，［漸近有意確率］が $p = 0.307$ なので上の結果と同じである．

順位

	経産回数	度数	平均ランク
胎盤重量	初産	14	35.39
	2人目	15	27.23
	3人目	14	24.39
	4人目	13	26.96
	合計	56	

検定統計量[a,b,c]

	胎盤重量
カイ2乗	3.609
自由度	3
漸近有意確率	.307

見る所は，ここ！
有意水準（0.05や0.01）未満だと有意に差あり

a. Kruskal Wallis 検定
b. グループ化変数: 経産回数
c. メモリ不足のために一部またはすべての正確な有意確率が計算されません．

図 8.13　解析結果（別の方法）

§8.5 ● 分散分析における注意事項

この節で述べる注意点は，すべての分散分析と共通する内容であるため，以降においても参照されたい．

◎ 8.5.1 分散の等質性の検定について

分散分析では，水準間（群間）の等分散性が保証されていなければならない．SPSS では Levene 検定で検定する．検定法の説明，注意点は §5.4 (p.78) と同様である．なお，分散の等質性の検定はパラメトリック検定であるため，データが正規分布に従うことを確認した次の段階として適用する．

しかし，分散分析は頑健性（ロバストネス）という性質があるために，さほど厳密な等分散性の仮定を必要としないのも確かである．特に全群で標本の大きさ n が等しいときは気にしなくて良い．

事前に等分散の検定を行ったほうがよいかどうかは意見の分かれるところであるが，必ずしも正しい，または誤っていると断言できる手順はないのが現状である．標準偏差（または分散）の比較，箱ひげ図やエラーバーグラフを観察して標準偏差（または分散）の大きさの差を判断するのも1つの方法である．**不等分散のデータに対しては Welch の検定** [50] が適用される．

8.5.2 ノンパラメトリック検定との使い分け

ノンパラメトリック検定との使い分けについては，基本的には1標本・2標本の差の検定と同様であるため，《知識》5（p.41）を参照されたい．

分散分析はデータが正規分布に従うことを前提としている．しかし，**3元配置以上の分散分析になると対応するノンパラメトリック手法が存在しないから，データが正規分布に従わなかったとしても分散分析を使わざるを得ない**．このような曖昧な選択基準でよいのだろうかという疑問が出てくる．分散分析におけるデータの正規性に関する報告は多数存在するが，けっきょくのところ，事前に調べなくても問題はないようである．その詳細については対馬ら [16] にも記載してある．

いくつかの変数に対して分散分析を行うとき，たとえば図4.11（p.54）の手順に従えば事前にたくさんの正規性の検定を行うことになる．そうすれば，仮に正規分布に従うデータであっても $p < 0.05$ となる場合があり，Kruskal-Wallis 検定を適用させなければならない．ある結果は分散分析，ある結果は Kruskal-Wallis 検定というふうに，変数ごとに検定が違ってしまうのは，どうも腑に落ちないというときもあるだろう．

もちろん，図4.11（p.54）の手順に忠実に従えば，誰にも反論されることなく検定結果を公表できる[†9]．しかし，いま扱っているデータは正規分布に従うとみなしても矛盾がない，と経験的にでも判断できるなら迷わず分散分析を適用させても良い．何が何でもフローチャートに従うべき，ということはない．

水準間の差を見るノンパラメトリック版の多重比較法は，SPSS にはプログラムされていない．したがって，SPSS しか使えない環境であっては多重比較法は不可能である[†10]．どうしても使いたいというときはフリーソフトのR（http://www.r-project.org/）で使用可能となる．ただし，プログラム言語（R言語…もともとあったS言語のオープンソース版ともいうべき言語）を使用するために慣れが必要である．以下に簡単な手順を述べる．

8.5.3 R コマンダーによるノンパラメトリック版の多重比較法

R コマンダーは，R（https://www.r-project.org/）をダウンロードしてインストールした後に，R コマンダーのパッケージを追加すると使用できるようになる．これらのインストールの方法は，WEB 検索にて "R コマンダー" と入力すると，いくつかのインストール手順を説明したページが

[†9]実は，本書で説明している図4.11（p.54）のようなフローチャートは，統計学の理論からいえば絶対に正しい方法ではない．ただ，現状ではフローチャートに従うのが妥当であるというだけである．この詳細についても対馬ら [16] に述べてある．

[†10]Bonferroni の方法 [⇒9.2.5項（p.162）] を使用する場合は可能である．

検索できる．

R コマンダーの統計手法を増やした改変 R コマンダーは著者の web ページ（http://personal.hs.hirosaki-u.ac.jp/~pteiki/research/stat/S/）に掲載されている

● http://dl.dropbox.com/u/8196796/MyProgram.EXE

から無償でダウンロード可能である[†11]．

ダウンロードファイルには，操作手順を説明したパワーポイントファイルもあるので，そちらを見て使用すればよい．SPSS では解析できない Steel-Dwass の多重比較法や，後に述べる反復測定の分散分析後に適用される多重比較法−**Shaffer**(シェイファー)**の方法**−も計算できる．

[†11] 万が一，アドレス変更があった場合は，web 検索で"改変 R コマンダー"と検索すれば見つかるはずである．

9 多重比較法

§9.1 多重比較法とは

分散分析で「有意な差がある（主効果が有意）」と判定されたときは要因（群全体）に差が見られただけなので，いずれの水準間（群間）に差があるというところまでしかわからない．したがって，具体的な水準間の差を知りたいときは，次に**多重比較法 multiple comparison** を行う，というのが慣習となっている（図 9.1）．

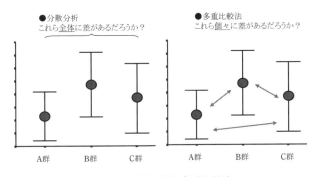

図 **9.1** 分散分析と多重比較法

この分散分析の後に多重比較法を行う手順（*post-hoc* 比較）[†1] は，理論的に誤りであることが明

[†1] *post-hoc* 比較は，*a posteriori* な比較（ア・ポステリオリ比較），その後の検定，事後検定ともよばれる．水準間の差についてとくに仮説をもたない場合の比較である．つまり，分散分析によって水準間のいずれかに差があるということを明確にした上で，続けて多重比較法を行う手順を指す．

確である [14] [19] [23]．しかし，古来から分散分析を行った後に多重比較法を行う手順が当然のように行われてきたし，SPSS でさえ必然的に分散分析と多重比較法を同時に出力するようになっている．こうしたことから医学をはじめとしたさまざまな学術分野でも"分散分析で有意な差があったら，次に多重比較法を行う"手順が定着しているので，研究論文の査読者からは「必ず分散分析を行うように」と指摘を受けるケースが多い．

　post-hoc 比較が間違いであるという理由として，多くの多重比較法は**分散分析と異なった統計量で有意性を判断している**ことを挙げる．ゆえに有意性の判定が一致せず，どちらを採択してよいか決められないことがある．つまり，分散分析で有意な差があっても多重比較法では有意な差がない，分散分析で有意な差がなくても多重比較法で有意な差がある，といった矛盾が生じてしまう．このことから，**3 群（もしくは 3 変数）以上の差を検定するときは多重比較法のみを行えばよい**といえる．SPSS の場合は分散分析の結果も同時に出力されるが，その結果は無視してもかまわない．それでは分散分析は不要かと問われるとそうでもない．この点については，本章後半の注意［⇒ §9.6 (p.167)］のところで解説する．

　とはいっても，post-hoc 比較があまりにも慣習化されすぎている現状では，分散分析の結果を無視するというのは混乱を与えるであろう．結論としては，場合によって post-hoc 比較を行うか，多重比較法のみを行うか使い分けなければならないというのが実情だと考える．

　以降では，いくつかの多重比較法の適用方法を解説する．一概に多重比較法といっても多種多様の手順がある（図 9.2）．しかも，まだ確立した手法とはいいがたいために絶対的に正確な選択基準はないのが現状である．この点を押さえたうえで，読んでいただきたい．

§9.2　パラメトリックな手法（等分散性が仮定できるとき）

★適用の条件

- 正規分布に従うデータであること．
- 比率尺度か間隔尺度，または一部例外として段階数の多い順序尺度のデータ．
- 平均を比較することが意味をもつデータ．

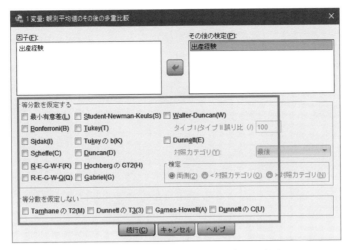

図 9.2　SPSS に組みこまれている多重比較法

◎ 9.2.1　Fisher's PLSD

Fisher's PLSD（Protected Least Significant Difference；制約付最小有意差検定）は，単に **LSD 法**（または LSD 検定）とよばれることもある[†2]．SPSS では"最小有意差"と記されている．分散分析の後に行う，*post-hoc* 比較の手法としては最も古い．他に，事前に分散分析を行わない無制約 LSD unprotected LSD という手順もある．

LSD 法は 4 群以上の比較を行うときに，有意水準を保てない [⇒ 補足 5（p.165）] 問題が理論的に確認されている [21]．したがって，使われることがない手法としてここでは詳細を省く．

◎ 9.2.2　Tukey の方法

Tukey の方法は多重比較法の中では最も適用範囲が広く，ほとんどの比較で利用できる．したがって，どれを使ったらよいか迷うときには Tukey の方法を適用させると間違いが少ない．

Tukey の方法には，**HSD 検定 Tukey's honestly significant difference test** と WSD 検定 Tukey's wholly significant difference test がある．HSD 検定は Tukey の a 法とか Tukey の q 検定ともよばれ，WSD 検定は Tukey の b 法ともよばれる．一般に Tukey の方法というときには HSD 検定のほうを指し，本書では HSD 検定を Tukey の方法とする[†3]．対して Tukey の b 法はあまり使

[†2] F-protected Fisher's Least Significant Difference ともよばれる．
[†3] 正確には各群の標本の大きさが等しくない場合にも拡張できる Tukey-Kramer の方法が使われている．ちなみに現在 "Tukey-Kramer の方法" という用語が用いられることはない．

わない.

　Tukey の方法はすべての群間（水準間）の差を検定する（対比較という）ための多重比較法である．Tukey の方法では以下の前提条件

1. 母集団分布は正規分布とする．
2. 比較対象となるすべての群の母分散は等しい．

が満たされていなければならない．

　なお，以降の各多重比較法とも検定の判定には固有の統計表を使うが，SPSS やその他の統計ソフトでは有意性の判定まで自動に出力するので知らなくとも問題はない．

◎ 9.2.3　Schefféの方法

Scheffé の方法は，Tukey の方法と同様に対比較を行うときに利用されるが，**線形対比 contrast** [†4] によるすべての仮説を同時に検定するための多重比較法も行える点が独特である．健常群・疾患 A 群・疾患 B 群の血中コレステロール値を比べる例を挙げる．3 群のコレステロール値に差があるかを知るため（対比較）には，上述の Tukey の方法または Scheffé の方法を適用させる．もし，健常群と（A 群と B 群をまとめた）疾患群の 2 群として差を見たいとき（線形対比）に，Scheffé の方法が活用できる．

　理論的には，

$$\sum_{i=1}^{a} c_i \mu_i, \quad ここで, \sum_{i=1}^{a} c_i = 0 \quad (i = 1, 2, \cdots, a) \tag{9.1}$$

のとき，(9.1) 式において対比係数 c_i を適当に定めて帰無仮説 H_0 を，

$$H_0 : \sum_{i=1}^{a} c_i \mu_i = 0 \tag{9.2}$$

と定めて検定する．

　たとえば，A 群・B 群・C 群・D 群のうち，A 群と B 群の比較を行いたいときは $c_1 = 1, c_2 = -1, c_3 = 0, c_4 = 0$ とおく（すべての c の合計が 0 となるように決定）．これを応用して，A 群と B 群をまとめた群と，C 群と D 群をまとめた群の 2 つの群の比較を行いたいときは $c_1 = 0.5, c_2 = 0.5, c_3 = -0.5, c_4 = -0.5$ とおく．このように (9.2) 式の条件下であらゆる c_1, c_2, c_3, c_4 の値を定めて線形対比を行うことができる．

[†4] 線形比較，または単に対比という．

Scheffé の方法の判定には F 統計量を用いるので，**結果が分散分析の結果と一致する**．ゆえに，Scheffé の方法は分散分析で有意差が認められた後に行っても間違いではない．どうしても**分散分析の後に多重比較法を行いたい**，または行う必要があるとき（*post-hoc* 比較）は，**Scheffé の方法を選択した場合は間違いではない**．欠点は，他の手法に比べて有意差が出にくい（検出力が低い）点である[†5]．

● **SPSS で線形対比を行うための手順（滅多に行わない）**

参考までに，SPSS で線形対比を行うための手順を示しておこう．前章のデータ **1way-ANOVA.sav** [⇒ 8.3.1 項（p.145）] を対象として，経産回数が初産の群と 2 人目以上（3 人目，4 人目含む）の群に分けて比較したいとする．その場合，(9.2) 式をもとにすると，

$$H_0: 初産 - \frac{2人目 + 3人目 + 4人目}{3} = 0 \tag{9.3}$$

となり，分母をなくすと，

$$H_0: 3 \times 初産 + (-1) \times 2人目 + (-1) \times 3人目 + (-1) \times 4人目 = 0 \tag{9.4}$$

となる．各群の係数が対比のための係数となる．

［分析(A)］-［平均の比較(M)］-［一元配置分散分析(O)］をクリックして，図 9.3 上のダイアログボックスが現れたら，① 対比(N) をクリックすると，図 9.3 右のダイアログボックスが現れる．

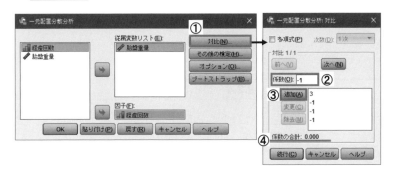

図 **9.3** 線形対比の手順

まず，②［係数(O)］の部分に (9.4) 式で得られた係数を**最初の群から順番に入力**し③ 追加(A) をクリックするという作業を順次くり返していく（3,−1,−1,−1 の順）．正しく入力されたなら，④の［係数の合計］は 0.000 と表示される．その後は 続行(C) - OK をクリックすれば結果が出力される．

[†5] 帰無仮説族（複数の帰無仮説の集合）の多い線形対比の特徴である．

結果はさまざまな出力のうち，線形対比に関するところは図9.4の囲み線部分である．しかし，この結果はそのままでは判定に利用できない．

対比係数

対比	初産	経産回数		
		2人目	3人目	4人目
1	3	-1	-1	-1

対比の検定

		対比	対比の値	標準誤差	t値	自由度	有意確率（両側）
胎盤重量	等分散を仮定する	1	141.97	80.594	1.762	52	.084
	等分散を仮定しない	1	141.97	80.458	1.764	22.086	.091

図 **9.4** 線形対比の結果

図9.4の[t値]をもとに以下の手順で計算して判定する必要がある．a を水準数（ここでは4），N を対象の数（ここでは56）として，

$$\frac{(t\text{値})^2}{a-1} \geqq F_{a-1,\,N-a}(0.05) \quad \Rightarrow \quad \frac{(1.762)^2}{4-1} \geqq F_{4-1,\,56-4}(0.05) \tag{9.5}$$

のとき，有意水準5％で有意に差があることを意味する．左辺が右辺よりも大きければよい．上式では左辺が1.034である．右辺は $F_{4-1,\,56-4}(0.05) = F_{3,52}(0.05)$ 値を，Excel関数で"`=FINV(0.05,3,52)`"と入力して求めると2.782となる．これは，不等式が成り立たないので「有意に差があるとはいえない」と判定する．

◎ 9.2.4 Dunnett の方法

Dunnett（ダネット）**の方法**は1つの対照群と2つ以上の処理群があるとき，対照群と処理群の比較のみを行いたいときに適用となる．この場合，対照群と処理群の間のみに注目するのであって，処理群どうしの差も見たいならばTukeyの方法かSchefféの方法を使う．

◎ 9.2.5 Bonferroni の方法

Bonferroni（ボンフェローニ）**の不等式**に基づく多重比較法である．Bonferroniの不等式とは k 個の事象 $E_i (i=1,2,\cdots,k)$ に対して，

$$Pr\left[\bigcup_{i=1}^{k} E_i\right] \leqq \sum_{i=1}^{k} Pr[E_i] \tag{9.6}$$

が成り立つ，といったものである．$k = 3$ ならば，$Pr[E_1 \cup E_2 \cup E_3] \leqq Pr[E_1] + Pr[E_2] + Pr[E_3]$ となることは自明であろう．

　Bonferroni の方法は，それ自体が検定を意味するのではなく多重比較の問題を回避するための有意水準を定める手法である．簡単にいえば検定数で有意水準を割った値を用いて検定する，ということである．

　例を挙げると，A，B，C，3 つの標本の差を検定するとき，3 回の 2 標本 t 検定 − A と B，B と C，A と C − が必要となる．このときに多重比較の問題が生じるので，Bonferroni の方法では各検定の有意水準を $\alpha = 0.05$ とするのであれば，$\alpha = 0.05/3$ 回 $\fallingdotseq 0.016$，$\alpha = 0.01$ としたいなら $\alpha = 0.01/3$ 回 $\fallingdotseq 0.003$，として検定する．このように Bonferroni の方法は有意水準をコントロールするだけなので，多重比較の問題がある，あらゆる検定に対して使えるという利点がある[†6]．しかし，検定の数が多いときには有意水準が過小になってしまい差が出にくくなる（保守的になる）欠点がある．

　具体的な方法を述べる．A，B，C，3 つの標本の差を 2 標本 t 検定 − A と B，B と C，A と C − で検定するとしよう．仮に A と B の差の検定の結果が $p = 0.01$，B と C の結果が $p = 0.04$，A と C の結果が $p = 0.03$ だったとする．有意水準を $\alpha = 0.05$ とするのであれば $\alpha = 0.05/3$ 回 $\fallingdotseq 0.016$ で判断するといったので，A と B の差の検定の結果 $p = 0.01$ のみ，有意な差があるとなる．割り算が面倒なら，A と B の差の検定の結果 $p = 0.01 \times 3 = 0.03$，B と C の結果が $p = 0.04 \times 3 = 0.12$，A と C の結果が $p = 0.03 \times 3 = 0.09$ として，$p < 0.05$ のものを有意差ありとしても同じことである．なお，SPSS で多重比較法を選択するとき，図 9.2（p.159）の中にも "Bonferroni" というチェック部分があるが，これは **Bonferroni** の方法の調整はしていない[†7]．従って，**SPSS** しか使えない人は，上述のような手計算を行うことになる．

　Bonferroni の方法を改良（とくに k が大きい場合）したものとして Holm(ホルム) の方法や，Shaffer(シェイファー) の方法[†8] もあるが，理論的には同じである．特に比較の数が多いときは有意水準が過小となる（有意差が出にくくなる）**Bonferroni** の方法よりも **Holm** の方法，**Holm** の方法よりもさらに **Shaffer** の方法を使用した方が適切である．これらは SPSS では計算できない手法であるが，筆者の WEB ページで紹介している改変 R コマンダー［⇒ 8.5.3 項参照（p.154）］では，計算が可能である．

　その他，Simes(シムズ) の不等式に基づく方法（Hochberg(ホッホベルグ) の方法，Hommel(ホムメル) の方法，Rom(ロム) の方法など）が

[†6] この利点を考えると，ノンパラメトリックな手法にも応用できるので，Bonferroni の方法はノンパラメトリックな手法とも考えることができる．
[†7] 何を出力しているかは不明である．
[†8] Shaffer の方法で Bonferroni の不等式の代わりに Šidák（シダック）の不等式（検出力は Bonferroni の方法より高く，Tukey の方法より劣る）を用いた Holland-Copenhaver（ホランド・コペンハーバー）の方法もある．

あるが，これらは数理的に確立していないため，積極的に用いることはできない．

◎ 9.2.6 Newman-Keulsの方法

Newman-Keuls（ニューマン コイルス）の方法は，Student-Newman-Keulsの方法（S-N-K法）ともよばれる．この方法は，多重比較としては適切でないことが知られている．

◎ 9.2.7 Duncanの方法

Duncan（ダンカン）の方法は，Newman-Keulsの方法が基礎となっている．これも，多重比較法としてはふさわしくない手法である．にもかかわらず，生物学や農学の分野では頻繁に用いられているようである [19]．

◎ 9.2.8 Waller-Duncanの方法

Waller-Duncan（ウォーラー）の方法はDuncanの方法よりも新しい手法である．しかし，これも多重比較法としては適切でない．

◎ 9.2.9 その他の方法

Williams（ウィリアムズ）の方法はDunnettの方法と類似しているが，事前に各群の順序性を仮定する場合に適用させる方法である．その他に，Tukey-Welsch（チューキー ウェルシュ）の方法，Peritz（ペリツ）の方法[†9]，Hochberg's GT2の方法，Gabriel（ガブリエル）の方法，ステップダウン法のRyan-Einot-Gabriel-Welsch（ライアン エイノット）の方法（R-E-G-Wの方法ともいう）などがある．このように手法が多く存在するのは理論的に確立していないことの現れであり，明らかに誤った方法と明示したもの以外はどの方法を用いても誤りとはいえない現状である．

[†9] Newman-Keulsの方法とTukey-Welschの方法を組み合わせたステップダウン法で，多重比較法として妥当な手順である．

♠ 補足 ♠5　LSD 法が多重比較法として認められない理由 [21]

　正確にいうと LSD 法は 4 群以上の差の比較の場合に適用できない．以降，この理由について述べる．post-hoc 比較の LSD 法は事前に分散分析を行い，主効果が有意であった場合にのみ行うものである．このことから，実際に検定を行うときは以下の 2 つの場合が想定できる．

1. 分散分析で帰無仮説が棄却されなかったとき
2. 分散分析で帰無仮説が棄却され，LSD 法でも帰無仮説が棄却されたとき

これらのうちどの場合が正しいかは実際の群間平均の差によって決まる．なお，LSD 法は 2 群の比較において有意水準の設定が t 検定に近い値となっている．

　まず，3 群の平均の比較について述べてみる．A, B, C の 3 群を仮定する．検定の有意水準は 5 ％とする．分散分析での帰無仮説を H_0，対立仮説を H_1 とし，LSD 法の帰無仮説を（検定数は A と B，B と C，A と C の 3 種類であるから）それぞれ $H_{0\,AB}, H_{0\,BC}, H_{0\,AC}$，対立仮説を $H_{1\,AB}, H_{1\,BC}, H_{1\,AC}$ とする．実際に A,B,C それぞれの平均が $\mu_A = \mu_B = \mu_C$ だとすると誤って H_1 が採択される確率（第 I 種の誤り）は，分散分析による判定誤りの 5 ％である（上記 1. に相当）．$\mu_A = \mu_B \neq \mu_C$ であるとき，分散分析では H_0 が棄却される．次に LSD 法により A と B，B と C，A と C の比較が行われるが，$H_{1\,BC}, H_{1\,AC}$ は採択されるから，生じる第 I 種の誤りは A と B の比較だけ（5 ％）である（上記 2. に相当）．したがって，3 群の平均の比較には，LSD 法はなんら問題なく適用できる．

　問題となるのは 4 群以上の比較の場合である．A, B, C, D の群を想定する．$H_0: \mu_A = \mu_B = \mu_C = \mu_D$ と仮定すると，分散分析を行った場合に H_0 が棄却される確率は 5 ％である．$\mu_A = \mu_B = \mu_C \neq \mu_D$ のときは，分散分析で H_0 が棄却され，LSD 法へと進む．LSD 法では A と B，A と C，A と D，B と C，B と D，C と D の 6 つの比較を行うことになる．これらの比較で帰無仮説が棄却されるのは A と D，B と D，C と D の 3 つである．残りの 3 つ（A と B，A と C，B と C）の検定はそれぞれ，ほぼ有意水準 5 ％で検定が行われる．したがって，2 標本 t 検定を適用させたときと同様に第 I 種の誤りは 5 ％以上になってしまい，不適切な手法となる．

§9.3　パラメトリックな手法（等分散性が仮定できないとき）

★適用の条件

- 正規分布に従うデータであること．
- 比率尺度か間隔尺度，または一部例外として段階数の多い順序尺度のデータ．
- 平均を比較することが意味をもつデータ．
- すべての標本または変数の母分散値は等しくても等しくなくてもよい．

ここでは正規分布に従いかつ，等分散性が仮定できない標本の比較を行う際の手法について述べる．

◎ 9.3.1　Games-Howell の方法

Games-Howell の方法（ゲームス ハウエル）は Tukey 型対比の方法で，Welch の検定を基礎とした多重比較法である．したがって，理論的には各水準のデータが不等分散であるときの Tukey の方法 [⇒ 9.2.2 項] と考える．これは，標本の大きさが異なる群どうしの比較にはあまり適さない．

◎ 9.3.2　Dunnett の C の方法

Dunnett の C の方法（ダネット）は Games-Howell の方法と同じ検定統計量を求めるが，判定値が異なる．標本の大きさが小さいとき[†10]は，Dunnett の T3 の方法が適する．いずれも，標本の大きさが異なる群どうしの比較には向かない．

◎ 9.3.3　Tamhane の T2 の方法

Tamhane の T2 の方法（タムハーン）は上記の手法と同様に Welch の検定を基礎とした多重比較法である．

§9.4　SPSS による多重比較法

SPSS での多重比較法は，分散分析のメニューから行う．ただし，Bonferroni の方法は間違った結果が出るので注意する [⇒ 9.2.5 項]．SPSS では分散分析と多重比較法は一緒に選択する *post-hoc* 比較の習慣が残っている．

具体的な手法は 1 元配置分散分析なら図 8.6（p.147）で行い，次章以降の 2 元配置分散分析，反復測定による分散分析でも個別に紹介するので，その都度参考にしてほしい．

§9.5　ノンパラメトリックな手法

★適用の条件
- 正規分布**以外**に従うデータであること．
- 比率尺度か間隔尺度，または順序尺度のデータ．
- 中央値を比較することが意味をもつデータ．

[†10] 例数が少ないとき，Games-Howell の方法は有意水準を保てなくなり，Dunnett の C の方法は保守的になる．これらの欠点を補うべく，2 方法の限界値の平均を限界値とする Games-Howell-C の方法というものがある．

SPSS では，ノンパラメトリック法の多重比較法の計算が行えない現状である．どうしても行う必要があるときは，改変 R コマンダー［⇒ 8.5.3 項（p.154）］を使用すればよいだろう．

Tukey の方法に対応したノンパラメトリック検定として Steel-Dwass の方法がある．これは，すべての対比較を同時に検定するための多重比較法である．Dunnett の方法に対応したノンパラメトリック検定は Steel の方法がある．さしあたり，Tukey の方法に対応させた Steel-Dwass の方法を適用させるのが無難である．この他に Dunn の方法，Shirley-Williams の方法といったものもある．

SPSS を使用して，どうしてもノンパラメトリック法の多重比較法を行いたいときは，Bonferroni の方法を用いるしかない．これは前述した通り，通常通りのノンパラメトリック法の 2 標本・2 変数の差の検定（Wilcoxon の符号付順位検定や Mann-Whitney 検定）を行ってから，有意水準をコントロールする方法である．

§9.6　多重比較法における注意事項

この節では，多重比較法の適用上の基本的な留意点を述べる．

◎ 9.6.1　多重比較法として不適切な手法

当然ながら t 検定をくり返す手順が挙げられる．また，**LSD 法は多重比較法として推奨されない**[†11]．その他，**Duncan の方法**，**Newman-Keuls の方法**[†12] は誤った手法であるため，用いてはならない．これらはすでに理論面からも証明されている．

◎ 9.6.2　標本の大きさは同じほうがよい

多少の標本の大きさの違いについては補正する手法が考案されており，SPSS 以外のパソコン用統計ソフトでも補正されているものが多い．しかし，標本どうしの大きさの違いにも上限がある．Tukey の方法を例にとると，標本の大きさ n が最大の群と標本の大きさ m が最小の群の比率 $m:n$ が異なるほど，また群の数 a が大きいほど，差が出にくくなる（保守的になる）ことが知られている．$m:n=1:2$ 程度までならば，$a \leqq 12$ のとき理論値から大きくかけ離れることはない．$m:n=1:3$ 以上の違いになると，$a \geqq 4$ のときでも理論値から大きくかけ離れてしまい，正しい検定ができなくなる [31]．

[†11] 多重比較法と別記している場合もある．
[†12] これらは正確には多重範囲検定（multiple range test）といわれる．

◎ 9.6.3 等分散性について

パラメトリック法の多重比較法（等分散性が仮定できるとき）においては，等分散性が保証されていなければ適用できない．多重比較法はこの点に関して分散分析よりも鋭敏である．Levene 検定で確認をして等分散が保証されないときは，等分散を仮定しない多重比較法を適用させる．

◎ 9.6.4 分散分析との使い分け

3 標本または 3 変数以上の平均を単純に比較したいなら，分散分析を行わず多重比較法を適用したほうがよい．SPSS では分散分析と多重比較法が同時に出力されるので，分散分析の結果を無視する．

冒頭で，分散分析の後に多重比較法を行うという *post-hoc* 比較は，理論上誤りである [14] と述べた．しかし，現実には *post-hoc* 比較もありうる[†13]．

分散分析を行っておいたほうがよいケースとは，たとえば薬物投与後 1 時間，2 時間，（以降 1 時間おき）……，24 時間というように水準数の多いときがある．どことどこに差があるかを細かく見ると解析の時間もかかるので，まず分散分析で全体的に差があるかどうかを検定し，有意な差があるなら多重比較法を行うという手続きである．さらに水準数が多くて大変であれば，Scheffé の方法でいくつかの水準をまとめて差を見るという線形対比を行う．もちろん時間があるなら，最初から個々の水準を比較する多重比較法を適用させても間違いはない．

2 元配置以上の分散分析 [⇒ 第 10 章 (p.171)] では，多重比較法の前に分散分析を最初に行うほうが無難である．これは，解析に費やす時間の節約と，交互作用を考慮するためである．いずれの場合でも分散分析の後に行う多重比較法としては Scheffé の方法が確実 [⇒ 9.2.3 項] である．Tukey の方法は，分散分析で有意差があったのに Tukey の方法では差がない，といった矛盾が生じることもある．

◎ 9.6.5 対応のある標本（反復測定の分散分析の適用となる標本）における多重比較法

上述してきた多重比較法は，実は対応のある標本，つまり反復測定の分散分析の適用となる標本に対しては適用できない．しかし，やむを得ず対応のある標本の差の検定においても上述の多重比較法を適用している現状である．

正確さを求めるのであれば，対応のある t 検定や Wilcoxon の符号付順位検定を行って 2 つの平

[†13] 専門用語でいうと，非計画的（事後的）非直交対比のときは行ってもよい．

均や中央値の差の検定を行ってから，Bonferroni の方法で補正する方法が適切である．

§9.7 多重比較法の手法選択

いままで述べてきた多重比較法の選択フローチャートを図 9.5 に表す．

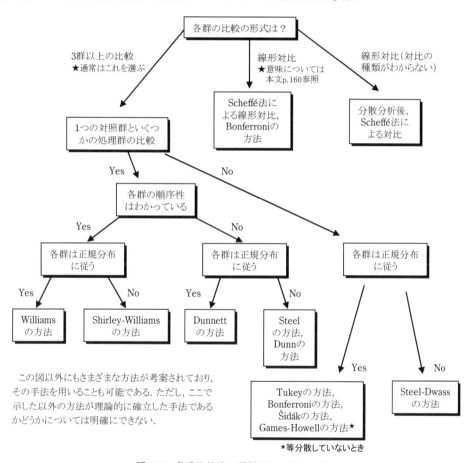

図 9.5 多重比較法の選択フローチャート

10 2元配置分散分析

2元配置分散分析は基本的に1元配置分散分析と理論は同じであるが,計算・解釈は複雑となる.本章では,2元配置分散分析の基本的な解析手順,結果の解釈方法に重点をおいて解説する.

§10.1 ●2元配置分散分析とは

> **★適用の条件**
> - 正規分布に従うデータであること.
> - 比率尺度か間隔尺度,または一部例外として段階数の多い順序尺度のデータ.
> - 平均を比較することが意味をもつデータ.
> - 2つの要因(少なくとも1つの要因は2標本以上でもう1つは3標本以上)について測定したデータ.

1元配置分散分析が1つの要因の差を検定するのに対して,**2元配置分散分析 two way ANOVA** とは2つの要因の差を検定する手法である(図10.1).

なお,差を見たい要因が増えるに従って3元配置分散分析,4元配置分散分析,……,とよぶ.基本的な考え方は1元配置分散分析と同様なので,基礎理論は第8章(p.139)を確認していただくとして,ここでは簡単な理論とデータ例による説明までに止めておく.

これら①A〜C群ごとに, ②男女別に差があるだろうか？

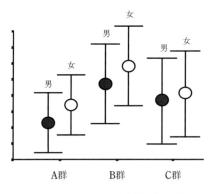

図 10.1　2 元配置分散分析の例

◆ **Theorem** ◆ **12**　2 元配置分散分析の理論の基本は 1 元配置と同様である．要因 A の水準を a_i, 要因 B の水準を b_j とした仮定モデルは，

$$x_{ijk} = \mu + a_i + b_j + e_{ijk} \tag{10.1}$$

となる．もし，3 元配置分散分析ならば，要因 C を 1 つ加える．

　2 元配置分散分析は，2 つの要因に注目して，各水準の差を見たいときに適用となる．たとえば，薬物投与量を 20mg・40mg・60mg と 3 段階のカテゴリーに分け（このカテゴリーを**水準**とよぶ），投与後の時間を投与後 1 時間・2 時間・3 時間と分けて，血中濃度を測定するとする（表 10.1 または表 10.2）．この場合は，血中濃度が薬物投与量と投与後時間の 2 要因の条件の下で測定されており，投与量によって，または投与後の時間によって血中濃度は変化するかどうか（差があるかどうか）を知りたいときに 2 元配置分散分析の適用となる．

　ところで, 2 元配置以上の分散分析には, くり返しのない 2 元配置分散分析とくり返しのある 2 元配置分散分析という区別がある．

表 **10.1**　くり返しのない 2 元配置分散分析のデータ例（$n=9$）

	20mg	40mg	60mg
1 時間	12	15	8
2 時間	10	16	10
3 時間	11	17	8

　区別は簡単で，表 10.1 のように，**各水準の対象数が 1 つしかない場合**が"**くり返しがない 2 元配**

表 10.2 くり返しのある 2 元配置分散分析のデータ例（$n = 26$）

	20mg	40mg	60mg
1 時間	10	13	21
	12	15	17
	11	14	20
2 時間	13	20	14
	14	21	18
	15	18	
3 時間	14	19	18
	12	18	13
	18	19	19

置分散分析"であり，表 10.2 のように，少なくとも 1 つの水準に 2 つ以上データがある場合は"くり返しがある 2 元配置分散分析"となる．

(10.1) 式はくり返しのない 2 元配置分散分析の場合である．くり返しのある 2 元配置分散分析の場合は，

$$x_{ijk} = \mu + a_i + b_j + (ab)_{ij} + e_{ijk} \tag{10.2}$$

となる．1 元配置分散分析では見慣れぬ，$(ab)_{ij}$ という項が出てきた．これは**交互作用** [⇒ §10.2] といわれるものである．

以上の式では，

$$\sum_{i=1}^{l} a_i = 0 \ , \quad \sum_{j=1}^{m} b_j = 0 \tag{10.3}$$

$$\sum_{i=1}^{l} ab_{ij} = 0 \ , \quad \sum_{j=1}^{m} ab_{ij} = 0 \tag{10.4}$$

$$(i = 1, 2, \cdots, l \ ; \ j = 1, 2, \cdots, m)$$

が成り立っていることをつけ加えておく．

仮説設定は，

<u>a の要因</u>：
- ●帰無仮説 H_0: a_1 の平均 = a_2 の平均 = $\cdots$ = a_l の平均
- ●対立仮説 H_1: H_0 が成り立たない

<u>b の要因</u>：
- ●帰無仮説 H_0: b_1 の平均 = b_2 の平均 = $\cdots$ = b_m の平均

- 対立仮説 H_1: H_0 が成り立たない

交互作用の要因：
- 帰無仮説 H_0: ab_{11} の平均 = ab_{12} の平均 = $\cdots$ = ab_{lm} の平均
- 対立仮説 H_1: H_0 が成り立たない

の 3 種類を同時に検定する．

§10.2 交互作用

交互作用 interaction とは，複数の要因間における**相乗効果**または**相殺効果**（図 10.2）のことである．一般的にはくり返しのある 2 元配置以上の分散分析で扱う．

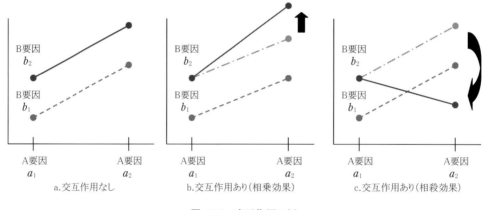

図 **10.2** 交互作用の例

くり返しのない 2 元配置分散分散分析の場合では通常，交互作用を仮定しない．もし，くり返しのない 2 元配置分散分析であっても交互作用を考慮しなければならないときは，**Tukey の加法性の検定**が使える．Tukey の加法性の検定では，モデルを，

$$x_{ijk} = \mu + a_i + b_j + \gamma a_i b_j + e_{ijk} \tag{10.5}$$

とし，帰無仮説 H_0:$\gamma = 0$ を検定するものである．これは誤差項をうまく分解して交互作用項を検定する手順であるが，滅多に使わないので詳細には述べない．簡単な計算方法については石村 [2] を参照されたい．

わかりやすくいえば，交互作用は**一方の要因から他方の要因への影響を表すもの**である．たとえば A（水準は a_1, a_2）と B（水準は b_1, b_2）の 2 要因を対象とした 2 元配置分散分析を行ったとする．

交互作用が有意でない場合は $a_1 < a_2$, $b_1 < b_2$ で平行性を維持する（図 10.2 a）．つまり A（または B）の効果が B（または A）の効果と無関係に独立している．したがって，A と B 要因の効果を個別に検討できる[†1]．

交互作用が有意となる場合には相乗効果と相殺効果がある．相乗効果は，図 10.2 b のように $a_1 < a_2$, $b_1 < b_2$ であっても a_2 が b_2 を高めているようなときである．相殺効果は図 10.2 c のように a_2 が b_1 を高くするのに反し，a_2 が b_2 を低くするようなときである．これらのケースでは A と B を切り離して考えられない．

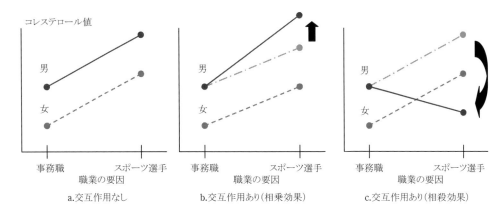

図 **10.3**　例：事務職とスポーツ選手の男女別コレステロール量

具体的な例を挙げてみよう．血中コレステロールの量を性別の要因（男・女），職業の要因（事務職・スポーツ選手）で差があるか分散分析で検定したとする（図 10.3）．性別と職業に有意な差があって，性別と職業の交互作用が有意でなかった場合（図 10.3a）は「血中コレステロールは女性よりも男性が高く，事務職よりもスポーツ選手は高い」と判定できる．もっとも職業と性別の要因どうしがまったく無関係であれば，お互いの効果は定量なのでグラフでは平行関係が保たれる．

性別と職業の交互作用が有意となる図 10.3b の場合も，たしかに血中コレステロールは女性よりも男性が高く，事務職よりもスポーツ選手は高い．しかし，男性のスポーツ選手になると異様に高まる点で，2 要因は無関係だと考えにくい．男性であることがスポーツ選手に対してなんらかの影響を及ぼしていた可能性がある．また，図 10.3c もスポーツ選手になると男女が逆転する点で無関係だと考えにくい．このように，2 つの要因が互いに影響し合っているとき，交互作用が有意となる．交互作用が有意なときは，それぞれの要因を別々に考察することが難しくなる．

なお，**3 元配置分散分析以上の交互作用**（A × B × C といった **3 次の交互作用**）に関しては，解

[†1] ただし A と B の要因はまったく別のものとは限らず，同一である可能性も秘めている．

釈が困難となるので有意であっても考察しなくてよいといわれている.

§10.3 ● 要因について

検定しようとする属性を要因ということは前に述べた. この要因は, 解析の目的によっていくつかの種類に分類される. 解析上, 留意すべき特徴をもっているものもあるので, 広津 [24] を参考に簡単に解説する.

◎ 10.3.1 制御要因

通常の解析では, ほとんどが制御因子となる. 実験者が水準を自由に決定でき, 制御が可能な要因である. 効果が最大, 最小の水準を見つけだすことが目的となる場合が多い. A・B・C・Dのうち, 最良のものはどの水準かといった場合である. 制御要因が複数あるときは交互作用を考慮しなければならないことになっている. 分散分析で主効果が有意であったときは, 当然, 多重比較法を適用させる.

◎ 10.3.2 標示要因

制御不可能または制御の必要がない要因. 水準を具体的に解析者の目的によって制御できないから最大・最小の効果を求めるよりも, その影響の傾向を重要視する. 制御要因の水準に表示要因のどの水準が最適かといった副次的な目的をもつともいえる.

標示要因の例として"年齢"が挙げられる. あるデータに対して年齢の影響があるかどうかを知りたいときには, 20歳代が最も高く影響するかとか, 50歳代が最も低いかとかは特別知りたくなく, 年齢が高く（低く）なるにつれ○○も高くなる……, という傾向を見ることが多いであろう[†2]. この要因については分散分析で主効果が有意であった, までに止める.

◎ 10.3.3 ブロック要因

系統的な変動を除外するために規定される再現性のない要因で, 単にブロックとか層別要因ともよばれる. 局所管理の対象 [⇒ §10.8] となる. 他の要因の検定力を高めるために使用される要因である. たとえば被検者の要因, 測定順序の要因など, **解析の目的となっていないが, 実験上, 存在してしまう条件差のこと**である. ブロック要因は, いかなる要因とも交互作用を仮定しないこと

[†2] ただし, 20歳代にとくに大きく影響すると考えて解析するときは制御要因となる.

10.3.4 補助要因

補助要因とは解析の目的となる要因ではなく，主要因に補助的に影響するのではないかと考えられる要因である．共分散分析[†3]の共変量がその例である．

10.3.5 変動要因

変動要因とはノイズのように働く要因である．この要因はとり扱い上の問題があり，きちんとした定義ができないものである [24]．特別知っておく必要はないであろう．

10.3.6 その他の分類——固定因子と変量因子

上述の要因とともに，やっかいな概念が**固定因子**（固定要因，母数，母数要因または母数因子ともよぶ）と**変量因子**（変量，変量要因または変量因子ともよばれる）である．数理的には期待値を見れば明確に違いがわかる．幸いにも分散分析の結果は両者とも同一となるため，普通に分散分析を使う上では，ほとんど関係ない部分である[†4]．しかし **SPSS** では，分散分析の手順の途中で固定因子か変量因子か選択する場面が出てくる（後述する）．

固定因子とは，簡単にいえば水準が客観的かつ母集団の特性そのものを表すようなもの（上述の制御要因，標示要因，補助要因のようなもの）である．たとえば，国籍や性別，季節（春夏秋冬）の要因は固定因子と考える．

変量因子とはランダムに変化する水準のことで，ブロック要因や変動要因が該当するだろう．被検者の反復測定要因 [⇒ 第 11 章（p.193）] も，その例である．被検者は無作為に選ばれているのでとくに誰と誰が差があるかを知る意味はない．水準間の差を見る必要のない要因が該当すると思ってほしい．

じつは，この基準も曖昧な部分が多い．初学者の立場を考えて端的にいうならば，水準間の差を見るために**多重比較法を行う必要がある要因は固定因子**と考えるようにする．実際，SPSS では固定因子に設定した要因のみ多重比較法を行うようにプログラムされている．

[†3] 本書では解説していない手法である．巻末の参考図書の『すぐわかる統計処理』（石村貞夫，東京図書）の他，[2] [28] などを参照．
[†4] 概念的な分類であり，考え方によって定義がまちまちである．統計学の専門家でないかぎり，詳しくは知らなくとも問題ない．

♠ 補足 ♠6　母数模型・変量模型・混合モデル

要因がすべて母数のみから成り立つ場合を**母数模型** fixed model（母数モデル，固定モデルともよばれる），変量のみから成り立つ場合を**変量模型** random effect model（変量モデル）といい，母数と変量が混在する場合を**混合モデル** mixed model という．

§10.4　●SPSSによる2元配置分散分析（くり返しのある）

・使用するデータ：**2way-ANOVA.sav**

　データ例は経産回数，児の性別によって構成される母親の年齢のデータである．経産回数または児の性別という2要因によって母親の年齢に差があるかを検定するので，2元配置分散分析の適用となる．それぞれ要因の水準で2名以上の被検者がいるのでくり返しの**ある2元配置分散分析**となる．SPSSでは年齢のデータ数値が1列，各要因のデータが1列ずつで計3列で構成される［⇒ 図1.6（p.4）と同様の入力方法］．ところで，同じデータを解析するとしても「児の性別はどうでもよい，知りたいのは経産回数の要因で年齢に差があるかだけを検定したい」と考えるなら1元配置分散分析を適用させる．

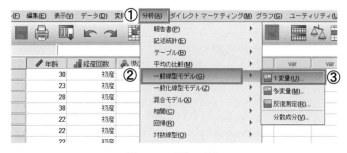

図 10.4　手法の選択

1. 図10.4で①［分析(A)］-②［一般線型モデル(G)］-③［1変量(U)］と進める[5]．
2. 図10.5のダイアログボックスで，差を見たい変数（ここでは**年齢**）を［従属変数(D)］に入れる（①）．
3. 要因（ここでは**経産回数**と**児の性別**）の変数を［固定因子(F)］に入れる（②）［⇒ 10.3.6項］．SPSSでは固定因子に入れた変数しか多重比較法を行えないようになっている[6]．

---

[5] なお，この手順で1元配置分散分析も行えるし，3元配置，4元配置，……といった分散分析も可能である．
[6] 固定因子と変量因子は分散の推定方法が異なるだけで，有意性にはまったく影響しない．したがって，とくにこだわらないかぎりは，すべての要因を固定因子に入れてもかまわない．

4 オプション(O) （③）をクリックする．［表示］の［記述統計(D)］は各水準の平均と標準偏差を出力し，［等分散性の検定(H)］は，これまでもくり返し出てきた内容である．図 10.5 では［等分散性の検定(H)］をチェックしている（④）．

5 ⑤ 続行(C) をクリック．

6 ⑥ その後の検定(H) をクリック．

7 新たなダイアログボックスで，経産回数と児の性別を⑦ → で［その後の検定(P)］に移動．

8 ⑧［Tukey(T)］にチェック．⑨ 続行(C) をクリック．

9 ⑩ OK をクリックで終了．

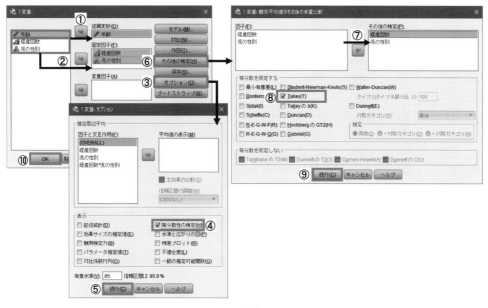

図 10.5 変数の選択

§10.5 2元配置分散分析結果の読み方

2 元配置分散分析以上の検定結果を解釈するのは，やや複雑である．やっかいな原因は，**交互作用**があるからである．2 元配置以上の分散分析における一般的な解釈の手順については，図 10.6 に従う．

図 10.6 の最下行で 2 要因と交互作用（3 つとも）が有意になった場合は，各要因の水準ごとに多

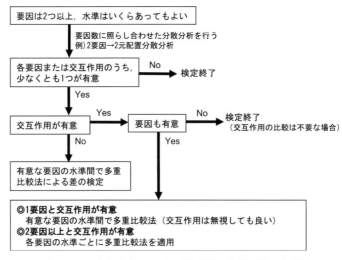

図 10.6　2元配置（以上の）分散分析の結果の読み方手順

重比較法を行うことになるが，その例として図 10.7 を参照する[†7]．とりあえず SPSS の出力である図 10.8 について順を追って解説する．

　図 10.8 の①は，性別のカテゴリーが {男，女} の 2 つしかないので 3 つ以上の差を検定する多重比較法はできない（必要ない）ことを表示している．分散分析の結果で性別の要因に有意差があれば，そのまま男女間に有意な差があると解釈する．

　②は Levene 検定の結果である．結果では $p = 0.280$ で有意となっていないので "群間の分散は有意に異なるとはいえない" と判断できる．仮にここが有意になっても，1 元配置分散分析のような Welch の検定はできない．したがって，仕方がないものとして無視するか，対数変換などの変数変換を行うしかない[†8]．

　図 10.8 の③は分散分析の検定結果である．③(1)線部 [経産回数 * 児の性別] は交互作用項の検定結果である．SPSS をはじめ，ほとんどの統計ソフトでは "経産回数 * 児の性別" とか，"経産回数 × 児の性別" と表示されるはずである．各要因（経産回数と性別）の判定結果は③(2)と③(3)に出力されている．③(1)では交互作用が有意だった（$p = 0.029$）．経産回数の [有意確率] は $p = 0.066$，児の性別は $p = 0.476$ なので 2 つの要因とも有意な差は認められない．図 10.6 に従えば，とくに交互作用項の差は問題にしていないから，有意な差はないとして解析終了する．もし，少なくとも 1 つの要因が有意であれば④の多重比較法の結果を見て，どことどこの水準に有意な差があるかを探

[†7] この手順が統計学的に正しいかといわれると，そうではない．適切と思われる一案を提示しているだけである．
[†8] しかし，データの変数変換後の結果の解釈が困難であるため，できる限り避けた方がよいという意見が多い．

索する．この例では，初産と3人目に $p < 0.05$ で有意な差がある．

ここで気づいたと思うが，分散分析では有意な差がないのに多重比較法では有意な差が出た．つまり，§9.1（p.157）で述べた問題が起こった．*post-hoc* 比較では分散分析で差がないので終了する．なお，Scheffé の方法では有意差が出ないので確認してみてほしい．

もし，すべての要因と交互作用が有意であった場合は，上述のように各要因の差を単純に解釈できない．交互作用が有意であった場合の具体的対処法を，以下に述べる．

◎薬物投与量のみ有意，または薬物投与量と交互作用が有意（1要因または1要因と交互作用が有意）

		薬種		
		a薬	b薬	c薬
薬物投与量	100mg	4 3	6 5	11 10
	200mg	2 1	5 7	12 9
	300mg	4 5	6 8	18 21

薬種の方は無視して（a, b, c薬をひとまとめにして）100mg, 200mg, 300mgの差を多重比較法で検定．

◎薬物投与量と薬種が有意（2要因が有意）

		薬種		
		a薬	b薬	c薬
薬物投与量	100mg	4 3	6 5	11 10
	200mg	2 1	5 7	12 9
	300mg	4 5	6 8	18 21

薬種の方は無視して（a, b, c薬をひとまとめにして）100mg, 200mg, 300mgの差を多重比較法で検定．
次に薬物投与量の方は無視して（100mg, 200mg, 300mgをひとまとめにして），a薬, b薬, c薬の差を多重比較法で検定．

◎薬物投与量と薬種と交互作用が有意（2要因と交互作用のすべてが有意）

		薬種		
		a薬	b薬	c薬
薬物投与量	100mg	4 3	6 5	11 10
	200mg	2 1	5 7	12 9
	300mg	4 5	6 8	18 21

・a薬における投与量（3水準）の多重比較法*
・b薬のみにおける投与量（3水準）の多重比較法*
・c薬のみにおける投与量（3水準）の多重比較法*
・投与量100mgにおける薬種（3水準）の多重比較法*
・投与量200mgのみにおける薬種（3水準）の多重比較法*
・投与量300mgのみにおける薬種（3水準）の多重比較法*
→つまり全ての組み合わせで多重比較法を行う．

* SPSSでは一元配置分散分析の手順を利用して多重比較法を行う

図 **10.7** 2元配置分散分析の結果が有意な場合の対処例

第 10 章　2 元配置分散分析

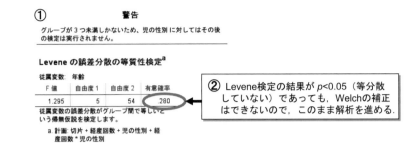

① 警告
グループが3つ未満しかないため、児の性別に対してはその後の検定は実行されません。

Levene の誤差分散の等質性検定[a]

従属変数: 年齢

F 値	自由度 1	自由度 2	有意確率
1.295	5	54	.280

従属変数の誤差分散がグループ間で等しいという帰無仮説を検定します。

a. 計画: 切片 + 経産回数 + 児の性別 + 経産回数 * 児の性別

② Levene検定の結果が $p<0.05$（等分散していない）であっても、Welchの補正はできないので、このまま解析を進める。

被験者間効果の検定

従属変数: 年齢

ソース	タイプ III 平方和	自由度	平均平方	F 値	有意確率
修正モデル	266.564[a]	5	53.313	3.397	.010
切片	42194.673	1	42194.673	2688.715	.000
経産回数	89.804	2	44.902	2.861	.066 ③(2)
児の性別	8.079	1	8.079	.515	.476
経産回数 * 児の性別	118.615	2	59.308	3.779	.029
誤差	847.436	54	15.693		③(1)
総和	51574.000	60			
修正総和	1114.000	59			

③(3) 児の性別

a. R2 乗 = .239（調整済み R2 乗 = .169）

多重比較

従属変数: 年齢
Tukey HSD

④

(I) 経産回数	(J) 経産回数	平均値の差 (I-J)	標準誤差	有意確率	95% 信頼区間 下限	上限
初産	2人目	-2.76	1.160	.054	-5.55	.04
	3人目	-3.44*	1.367	.039	-6.73	-.15
2人目	初産	2.76	1.160	.054	-.04	5.55
	3人目	-.68	1.447	.885	-4.17	2.80
3人目	初産	3.44*	1.367	.039	.15	6.73
	2人目	.68	1.447	.885	-2.80	4.17

観測平均値に基づいています。
誤差項は平均平方（誤差）= 15.693 です。
*. 平均値の差は .05 水準で有意です。

図 **10.8**　検定結果

§10.6 ● 交互作用が有意であったときの対応

　ここでは上述の検定において、経産回数の要因も児の性別の要因も交互作用も有意であったと見なして、ひき続きこのデータを解析する。交互作用が有意であった場合は、児の性別の違いによって経産回数による年齢の変化パターンが異なるかもしれないし、経産回数による児の性別ごとの年齢の変化が異なるかもしれない［⇒ 図 10.2（p.174）も参照］ので、細かく解析を続けることになる。
　具体的な手順を説明すると、

1 経産回数が**初産**の者のみを選んで，男女の差を見るために 1 元配置分散分析を行う．
2 経産回数が **2 人目**の者のみを選んで，男女の差を見るために 1 元配置分散分析を行う．
3 経産回数が **3 人目**の者のみを選んで，男女の差を見るために 1 元配置分散分析を行う．
4 **男**のみを選んで，経産回数の差を見るために 1 元配置分散分析を行う．
5 **女**のみを選んで，経産回数の差を見るために 1 元配置分散分析を行う．

と，全水準ごとの差の検定を行う必要がある．なお，1〜3 は男性と女性の 2 水準の差なので，2 標本 t 検定でもよい．したがって，水準ごとに対象者を選択する手続きが必要となる．

まず，初産の者のみを選ぶ手順を解説する．SPSS で 2way-ANOVA.sav を開いておき，

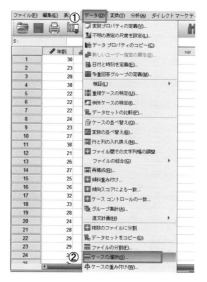

図 **10.9** データの選択方法

1 図 10.9 のように，①［データ (D)］-②［ケースの選択 (S)］をクリックする．
2 図 10.10 のダイアログボックスが現れるので，［IF 条件が満たされるケース (C)］にチェック（①）．
3 ② IF (I) をクリックすると，電卓のようなボタンが並んだダイアログボックスが現れる．
4 **経産回数**をクリック反転（灰色表示）して， ▶ （③）をクリックし，右のボックスに入れる．
5 = （④）， 1 （⑤）を順にクリックすると **経産回数＝ 1** のように表示される．これは，**経産回数が 1 のデータ行を選択することを表している**．
6 ⑥ 続行 (C) -⑦ OK をクリックすると，図 10.11 のように除外データの行番号に斜線がかかって表示される．

第10章 2元配置分散分析

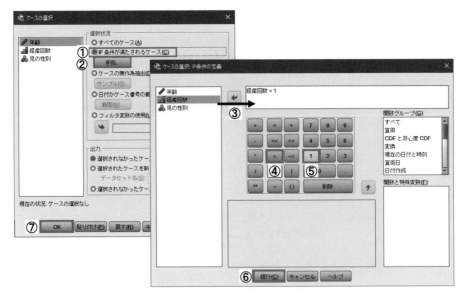

図 10.10　ケースの選択

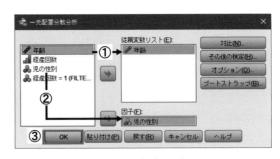

図 10.11　ケース選択後のデータ表示

図 10.12　変数の選択

　これで，データは初産の者しか選ばれていない状態となる．続いて児の性別の差を1元配置分散分析で解析する．手順は，8.3.1項（p.145）と同様に，メニューから［分析(A)］-［平均の比較(M)］-［一元配置分散分析(O)］を選択する．図10.12のようなダイアログボックスが現れるので，［従属変数リスト(E)］に年齢（①），［因子(F)］に児の性別（差を見たい要因）を入れて（②），③　OK　をクリックする．このデータ例は男と女の2水準なので，多重比較法を行うまでもなく分散分析の結果だけ

をみて男女に差があるか判定すればよい[†9]が，3つ以上の水準がある場合は，　その後の検定(H)　をクリックして，多重比較法の［Tukey(T)］をチェックしておく．

解析の結果は，図 10.13 のようになる．アミ線で囲んだ［グループ間］の行は有意確率 $p = 0.207$ なので有意水準に到達せず"初産の者では児の性別による年齢の有意な差はない"となる．以降，図 10.9〜図 10.13 の作業を，経産回数 2 人目の群における児の性別の年齢差，3 人目の群における児の性別の年齢差……と 1 つひとつくり返して検定していく．さらに，児が男の群における経産回数別の年齢差，児が女の群における経産回数別の年齢差というふうに，すべての水準で 1 元配置分散分析，そして多重比較法を行う．

分散分析

年齢

	平方和	自由度	平均平方	F 値	有意確率
グループ間	31.848	1	31.848	1.673	.207
グループ内	494.831	26	19.032		
合計	526.679	27			

図 **10.13**　解析結果

§10.7 ● SPSS による 2 元配置分散分析（くり返しのない）

さきにも述べたが，くり返しのない分散分析では，交互作用は設けない．したがって，交互作用を設けない設定にしておかねばならない．前節のデータ例はくり返しがある 2 元配置分散分析のデータ［⇒ 表 10.2 参照］であったが，くり返しのない分散分析のデータ［⇒ 表 10.1 参照］に対して上述の方法を行うと計算されない箇所が出る[†10]．そこで交互作用を設けない設定方法を解説する．

・使用するデータ：**2way-ANOVA.sav**

1　メニューから［分析(A)］-［一般線型モデル(G)］-［1 変量(U)］を選ぶ．
2　図 10.14 の①年齢を［従属変数(D)］，②経産回数，児の性別を［固定因子(F)］に移動．
3　③　モデル(M)　をクリック．④［ユーザー指定(C)］をチェック．
4　⑤経産回数をクリックして　→　で［モデル(M)］に移動．児の性別も同様に移動．⑥　続行(C)　をクリック．
5　⑦　その後の検定(H)　をクリックして，⑧経産回数と児の性別を移動．

[†9] 性別は男と女の 2 群しかないので，2 標本 t 検定を行っても間違いではない．2 標本の場合，分散分析と 2 標本 t 検定の結果は一致する．
[†10] 検定結果の有意確率が"．"だけしか出力されないときは，まず本節の方法を試してみるとよい．

第 10 章　2 元配置分散分析

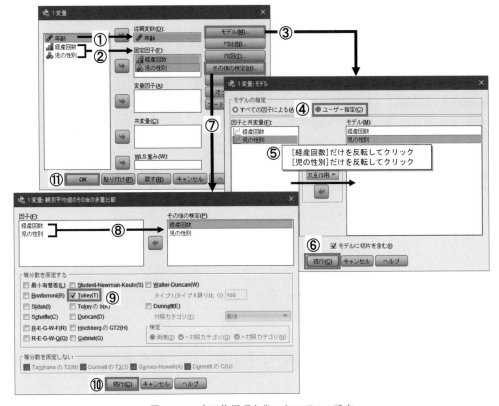

図 **10.14**　交互作用項を省いたモデルの設定

6　⑨ [Tukey(T)] にチェックを入れて，⑩ 続行(C) をクリック．

7　⑪ ＯＫ をクリック．

多重比較法の設定と結果の解釈は，くり返しがある 2 元配置分散分析と同様である．解釈は交互作用を気にしなくてもよい分，簡単である．

§10.8 ●実験計画

実験計画 design of experiments, experimental design は，データのとり方を統計的考えから体系化したものである．Fisher,R.A. により提唱されたもので，分散分析のデータのとり方として参考にされる．しかし，詳細に解説するときりがないので簡単に紹介する程度に止める．データを取得する際の助けとなるので基礎知識として備えておくと便利である．

まずは有名な Fisher の三原則を解説しよう.

◎ 10.8.1 Fisher の三原則

反復 replication
各水準（処理）ごとに測定をくり返すことをいう．測定のくり返しによって，誤差を小さくする効果を狙ったものである．

無作為化 randomization
無作為化は，各水準の測定場所・時間帯・順序などの実験上存在すると思われる影響因子を偏りなくするために，わり当てを無作為化することをいう．さまざまな影響因子に偏りがないようにするということはデータをとる上で基本である．

局所管理 local control
局所管理とは，測定場所・時間帯・順序などの系統誤差を各水準に偏りなく均等に配置することをいう．分散分析でいう誤差には，**偶然誤差 random error** と**系統誤差 systematic error** がある．偶然誤差とは，測定者の誤差とか，サンプリングの誤差，その他正体不明な誤差など，データをとる際に生じてしまう回避不可能な誤差である．対して系統誤差とは，あらかじめ予想できる誤差でかつ，データのとり方によっては各水準に均等にわりつけることができる誤差である．たとえば a_1, a_2, a_3, a_4 という水準があったとき，すべての被検者を $a_1 \to a_2 \to a_3 \to a_4$ という順序で測定すれば，後半の条件には測定者・被検者の慣れ，疲労も影響してくる．そこで 1 人目の測定では $a_1 \to a_2 \to a_3 \to a_4$ の順序で測定し，2 人目では $a_4 \to a_3 \to a_2 \to a_1$ で測定，3 人目では $a_3 \to a_4 \to a_1 \to a_2$ で測定し…，と測定の順番をバラバラにしていく方法が局所管理である．局所管理の対象となる要因は，ブロック要因である．

さて，局所管理は無意識にデータを取得する"無作為化"と矛盾する印象を受ける．しかし，局所管理はデータの層別抽出であり，無作為化よりも優先されるべきなのである．限られた小標本を扱う上で，単に無作為化を行っても実験に対して不利となる場合もある．つまり，標本の大きさが小さいときは，無作為化といえども"偏り"が現れる恐れも少なくない．局所管理を考慮した上で無作為抽出しなければならない．

◎ 10.8.2 乱塊法

乱塊法 ramdomized blocks design（または乱塊配置とよぶ）は実験配置のうちの１つの手段である．ブロック block とは農場実験の用語で，同じ条件で実験できる１つの農地（領域）のことである．もともと分散分析は農場実験から生まれた理論であるため，このような用語が使われる．いくつかの品種の苗を栽培して収穫量などを知りたいとき，栽培する農地によっては日当たりのよいところ，もともと栄養の多いところなど，品種だけでなく栽培する場所によってもずいぶんと変わってくる．そこで，この"日当たりのよいところ，もともと栄養の多いところ"を各品種均等に散らばるように計画して（これが"局所管理"である）栽培する必要がある．

要因 A が水準 a_1〜a_4 に分けられているとき，それぞれの水準をくり返して測定する１元配置分散分析を例に解説する．実験計画のうち無作為化を重視して，**各水準ごとにランダムな順番で測定する完全無作為化法 completely randomized design** というデザインがある（表 10.3）．

表 10.3 完全無作為化法による測定順序

要因 A			
a_1	a_2	a_3	a_4
1	2	7	13
3	8	12	14
9	6	4	15
5	11	10	未計測

測定の順番はまったくの無作為であるから，同じ水準の測定を続けて測定することもあるし，運よくバラバラになることもある．もちろんすべての水準で同じ回数測定できるときもあれば，欠損が生じる（未計測）ときもある．この例では，a_1 と a_2 に前半の測定が多いという偏りがあるが，それでも無作為化されている．くり返し測定数を 100 回，1,000 回と多くすれば順番の偏りは減少するであろう．しかし，時間も費用もない実験では現実的でない．

そこで，以下のような乱塊法を適用させる．表 10.4 は b_1 を a_1→a_2→a_3→a_4 の順番で測定し，b_2 を a_2→a_1→a_3→a_4 の順番で測定し……，ということを表している．この $b_1, b_2, \cdots,$ はブロック水準とよばれる．ブロック水準ごとに，**細かく測定順序を無作為化することで局所管理が成り立ち**，$b_1, b_2, \cdots,$ 間の偏りをなくそうとするのが乱塊法である．乱塊法はブロック要因 B の変動も考慮するので，とくに反復測定による分散分析 [⇒ 第 11 章（p.193）] を行うデータに有効となる [11]．

---

[11] 対象者が異なる１元配置分散分析では，各被検者１回しか測定されないから疲労や学習の影響がないこともある．それでも測定者側の要因（慣れ，疲労など）や対象の属性（身長別または体重別など）を考慮するのであれば，乱塊法のほう

表 10.4 乱塊法による測定順序

		要因 A			
		a_1	a_2	a_3	a_4
ブロック要因 B (対象者)	b_1	1	2	3	4
	b_2	2	1	3	4
	b_3	2	4	1	3
	b_4	1	3	4	2

◎ 10.8.3 ラテン方格法

ラテン方格法 Latin square design は乱塊法よりもさらに厳密な局所管理を行った実験デザインである．乱塊法ではブロック水準（表の行のこと）ごとに無作為に実験順序を変えていたが，それでも表 10.4 の列ごとに見ると a_1 に 1 または 2 回目測定が集中し，a_4 には 1 回目の測定がない，などの偏りが生じてしまう．そこで行，列とも同じ順序が重複しないような表 10.5 を考えてみた．

表 10.5 ラテン方格法による測定順序

		要因 A			
		a_1	a_2	a_3	a_4
ブロック要因 B (対象者)	b_1	1	2	4	3
	b_2	2	4	3	1
	b_3	3	1	2	4
	b_4	4	3	1	2

今度は水準 a_1 に 1〜4 のすべて，水準 a_4 にも 1〜4 のすべてが入るようになった．このようなデザインをラテン方格法という．本来，ラテン方格法は実験回数を減らすために考案されるデザインであり，非常に効率がよい．しかし，このデザインは要因の水準とブロック要因の水準（つまり行と列の数）が等しくなければならないという制約があり，未計測があってはならない．

実験回数を減らさなければならない状況（**不完備ブロック実験[デザイン]** という）では，ユーデン方格法という方法を利用できる．表 10.5 の例ではすべての水準が同回数現れているので，とくに "**釣り合い型不完備ブロックデザイン（BIBD）**" とよばれる．実験回数を減らす利点はあるが，それだけ情報量は減少する欠点がある．他にもさまざまなデザインがあるが，基本的にはここまでで十分であろう．

が妥当であろう．

《知識》14 分散分析に限らず実験データをとる際は，常に上述のような実験デザインを意識する必要がある．

◎ 10.8.4 循環法

要因の水準の整数倍のブロック水準が用意できるなら，表10.6のような**循環法 rotation method** [28] が望ましいデザインとなる．

表 10.6 循環法による測定順序

		要因 A					
		a_1	a_2	a_3	a_4	a_5	a_6
ブロック要因 （対象者）	b_1	1	2	4	6	5	3
	b_2	3	1	2	4	6	5
	b_3	5	3	1	2	4	6
	b_4	6	5	3	1	2	4
	b_5	4	6	5	3	1	2
	b_6	2	4	6	5	3	1

このデザインは各水準に同じ順序が現れないという点でラテン方格と同様の性格をもつが，**ラテン方格法よりもさらに厳密な局所管理**がなされている．測定順序において，前の試行の影響までも均等わりつけしようとするものである[†12]．表10.6は要因が6水準の場合の例である．b_1 では，$a_1 \to a_2 \to \cdots$ の順に測定されるが，他では a_1 の後に a_2 を測定する順序がない．実験の性質にもよるが，可能なかぎりこのデザインで実験できると望ましい．6水準以外の場合には以下の手順で順番表を作成する．

（1）水準に番号をつける

水準数が"8"の場合を例にとる．まず，要因の水準に $1=a_1, 2=a_2, \cdots, 8=a_8$ のように番号をつける．

[†12] 原理としては4因子のラテン方格法に該当する．これを**グレコラテン方格**ともよぶ．グレコラテン方格では交互作用をもたない4元配置分散分析となるが，ここでは"順位"要因と"前の試行"要因はブロック要因であり，実験デザイン上考慮するだけで，実際の検定には含めない．

(2) 表の1行目の値を決める

表の1行目の値を決める．要因の水準数が m 個とすると，まず左から順に 1, 2, m, 3, $m-1$, 4, $m-2$, $\cdots$ と並べていく．ここでの水準数 = 8 とした例では，1，2，8，3，7，4，6，5（この番号は（1）でつけた条件の番号である）となる（表 10.7 左の最上行を参照）．

(3) 2行目以降の値を決める

1行目の値 l が決まったら，それを基準として行が下がるごとに $l+1$, $l+2$, $\cdots$，と加えていく．値が水準の最後の値 m に達したら，再び"1"に戻って番号をつけていく．表 10.7 左の例だと，1列目においては1行目が"1"なので，2行目は"2"，3行目は"3"，$\cdots$，と並べていけばよい．3列目においては1行目が"8"なので，2行目は"1"，3行目は"2"，$\cdots$，と並べていく．最後に，表 10.7 左に該当する水準名を置きかえて（$1=a_1, 2=a_2, \cdots, 8=a_8$），表を作り直す（表 10.7 右）．あとは表 10.7 右に従ってデータをとる．なお，表 10.6 は以上の手順と同じ方法で作成したものである．

表 10.7 循環法による測定順序の割付

	測定順序
b_1	1 2 8 3 7 4 6 5
b_2	2 3 1 4 8 5 7 6
b_3	3 4 2 5 1 6 8 7
b_4	4 5 3 6 2 7 1 8
b_5	5 6 4 7 3 8 2 1
b_6	6 7 5 8 4 1 3 2
b_7	7 8 6 1 5 2 4 3
b_8	8 1 7 2 6 3 5 4

→

	測定順序							
	1st	2nd	3rd	4th	5th	6th	7th	8th
b_1	a_1	a_2	a_8	a_3	a_7	a_4	a_6	a_5
b_2	a_2	a_3	a_1	a_4	a_8	a_5	a_7	a_6
b_3	a_3	a_4	a_2	a_5	a_1	a_6	a_8	a_7
b_4	a_4	a_5	a_3	a_6	a_2	a_7	a_1	a_8
b_5	a_5	a_6	a_4	a_7	a_3	a_8	a_2	a_1
b_6	a_6	a_7	a_5	a_8	a_4	a_1	a_3	a_2
b_7	a_7	a_8	a_6	a_1	a_5	a_2	a_4	a_3
b_8	a_8	a_1	a_7	a_2	a_6	a_3	a_5	a_4

(4) 制約

循環法では，ブロック要因の水準数（たとえば対象者数）は"要因の数×整数"とならなければならない制約がある．表 10.7 の例では水準数が8なので，ブロック水準数を 8, 16, 24, $\cdots$ としていく．また，要因の水準数が奇数のときは，順序の同じ組み合わせが2つ出てくるので，表 10.7 右に該当するものと逆順序の表を作って2倍の表を作ればよい．その際には，ブロック水準数 = $2 \times m$ となる．

《知識》15　データを計画的にとるのは，あらゆる統計の基本である．したがって分散分析を行わずしても，実験計画法を踏まえてとることが望ましい．

§10.9　2元配置分散分析における注意事項

1元配置分散分析の章で述べた §8.5（p.153）の注意が，そのまま当てはまる．しかし問題がある．
2元配置分散分析に対応したノンパラメトリックな手法として**Friedman検定 Friedman test**が挙げられる．ところがFriedman検定は交互作用を検定できないので，くり返しのない2元配置分散分析のノンパラメトリックな手法である．また，後述する1要因の反復測定による分散分析のノンパラメトリックな手法といわれることもある[†13]．

さらに，不等分散のデータに対する**2元配置分散分析のWelchの検定も存在しない**．

こうしたことから解析者は困ってしまうが，以下を提案する．分散分析の後に多重比較法を行う *post-hoc* 比較は，理論的に誤りである．そうであれば，データが正規分布に従わないときや不等分散のときは，2元配置分散分析を行わないで（無視して）最初から多重比較法を行えばよい．グラフを出力して交互作用が疑わしいときは，水準ごとに多重比較法を行う．SPSSであれば不等分散の多重比較法も用意されているし，ノンパラメトリックな手法はR[⇒ 8.5.2項（p.154）] を活用するか，Bonferroniの方法を利用する．

ノンパラメトリックな手法のBonferroniの方法はつぎのように利用できる．Mann-Whitneyの検定を行って各群の差をくり返し検定し，出力された有意水準を検定のくり返し数で割って判定する．検定のくり返し数は要因の水準数 n 個のときに $n(n-1) \div 2$ で求める．例としてA，B，C群の差を検定（$\alpha = 0.05$）するときは，AとB，BとC，AとCの3つのMann-Whitneyの検定を行って，$\alpha = 0.05$ を $3(3-1) \div 2 = 3$ で割った，$\alpha = 0.05/3 = 0.0167$ を5％相当の補正した有意水準と考え，判定する．

[†13] 理論からいえば分散分析のノンパラメトリックな手法は存在しないが，慣習的にFriedman検定はこれらのノンパラメトリックな手法として扱われることもある．

11 反復測定による分散分析

いままで述べてきた分散分析とともに反復測定による分散分析も頻繁に利用される．ここでは，反復測定による分散分析の実際を述べていく．

§11.1 ●反復測定による分散分析とは

> **★適用の条件**
> - 正規分布に従うデータであること．
> - 比率尺度か間隔尺度，または一部例外として段階数の多い順序尺度のデータ．
> - 平均を比較することが意味をもつデータ．
> - 1つの標本に対して3つ以上条件を変えて，反復測定したデータ．

たとえば表11.1の例題をみてみよう．被検者4名を対象にして，ある測定値を1月～6月の各水準ごとに反復測定したデータである．いままでの分散分析と異なるのは，同一被検者を反復して何回も測定していることである．このような例は，**反復測定による分散分析 repeated measure ANOVA** とよばれる．表11.1の例では，"月"という1つの要因と，"被検者"という反復測定の要因があるので"反復測定による1要因の分散分析"という．

"月"という1つの要因と，被検者a～dの要因（被検者要因）の2つを要因と考え，くり返しのな

表 11.1　反復測定による分散分析の例

	1月	2月	3月	4月	5月	6月
被検者 a	10	12	9	20	26	30
被検者 b	10	13	15	21	27	31
被検者 c	12	12	16	18	25	29
被検者 d	11	11	14	23	25	31

い 2 元配置分散分析と考えても間違いではない[†1]．このとき**被検者要因はブロック要因であるゆえに，モデルに交互作用項は設けず，有意に差があるか否かは無視する決まり**［⇒ 10.3.3 項（p.176）］になっている．差の検定に照らし合わせると，今までの 1 元・2 元配置分散分析が 2 標本 t 検定に相当し，反復測定による分散分析は対応のある t 検定に相当する．計算理論については，いままで述べた分散分析と同様である．特別注意が必要なのは，データの**「球形性の仮定」**がおかれることである．これに関しては，実際の解析を通して解説する．

§11.2　SPSSによる反復測定による分散分析

SPSS で反復測定による分散分析を行うためには，図 11.1 のような，［反復測定(R)］の項目を指定する．しかし，これはオプション（Advanced Models）を追加している場合に表示されるので，このオプションをインストールしていなければ存在しない．

もし，このメニューがないとしても，行えないというわけではない．以降では，［反復測定(R)］がある場合と，ない場合の 2 つに分けて解説する．

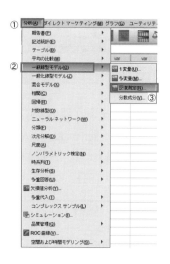

図 11.1　メニューに表示される反復測定による分散分析

[†1] 反復測定の分散分析のできない統計ソフトでは，被検者要因も要因として考え，くり返しのない 2 元配置分散分析で解析しても結果的には同じとなる．

§11.2 SPSSによる反復測定による分散分析　195

◎ 11.2.1　メニューに［反復測定］がある場合

・使用するデータ：**repANOVA.sav**

　データ例は，学童23名の身長を，継続して1年おきに計3回測定したデータである（図11.2）．測定年次によって差があるかどうかを検定したい．同一対象に対して条件を変えて反復測定したデータなので反復測定による分散分析が適用となる．いままでの分散分析で用いたデータと異なって，**各水準ごとに列に分けて入力する**［⇒ 図1.1（p.1）の形式］点に注意してほしい．

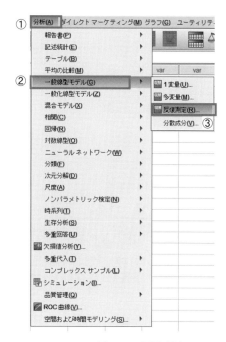

	一年目	二年目	三年目
1	142.0	146.6	150.8
2	128.4	132.7	138.2
3	126.6	131.8	138.2
4	130.3	137.2	143.0
5	128.5	133.5	138.7
6	130.5	137.1	144.0
7	127.8	134.2	142.2
8	129.2	134.1	139.5
9	131.2	137.1	142.7
10	138.2	144.3	150.3
11	130.1	137.7	147.0
12	127.6	132.6	138.5
13	132.4	138.0	142.3
14	132.6	137.5	143.3
15	135.5	140.6	145.2
16	122.0	127.0	133.3
17	136.8	142.8	148.0
18	141.0	147.0	153.9
19	124.0	128.6	132.3
20	133.1	138.1	146.1
21	131.8	138.2	148.2
22	130.7	137.3	144.5
23	130.8	136.5	142.8

図11.2　データの表示　　　　　　　図11.3　解析手順

1　図11.3で①［分析（A）］-②［一般線型モデル（G）］-③［反復測定（R）］とクリック．

2　図11.4①の入力ボックスに，日本語で**身長**と入力する．この文字はどのようなものであっても計算結果に支障はないが，なるべく要因名をつけることを推奨する．

3　②の入力ボックスに水準数を入力する．この例では，1年目〜3年目の3水準なので3を入力する．

4　 追加(A) 　をクリック（③）し， 定義 　をクリック（④）．

5　［反復測定］という新しいダイアログボックスで⑤のボックス内の変数をクリックして反転し，

（⑥）で右のボックスにすべて移動する．後は⑦ OK で終了．

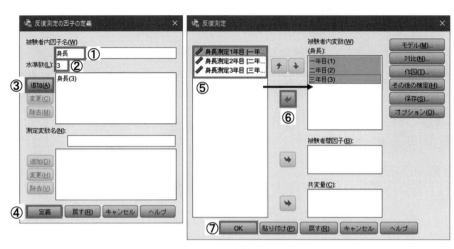

図 11.4　変数設定

◎ 11.2.2　反復測定による分散分析結果の読み方

　結果は図 11.5 以外にも出力されるが，ここには必要な部分だけ掲載しておいた．

　①の表は，Mauchlyの球形検定[†2]の結果である．これは，反復測定による分散分析の等分散性の検定［⇒ 8.5.1 項（p.153）］である．①の部分を見て有意でなければ球形性（等分散性）が保証されるので，②[球面性の仮定]の行で判定する．①の Mauchly の球形検定が有意であった場合，③の部分で判定する．[Greenhouse-Geisser][Huynh-Feldt][下限]のうちどれを用いるかは解析者に任せるが，よく知られている手法として[Greenhouse-Geisser]が用いられるようである．これについては後の §11.5 に詳しく解説しているので参考とされたい．

　この結果をまとめると，「Mauchly の球形検定の結果，$p < 0.01$ で有意であった．したがって Greenhouse-Geisser の ϵ 修正による検定の結果，3 年間にわたる平均身長は $p < 0.01$ で有意な差があった」と記述される．

　要因が有意であった場合，続いて多重比較法を行うことになろうが，このままでは多重比較法はできない．データを"くり返しのない 2 元配置分散分析"の形式［次項データ形式を参照］で並び換えて行うことになる．

[†2]SPSS では Mauchly の球面性検定となっている．

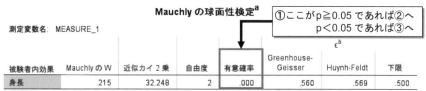

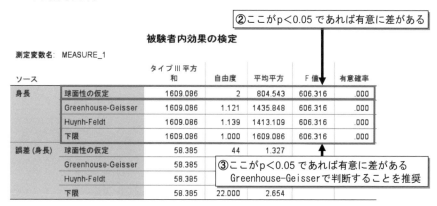

図 11.5 解析結果

◎ 11.2.3 メニューに［反復測定］がない場合と反復測定による分散分析の後の多重比較法

・使用するデータ：repANOVA(Base).sav

メニューに［反復測定(R)］がない場合は，§10.7（p.185）のくり返しのない2元配置分散分析とまったく同じ手順になる．データは repANOVA.sav の形式から，repANOVA(Base).sav の形式に並べ換えておく（図 11.6）．

また，前項の反復測定による分散分析の後に多重比較法を適用させたいときも，このデータ形式に変換して以下の手順に従う．

1 図 11.7 で①［分析(A)］－②［一般線型モデル(G)］－③［1変量(U)］をクリック．

2 図 11.8 で①［従属変数(D)］に差を見たい変数（ここでは身長），②［固定因子(F)］に要因の変数（ここでは年度）を入れる．

3 ③［変量因子(A)］に被検者を移動．反復測定による分散分析では被検者に関する要因（ブロック要因）は変量因子に入れる．

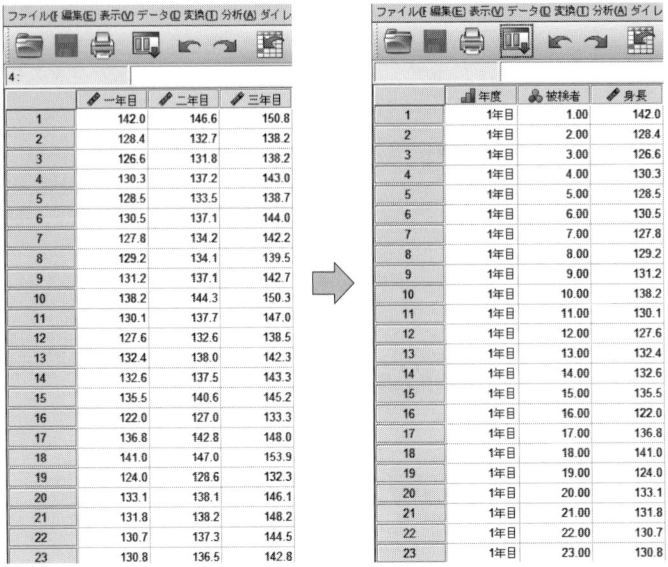

第 11 章 反復測定による分散分析

図 11.6 データの並べ換え

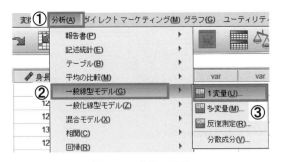

図 11.7 手法の選択

4. ④ モデル(M) をクリックして，現れたダイアログボックスの⑤[ユーザー指定(C)]にチェック．
5. ⑥年度と被検者を1つずつ[モデル(M)]に移動．
6. ⑦ 続行(C) をクリック．今度は⑧ その後の検定(H) をクリック．
7. 年度を[その後の検定(P)]に移動し（⑨），⑩[Tukey(T)]にチェックを入れて⑪ 続行 をクリックし，⑫ ＯＫ をクリックして終了．

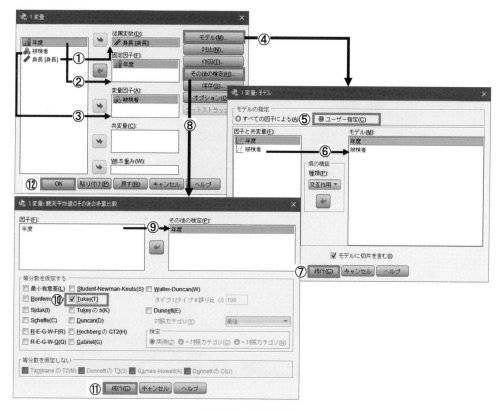

図 11.8 解析の設定

◎ **11.2.4 反復測定による分散分析と多重比較法の結果の読み方**

図 11.9 は，出力されるもののうち必要な表に限って掲載してある．

結果の読み方は 2 元配置分散分析と同じであるが，被検者要因の見方だけ異なる．反復測定による分散分析では結果の"被検者"要因の有意性は見ないことになっている．これは被検者要因がブロック要因 [⇒ 10.3.3 項（p.176）] だからである．被検者はランダムに選ばれるという性質をもつ変量因子 [⇒ 10.3.6 項（p.177）] である．

メニューに [反復測定(R)] がないときの代用として行ったのであれば，図中①が $p < 0.05$ のとき②に進んで水準間の差を見る（p.182 も参照）．なお，この方法では Mauchly の球形検定が行えない．手持ちの SPSS に反復測定がプログラムされていないのでは，仕方のないことである……．

前項の手順の後の多重比較法として行ったのであれば，②の部分で各水準間の差を判断する．

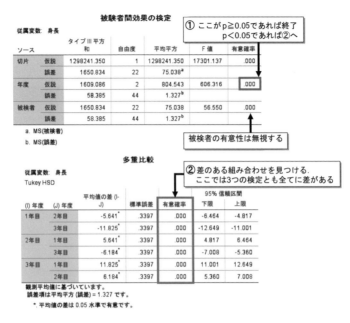

図 **11.9** 結果の解釈

§11.3 ● Friedman 検定（ノンパラメトリックな手法）

◎ 11.3.1 Friedman 検定とは

★適用の条件

- 正規分布**以外**に従うデータであること.
- 比率尺度か間隔尺度, 順序尺度のデータ.
- 中央値を比較することが意味をもつデータ.
- 1つの標本に対して3つ以上条件を変えて, 反復測定したデータ.

Friedman検定 Friedman test は, くり返しのない**2元配置分散分析**と**1要因の反復測定による分散分析**に対応したノンパラメトリックな手法である［⇒ §10.9 (p.192) も参照］.

◎ 11.3.2 SPSSによるFriedman検定

・使用するデータ：repANOVA.sav

反復測定の分散分析で用いたものと同じデータを使って検定する．データは正規分布に従わないものとする．1年から3年にわたって身長の中央値に差があるかを検定するために，Friedman検定を適用する．

データは23名の小学生に3回反復測定したデータなので，23行となっている．

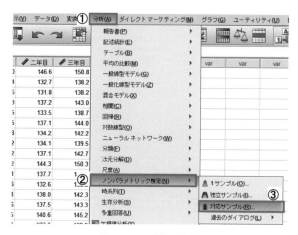

図 11.10 手法の選択

1 図11.10に従い，①［分析(A)］-②［ノンパラメトリック検定(N)］-③［対応サンプル(R)］を選ぶ．
2 図11.11に示した左上のダイアログボックスが現れるので，①［フィールド］タブをクリックする．次に，差を見たい変数（②）を ➡ ③で［検定フィールド(T)］へ移動する．
3 ④［設定］タブをクリックして，⑤［検定を選択］を選ぶ．そして，⑥［検定のカスタマイズ(C)］をクリックして，［Friedman(kサンプル)(V)］にチェック（⑦）．ちなみに，④〜⑦の手順は省略してもよい．
4 その後に，⑧ 実行 をクリックすると結果が出力される．

第 11 章 反復測定による分散分析

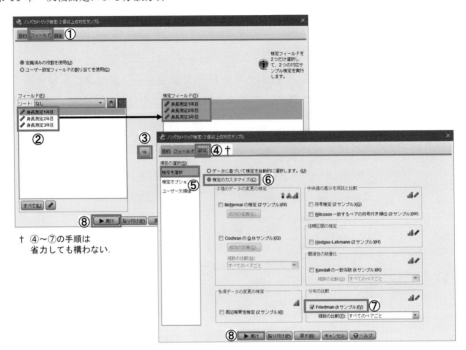

† ④〜⑦の手順は
省力しても構わない．

図 11.11 検定の設定

◎ 11.3.3 Friedman 検定の結果の読み方

図 11.12 は検定の結果である．いくつかの表が出力されるが，必要な部分だけ掲載してある．仮説検定の要約という表の[有意確率]をみれば有意に差があるかわかる．この例では，$p = .000$ なので「身長は 1〜3 年の間で有意（$p < 0.01$）に差がある」と判定する．

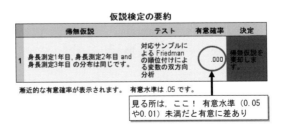

図 11.12 検定結果

◎ 11.3.4 SPSSによるFriedman検定（別の方法）

いままで述べたノンパラメトリック検定と同様に，別の方法がある．

1. 図11.13のように，①[分析(A)]-②[ノンパラメトリック検定(N)]-③[過去のダイアログ(L)]-④[K個の対応サンプルの検定(S)]の順にクリック．
2. 図11.14で比較したい変数すべてを選んで移動（①）する．
3. ② OK をクリックで終了．

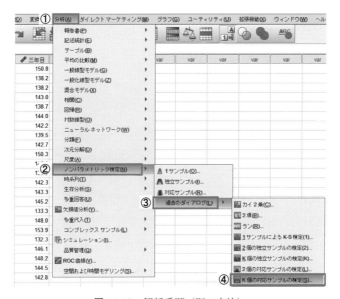

図 **11.13** 解析手順（別の方法）

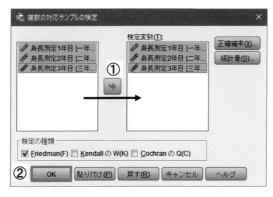

図 **11.14** 変数の選択（別の方法）

§11.4 ● 2元配置以上の分散分析と反復測定による分散分析の関係

　2元配置以上の分散分析になると，1つの要因は1元配置分散分析のような群どうしの比較で，もう1つの要因は反復測定であったりする．本書では，書面の制限上，詳細に記載することができないので，さらに複雑な分散分析を行いたい場合は，著者の姉妹書である『医療系データのとり方・まとめ方─SPSSで学ぶ実験計画法と分散分析．東京図書，2013』[16] を参考にされたい．

§11.5 ● 反復測定による分散分析における注意事項

　1元配置分散分析の章で述べた §8.5（p.153）の注意と同様である．反復測定による分散分析では，さらに球形性の仮定の問題があるので，追加しておく．

● **球形性の仮定について**

　球形性の仮定は重要な確認事項である [13]．データの球形性を検定するには**球形検定 sphericity test** を用いる．しかし，この球形検定を行うことが絶対的に正しいかはさまざまな意見が述べられており，確定した知見は得られていない [12] [13]．繁桝ら [8] には，この注意点についてわかりやすく記載されている．

　反復測定における分散分析の前に Levene の検定（等分散性の検定）を行うことは誤りである．反復測定における分散分析の前には **Mauchly** の**球形検定**（モークリー）を行って，それが有意であったとき（球形性を仮定できないとき）には，**Greenhouse-Geisser**（グリーンハウス　カイザー）の ϵ 修正，**Huynh-Feldt**（ホイン　フェルト）の ϵ 修正，または ϵ の理論的な下限値の結果を参照するというのが正当である．

　これらのうち，どの検定を使ったらよいかについては，残念ながら現状で正確なことは断言できない．一般には統計ソフトにプログラムされた Mauchly の球形検定を行って，帰無仮説が棄却されれば Greenhouse-Geisser の ϵ 修正または Huynh-Feldt の ϵ 修正を行うというのが慣例となっている．多くは Greenhouse-Geisser の ϵ 修正が用いられているようである．反復測定による分散分析では常に ϵ 修正をすべきという考え方もある．さらには，3段階 G-G 法という手順もある（図 11.15）．

§11.5 反復測定による分散分析における注意事項　205

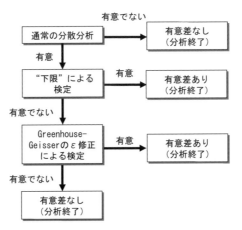

図 **11.15**　Greenhouse-Geisser の 3 段階手続き（3 段階 G-G 法）

12 検者間・検者内信頼性係数

ある測定を2回以上くり返して,「この測定法は信頼できるのだろうか？ 再現性（信頼性）は,どれくらいであろう？」ということを調べたいとする．この場合,平均の差を比較したり,相関をとるのも1つの手である．そのための指標として,近年では信頼性係数が求められている．日本ではまだ信頼性係数に関する書籍が少ないことも考慮し,少し詳細に理論的な内容も含めて解説する．

§12.1 ● 級内相関係数 (ICC) とは

★適用の条件

- 正規分布に従うデータであること．
- 比率尺度か間隔尺度,または一部例外として段階数の多い順序尺度のデータ．

ある測定の検者間または検者内信頼性の指標として,最近では**級内相関係数 Intraclass correlation coefficients**（以下,ICC[†1]）が用いられる．もちろん ICC 以外にも信頼性を表す指標はさまざま存在するし,ICC のみで完全に信頼性を表せるわけでもない．統計学分野の著書では信頼性と ICC を別記しており [9] [10],おそらく"級内相関係数"という用語を最初に用いた Fisher の著

[†1] 統計学分野では項目特性曲線（item characteristic curve）の略称を ICC として用いるため,級内相関係数を ICC と略すのは一般的ではないゆえに混乱を招く．論文などで利用する際は,まず級内相関係数と断ってその後に略す必要がある．

書 [40] の級内相関の章では"信頼性"という用語は記載されていない．信頼性の指標の1つとしてICCが利用できるという解釈が妥当であろう．

　Shrout [48] によると，ICCには3つの形式があり，合計6つの公式が提唱されている．現在のところ，Shroutの分類に基づいて使用している研究・解説論文（[6] [41] [43] など），著書（[44] など）は多い．このことから，本章ではShroutの分類に従って解説していくことにする．ICCの3つの形式はCase 1, Case 2, Case 3 とよび，それぞれの下位モデル（全6公式）にはそれぞれICC(1,1), ICC(1, k), ICC(2,1), ICC(2, k), ICC(3,1), ICC(3, k) がある．ここでは，単にICCと記すときは6つの公式すべてを指すものとする．なお，Bartko [35] は単に"ICC"と呼称し，One-way Classification, Two-way Random Model, Two-way Mixed Model の3つの場合に分類している．これらは前述のCase 1, Case 2, Case 3 に相当する．後にBartko [36] はICC(1), ICC(2), Two-way, Winer's anchor point と名称を変えている．このようにICCは一貫した記載方法が示されていないため，どの記載方法が正しいとはいえない現状であることを留意しておく．

§12.2 ● 級内相関係数 (ICC) の基礎理論

◎ 12.2.1　対象データの特性

　ICCは，平均や分散の特性を利用する分散分析の結果を利用している．したがって，分散分析の適用条件，

1. データは無作為抽出による．
2. データは正規分布に従う．
3. 各要因の水準間で等分散性が保証されている．

を満たしているのが理想である．これらのうち，少なくとも1. と2. の条件は満たされている必要がある．2. に関しては，名義尺度や平均に意味のない順序尺度データでないかぎり，条件が満たされていれば適用できる．3. の条件は，ICCを算出する上で必ずしも保証されていなければならないものではない．

◎ 12.2.2　古典的テスト理論

　古典的テスト理論 classical test theory は1950年代までに体系づけられ，教育学・心理学分野のテストで基礎となっている理論である．対して，項目応答理論 item response theory は現代テスト

理論とよばれ，古典的テスト理論の問題を解決すべく 1950 年代以後に発展してきたものである．

信頼性モデルの構造，理論は後に述べるとして，ここでは古典的テスト理論で用いる代表的な信頼性係数の推定方法を述べておく．なお，これらの数理的な詳細については解説しない．

再検査法 test-retest method

同じ被検者を対象に数回の検査をくり返して，その一貫性を見ようとするのが再テスト信頼性 test-retest reliability である．計算理論は，くり返しテスト間の真の値と誤差の分散は同じであると仮定して検査間の相関係数を求める．しかし，計算の前提として"くり返し測定間の誤差の共分散を 0 とする"といった条件がつく[†2]．同一の対象をくり返し測定するといった場合は，この条件を受け入れることが難しくなるため，問題が生じてしまう．この使用に関しては否定的意見が多い．

平行テスト法 parallel test method

内容的に同等と認められる複数の検査をくり返し適用させてそれらの信頼性を検討するときは，平行測定法による信頼性 parallel form reliability が用いられる．これには強平行 strongly parallel measurement（厳密平行ともよばれる）と弱平行 weakly parallel measurement があり，前者はテスト間の被検者の真の値が同一であり，誤差分散は等しいという仮定が存在し，後者は真の値は異なってもよいとする点で異なる．なお，弱平行によって求められた値は後に紹介する Cronbach の α 係数や ICC(3,1) と一致する．

折半法 split-half method

上述の問題を解決すべく考えられた折半法は，検査項目の内容を 2 つに分割して，その 2 つの評価項目どうしの信頼性を求める手順である．平行テスト法と比較して，2 つのテストを同時に施行できるという利点がある．とくに，偶数番号の項目と奇数番号の項目を 2 つに分ける奇偶法 odd-even method はよく用いられる．計算には Spearman-Brown の公式を用いる．これをもとに一般化した公式，Kuder-Richerdson の公式 20（KR-20）と Kuder-Richerdson の公式 21（KR-21）が導かれた．下位項目が 2 項分布に従うデータ（0–1 型のダミーデータ）である場合は KR-20 を，下位項目間で正答率が等しい（難易度が均等な）場合は KR-21 を利用することができる．

α 係数 Cronbach's coefficient alpha

Cronbach（クロンバック）の α 係数は内部一貫性または内的整合性を求めるものである[†3]．計算も簡単であり，利用される機会が多い．評価法 A が下位項目数 n で構成されているとき，n 個項目の内的整合性の

[†2]現在は，この仮定を必要としない方法も存在する．
[†3]信頼性そのものではないことに注意．高い内的整合性が高い信頼性を意味するのではない．

下限値を求めることができる．なお，ICC(3,k) は α 係数と一致する．

♠ 補足 ♠7 古典的テスト理論での仮定条件

測定値 X_i が真の値 T_i と誤差 E_i で構成されているとすると，古典的テスト理論では以下の2つの仮定が必要とされる．E は期待値（母平均），Var は母分散，Cov は共分散を表す．

1) 誤差の平均は 0 である．

$$E(E_i) = 0 \tag{12.1}$$

したがって，

$$\mu(X) = E(X_i) = E(T_i + E_i) = E(T_i) + E(E_i) = \mu(T) \tag{12.2}$$

2) 誤差と真の値は独立である．

$$\mathrm{Cov}(T, E) = \rho(T, E) = 0 \tag{12.3}$$

したがって，

$$\begin{aligned}\sigma^2(X) &= \mathrm{Var}(T) + \mathrm{Var}(E) + 2\mathrm{Cov}(T, E) \\ &= \mathrm{Var}(T) + \mathrm{Var}(E)\end{aligned} \tag{12.4}$$

以上より信頼性係数 ρ は，

$$\rho(X) = \frac{\mathrm{Var}(T)}{\mathrm{Var}(X)} \tag{12.5}$$

と表せる．古典的テスト理論には，現実には上記の仮説に適応できないということと，誤差分散を単一項でまとめてしまっているという問題がある．

♠ 補足 ♠8 Spearman-Brown の公式

2つ（または2つ以上）の下位テストを X_1, X_2 とし，T_1, T_2 を真の値，E_1, E_2 を誤差とする．なお，X_1, X_2 は強平行測定であると仮定する．したがって，$X = (X_1+X_2)/2, T = (T_1+T_2)/2$ である．T_1, T_2 は強平行測定だから，

$$\mathrm{Var}(X_1) = \mathrm{Var}(X_2) \tag{12.6}$$

$$\mathrm{Var}(T_1) = \mathrm{Var}(T_2) \tag{12.7}$$

である．ところで $X_1(=(X_{11}, X_{12}, \cdots, X_{1i})), X_2(=(X_{21}, X_{22}, \cdots, X_{2i}))$ の共分散の性質は，

$$\begin{aligned}\mathrm{Cov}(X_1, X_2) &= E[(X_{1i} - \mu(X_1))(X_{2i} - \mu(X_2))] \\ &= E[(T - \mu(T) + E_{1i})(T - \mu(T) + E_{2i})] \\ &= E[(T - \mu(T))^2] + E[(T - \mu(T))E_{2i}] + E[E_{1i}(T - \mu(T))] + E[E_{1i}E_{2i}] \\ &= \mathrm{Var}(T)\end{aligned} \tag{12.8}$$

と変形できる．これと，

$$\rho(X_1, X_2) = \frac{\mathrm{Cov}(X_1, X_2)}{\mathrm{Var}(X_1)\mathrm{Var}(X_2)} = \frac{\mathrm{Cov}(X_1, X_2)}{2\mathrm{Var}(X_1)} \tag{12.9}$$

を利用して，(12.5) 式は，

$$\begin{aligned}
\rho(X) &= \frac{\mathrm{Var}(T)}{\mathrm{Var}(X)} = \frac{\mathrm{Var}(T_1+T_2)}{\mathrm{Var}(X_1+X_2)} = \frac{\mathrm{Var}(T_1)+\mathrm{Var}(T_2)+2\mathrm{Cov}(T_1,T_2)}{\mathrm{Var}(X_1)+\mathrm{Var}(X_2)+2\mathrm{Cov}(X_1,X_2)} \\
&= \frac{2\mathrm{Var}(T_1)+2\mathrm{Cov}(T_1,T_2)}{2\mathrm{Var}(X_1)+2\mathrm{Cov}(X_1,X_2)} = \frac{4\mathrm{Var}(T_1)}{2\mathrm{Var}(X_1)[1+\rho(X_1,X_2)]} \\
&= \frac{2\cdot 2\mathrm{Cov}(X_1,X_2)}{2\mathrm{Var}(X_1)[1+\rho(X_1,X_2)]} \\
&= \frac{2\rho(X_1,X_2)}{1+\rho(X_1,X_2)} \\
&= \frac{2\rho(X_1)}{1+\rho(X_1)} \tag{12.10}
\end{aligned}$$

に変形される．(12.10) 式が Spearman-Brown の公式である．しかし，上述した仮定が必要とされることに注意しなければならない．

◎ 12.2.3 一般化可能性理論

古典的テスト理論の延長として**一般化可能性理論 generalizability theory** がある．一般化可能性理論とは分散分析を利用して分散成分を分割し，その一般化によって測定の信頼性を推定する方法である．一般化可能性理論は被検者・検者・課題など，それぞれの誤差が入りこむ状況で，どこまで一般化が可能であるかといった指標を与える．ICC はこの一般化可能性理論における信頼性の指標（一般化可能性係数）の一部である．

一般化可能性理論では，分散を推定する実験計画の過程を **G 研究 generalizability study**（一般化可能性研究），分散分析の影響を推定し，適切なテスト使用計画を立てる過程を **D 研究 decision study**（決定研究）とよぶ．たとえば，A という評価法の信頼性を知りたいとしよう．無作為に選ばれた検者によって A を測定し，測定のばらつき（分散）を求めることが G 研究である．ICC(1,1)，ICC(2,1)，ICC(3,1) 式は G 研究として用いられる．A のばらつきが推定できたら，次に複数検者の評点の平均を利用した A の信頼性を求める（D 研究）．D 研究では特定の検者または被検者を対象として"信頼性"を検討する．ICC(1,k)，ICC(2,k)，ICC(3,k) 式は D 研究のために用いる．まず G 研究として A 評価法の測定を行い，ばらつきがどの程度か推定してから，D 研究として検者の平均を利用して信頼性を検討する．

このように信頼性の検討をする際には，解析の前に"データはどのように構成されていて，その中での何を見たいのか"という目的を明確に決めておかないと，手法選択の決定が困難となり，誤った結果を招くことになる．

◎ 12.2.4 平均平方和の期待値

ICC を計算する上で平均平方和の期待値の構成を理解しておくことは重要である．ICC は分散分析で算出される平均平方和の期待値を利用して推定するからである．その平均平方和と期待値は表 12.1 のようにまとめられる [48]．この表の値についてとくに理論的な面を理解する必要はないが，表に記した値の構造を念頭においておくと ICC の理解が平易となる．

表 **12.1** 各平均平方和の期待値

変量	df	MS	期待値		
			1要因の変量モデル	2要因の変量モデル	2要因の混合モデル
被検者間	$n-1$	BMS	$k\sigma_T^2 + \sigma_W^2$	$k\sigma_T^2 + \sigma_I^2 + \sigma_E^2$	$k\sigma_T^2 + \sigma_E^2$
被検者内	$n(k-1)$	WMS	σ_W^2	$\sigma_J^2 + \sigma_I^2 + \sigma_E^2$	$\theta_J^2 + f\sigma_I^2 + \sigma_E^2$
検者間	$(k-1)$	JMS	–	$n\sigma_J^2 + \sigma_I^2 + \sigma_E^2$	$n\theta_J^2 + f\sigma_I^2 + \sigma_E^2$
残差	$(n-1)(k-1)$	EMS	–	$\sigma_I^2 + \sigma_E^2$	$f\sigma_I^2 + \sigma_E^2$

$f = k/(k-1)$；$\theta_J^2 = \sum a_i^2/(k-1)$ と不偏推定値となっていることに注意

n は被検者数，k は ICC Case 1 のときはくり返し測定数，ICC Case 2 と Case 3 の場合は検者数に該当する．分散分析では表 12.1 中 2 列目の平均平方和 MS（BMS・WMS・JMS・EMS）が求められる．実際にはこれらを利用して ICC を求める．平均平方和の期待値は 3 列目以降に記載されている．1 要因の変量モデル（Case 1）は 1 元配置分散分析，2 要因の変量モデル（Case 2）または混合モデル（Case 3）は 2 元配置分散分析に該当する．

2 要因の変量モデルと比べて，2 要因の混合モデルでは期待値の中に "f" と "θ" の係数が付記されている点で異なる．混合モデルでは検者間要因と交互作用（表 12.1 中では "残差"）要因における期待値が母数として与えられるため，不偏推定値としてある[†4]．なお，Bartko [35] では 2 要因の混合モデルにおける期待値は表 12.1 と一部異なっている．

[†4] 変量モデルと固定（母数）モデルの違いの特徴である．文献によっては混合モデル（変量因子と母数因子の両方を含むモデル）における EMS を θ_J^2 とせず σ_J^2 とし，σ_I^2 の係数 f を略記しているものも多い．

§12.3 ● 級内相関係数（パラメトリックな手法）

ICC は Case 1, 2, 3 に大別され，さらにそれぞれ 2 つの公式に分けられる．したがって，以降で説明する公式は全部で 6 つになる．どのタイプも値は 0〜1 の範囲をとり，1 に近づくほど信頼性は高いということになる．まれに 0 以下の値が求められるが，その場合は 0 と考える．

◎ 12.3.1 Case 1

4 人の被検者を対象として立位体前屈を測るとする．各被検者は 1 人の検者によって 3 回反復測定される（表 12.2）．このときに，3 回反復測定の再現性（信頼性）はどれくらいかを知りたい．これは**検者内信頼性 Intra-rater reliability** といわれ，Case 1（表 12.1 中，1 要因の変量モデル）の ICC(1,1) と ICC(1,k) によって求めることができる．

表 **12.2** Case 1 の例；検者内信頼性

	1 回目	2 回目	3 回目
被検者 a	-4.0	0.0	-1.0
被検者 b	21.0	24.0	26.0
被検者 c	13.5	14.0	13.5
被検者 d	-12.5	-13.0	-11.0

ICC(1,1) の理論を説明する．いま，1 人の検者が n 人の被検者に対して k 回くり返し測定を行ったとすると測定値 x_{ij} は，

$$x_{ij} = \mu + T_i + W_{ij} \tag{12.11}$$

（μ: 期待値，T_i: 被検者 i の効果，W_{ij}: 被検者 i の j 回目の測定誤差，$i = 1, 2, \cdots, n; j = 1, 2, \cdots, k$）

のような構造モデルで表せる．

それぞれの項の分散 σ_x^2 は，

$$\sigma_x^2 = \sigma_T^2 + \sigma_W^2 \tag{12.12}$$

となる．結局求めるものは全体的な分散 $\sigma_T^2 + \sigma_W^2$ に対する真の値 σ_T^2 なので，

$$\rho = \frac{\sigma_T^2}{\sigma_T^2 + \sigma_W^2} \tag{12.13}$$

である．この (12.13) 式が ICC(1,1) となる．これを求めるために表 12.1 中の BMS, WMS を利

用すると，Case 1 における BMS, WMS の期待値は，

$$\text{BMS} = k\sigma_T^2 + \sigma_W^2 \tag{12.14}$$

$$\text{WMS} = \sigma_W^2 \tag{12.15}$$

となる．(12.14) 式と (12.15) 式から $\sigma_T^2 = (\text{BMS} - \text{WMS})/k$ が導かれ，これらを (12.13) 式に代入すると，

$$\begin{aligned}
\text{ICC}(1,1) &= \frac{(\text{BMS} - \text{WMS})/k}{(\text{BMS} - \text{WMS})/k + \text{WMS}} \\
&= \frac{\text{BMS} - \text{WMS}}{\text{BMS} - \text{WMS} + k \cdot \text{WMS}} \\
\therefore \text{ICC}(1,1) &= \frac{\text{BMS} - \text{WMS}}{\text{BMS} + (k-1)\text{WMS}}
\end{aligned} \tag{12.16}$$

が求められる．

以上では ICC(1,1) によって再現性（信頼性）を推定した．今度は 1 人の検者が，被検者 n 人を k 回測定した平均をデータとした場合，どれくらいの信頼性となっているかを知りたいとする．複数回測定の平均を用いれば，より信頼性を高めることができる．何回測定した平均を用いればよいかの計算手順は 12.7.1 項を参照されたい．

k 回測定の平均の信頼性を知るためには，(12.13) 式を利用して，

$$\rho = \frac{\sigma_T^2}{\sigma_T^2 + \sigma_W^2/k} \tag{12.17}$$

を求める．この (12.17) 式と (12.13) 式は右辺分母の第 2 項が σ_W^2/k となっている点で異なる．つまり，k 回くり返し測定の平均的な誤差分散を利用する．そうしなければ，k を増やすほど，誤差分散が大きくなる．(12.17) 式は ICC(1,k) になる．

(12.14) と (12.15) 式を (12.17) 式に代入すると，

$$\text{ICC}(1,k) = \frac{\text{BMS} - \text{WMS}}{\text{BMS}} \tag{12.18}$$

が求まる．ICC(1,k) の k は計算に直接関係するものではなく，データを平均した回数の数値を記載する．たとえば，3 回反復測定の平均を用いたのであれば ICC(1,3) と記す．

◎ 12.3.2 Case 2

今度は立位体前屈を 3 人の検者によって 4 人の被検者を測定した場合（表 12.3）に，検者どうしの再現性（信頼性）はどれくらいかを知りたいとする．これを**検者間信頼性 Inter-rater reliability**

という．

表 **12.3** Case 2 の例：検者間信頼性

	検者 A	検者 B	検者 C
被検者 a	−4.0	0.0	−1.0
被検者 b	21.0	24.0	26.0
被検者 c	13.5	14.0	13.5
被検者 d	−12.5	−13.0	−11.0

k 人の検者が n 人の被検者を測定した場合を想定する．Case 1 と同様に構造モデルを考えると，

$$x_{ij} = \mu + T_i + J_j + I_{ij} + E_{ij} \tag{12.19}$$

(μ: 期待値，T_i: 被検者 i の効果，J_j: 検者 j の効果，I_{ij}: 検者と被検者の交互作用，

E_{ij}: 被検者 i の j 回目の測定誤差，$i=1,2,\cdots,n; j=1,2,\cdots,k$)

と表せる．これは (12.11) 式に J_j と I_{ij} が加えられた形となっている．このモデルでは検者間信頼性も問うため，J_j が存在するのである．I_{ij} は 2 元配置分散分析での交互作用に該当し，検者と被検者の相互関係を考慮している．たとえば，検者 A による測定値が被検者 a>b>c で，検者 B の測定値も a>b>c であったとする．逆に検者 C は被検者 a<b<c となれば，このパターンの異なりは検者 C 固有の影響なのか，被検者の影響なのか判別できない．このようなときに交互作用として考慮しておく必要がある．

Case 1 のときと同様に，さまざまなばらつきの中の真の値の分散 σ_T^2 を求めるために，

$$\rho = \frac{\sigma_T^2}{\sigma_T^2 + \sigma_J^2 + \sigma_I^2 + \sigma_E^2} \tag{12.20}$$

と考える．これは検者間信頼性（ばらつきの程度）を求める ICC(2,1) とよばれる．

表 12.1 の推定値を用いると，

$$\text{BMS} = k\sigma_T^2 + \sigma_I^2 + \sigma_E^2 \tag{12.21}$$

$$\text{JMS} = n\sigma_J^2 + \sigma_I^2 + \sigma_E^2 \tag{12.22}$$

$$\text{EMS} = \sigma_I^2 + \sigma_E^2 \tag{12.23}$$

となっていることがわかる．これらを変形して，

$$\sigma_T^2 = (\text{BMS} - \text{EMS})/k \tag{12.24}$$

$$\sigma_J^2 = (\text{JMS} - \text{EMS})/n \tag{12.25}$$

を (12.20) 式に代入すると，

$$\mathrm{ICC}(2,1) = \frac{(\mathrm{BMS} - \mathrm{EMS})/k}{(\mathrm{BMS} - \mathrm{EMS})/k + (\mathrm{JMS} - \mathrm{EMS})/n + \mathrm{EMS}}$$

$$\therefore \mathrm{ICC}(2,1) = \frac{\mathrm{BMS} - \mathrm{EMS}}{\mathrm{BMS} + (k-1)\mathrm{EMS} + k \cdot (\mathrm{JMS} - \mathrm{EMS})/n} \tag{12.26}$$

となる．

Case 1 と同様に，検者 k 人で被検者 n を測定した平均のデータに対して検者間信頼性を知りたいときには (12.20) 式分母の誤差を平均して，

$$\mathrm{ICC}(2,k) = \frac{\sigma_T^2}{\sigma_T^2 + (\sigma_J^2 + \sigma_I^2 + \sigma_E^2)/k}$$

$$\therefore \mathrm{ICC}(2,k) = \frac{\mathrm{BMS} - \mathrm{EMS}}{\mathrm{BMS} + (\mathrm{JMS} - \mathrm{EMS})/n} \tag{12.27}$$

を利用する．3 人の検者による測定の平均データを用いるのであれば ICC(2,3) と記す．

◎ 12.3.3 Case 3

Case 2 と同じ検者間信頼性でも，**検者が特定されているときの検者間信頼性**——ICC(3,1) と ICC(3,k)——を説明する（形式的には表 12.3 と同じデータ）．ICC Case 2 は想定した母集団からの検者であれば誰でもよい．つまり，表 12.3 の検者 A，B，C は別な検者にもなりうると考えて一般化している．しかし，ICC Case 3 は**特定の検者**だけの**検者間信頼性を知りたいときに使われる**．将来的にも表 12.3 の検者 A，B，C でしか測定しないと考える．評価の整合性を重視する指標なので，検者どうしの値が異なっていても，値の平行関係が成り立っていればよいという考え方である．通常の信頼性を検討する研究では，使う機会は少ないと思われる．

構造モデルは (12.19) 式と同様であるが，検者間の効果を省いた混合モデルとしている点が異なる．このことから，

$$\rho = \frac{\sigma_T^2 - \sigma_I^2/(k-1)}{\sigma_T^2 + \sigma_I^2 + \sigma_E^2} \tag{12.28}$$

として求める．

Case 1，Case 2 と同じく，表 12.1 の BMS，EMS を変形して，

$$\sigma_T^2 = (\mathrm{BMS} - \sigma_E^2)/k \tag{12.29}$$

$$\sigma_I^2 = (k-1)(\mathrm{EMS} - \sigma_E^2)/k \tag{12.30}$$

とし，(12.28) 式に代入すると，ICC(3,1) が求まる．

$$\mathrm{ICC}(3,1) = \frac{(\mathrm{BMS}-\sigma_E^2)/k - (k-1)(\mathrm{EMS}-\sigma_E^2)/k \cdot 1/(k-1)}{(\mathrm{BMS}-\sigma_E^2)/k + (k-1)(\mathrm{EMS}-\sigma_E^2)/k + \sigma_E^2}$$

$$\therefore \mathrm{ICC}(3,1) = \frac{\mathrm{BMS}-\mathrm{EMS}}{\mathrm{BMS}+(k-1)\mathrm{EMS}} \tag{12.31}$$

Case 1, Case 2 と同様に k 回測定した平均で信頼性を計算したいときには，交互作用がないと仮定して ICC(3,k) を求める．(12.28) 式を変形すると，

$$\rho = \frac{\sigma_T^2}{\sigma_T^2 + \sigma_E^2/k} \tag{12.32}$$

となる．表 12.1 最終列の EMS で交互作用 (σ_I^2) がないものと考えて，

$$\mathrm{BMS} = k\sigma_T^2 + \sigma_E^2 \tag{12.33}$$

$$\mathrm{EMS} = \sigma_E^2 \tag{12.34}$$

となるから，これらを (12.32) 式に代入して，

$$\mathrm{ICC}(3,k) = \frac{\mathrm{BMS}-\mathrm{EMS}}{\mathrm{BMS}} \tag{12.35}$$

が求める式である．ICC(3,k) も上述と同様に表現する．

♠ 補足 ♠9

k 人の同一被検者群を対象として n 人の検者によって測られたデータは，互いに従属となる．したがって，分散の性質 [⇒ §8.3 (p.141) を参照] から，交互作用 I_{ij} の分散の和は，

$$\mathrm{Var}\left(\sum_{j=1}^{k} I_{ij}\right) = k \cdot \mathrm{Var}(I_{ij}) + k(k-1)\mathrm{Cov}(I_{ij}, I_{i'j}) \tag{12.36}$$

と表せる．固定モデルでは，検者間のばらつきは存在せず，かつ検者間の分散は等しくなるため，(12.36) 式 = 0 となり，かつ $\mathrm{Var}(I_{ij}) = \mathrm{Var}(I_{i'j})$ である ($i \neq i'$)．したがって，$\mathrm{Cov}(I_{ij}, I_{i'j}) = \mathrm{Var}(I_{ij})$ であり，これらから $\mathrm{Cov}(I_{ij}, I_{i'j}) = -\sigma_I^2/(k-1)$ が導かれる．これは交互作用に影響する検者間の共分散であるから，(12.28) 式では分子からその分，引いている．

交互作用項の処理については上記とは別の考え方もある．Bartko [35] では (12.28) 式を，

$$\rho = \frac{\sigma_T^2}{\sigma_T^2 + \sigma_I^2 + \sigma_E^2} \tag{12.37}$$

と定義している．また，表 12.1 の EMS の期待値を EMS = $\sigma_I^2 + \sigma_E^2$ と記載している．

この EMS と BMS を (12.37) 式に代入して,

$$\mathrm{ICC}(3,1) = \frac{\mathrm{BMS} - \mathrm{EMS} + \sigma_I^2}{\mathrm{BMS} + (k-1)\mathrm{EMS} + \sigma_I^2} \tag{12.38}$$

が得られる.まず,交互作用項が存在するかしないか不明な状態と仮定すると,

$$\mathrm{ICC}(3,1) \cong \frac{\mathrm{BMS} - \mathrm{EMS}}{\mathrm{BMS} + (k-1)\mathrm{EMS}} \tag{12.39}$$

となり,これを下限値とする((12.31)式と同じになる).
　次に交互作用は必ず存在すると仮定すると,$\mathrm{EMS} \leqq \sigma_I^2$ であるから,最大値は $\mathrm{EMS} = \sigma_I^2$ となり,

$$\mathrm{ICC}(3,1) = \frac{\mathrm{BMS}}{\mathrm{BMS} + k\,\mathrm{EMS}} \tag{12.40}$$

が求まる.つまり,ICC(3,1) 式は (12.39) 式 $\leqq$ ICC(3,1) $\leqq$ (12.40) 式 の範囲に存在するとして表す考え方である.

§12.4 ● SPSS による級内相関係数

　ICC の理論は面倒であるが,SPSS ではメニューにプログラムされているので簡単に行うことができる.検者内信頼性や検者間信頼性を知りたいという場合は,特殊な事情がないかぎり ICC(1,1),ICC(2,1),ICC(3,1) を利用する.

・1 人の検者で 2 回以上くり返し測定した値の検者内信頼性を知りたい
　　→　ICC(1,1)
・2 人以上の検者それぞれが 1 回ずつ測定した値の検者間信頼性を知りたい
　　→　ICC(2,1)
・検者間信頼性を知りたいが,特定の検者の検者間信頼性を知りたい
　　→　ICC(3,1)

◎ 12.4.1 　検者内信頼性(ICC Case 1)

・使用するデータ:icc.sav
　1 人の検者が,36 人の被検者を対象に立位体前屈を 3 回くり返して計測した.検者内信頼性はどれくらいかを知りたいので ICC Case 1 を求める.データはくり返した回数分だけ列ごとに分けて入力する.

§12.4 SPSSによる級内相関係数　219

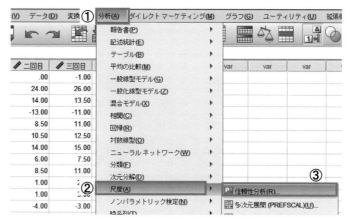

図 12.1　解析の手順

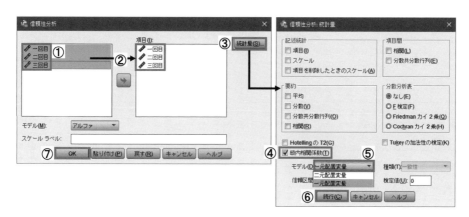

図 12.2　手法の選択

1　図12.1でメニュー①[分析(A)]−②[尺度(A)]−③[信頼性分析(R)]と進める．
2　図12.2のダイアログボックスで，解析したい変数をすべて選択（①）し，▶で右の[項目(I)]欄に移動（②）する．
3　③ 統計量(S) をクリック．
4　新たなダイアログボックスで[級内相関係数(T)]のところをチェック（④）する．
5　⑤[モデル(D)]のところで，▶をクリックして，[一元配置変量]を選択する．その後，⑥ 続行(C) −⑦ OK をクリックする．

ICC Case 1 の結果は，図12.3の通りとなる．さまざまな表が出力されるが，この表だけを見れ

ばよい．表中上段行の[単一測定値]が ICC(1,1) となる．したがって，この結果では **0.974** である．下段の[平均測定値]は ICC(1,k) である．もし，このデータの 3 回平均の信頼性を求めたいなら[†5]，ICC(1,3) は **0.991** となる．ICC は 0〜1 の範囲をとり，相関係数と同じように解釈するので，0.974 という値は非常に高い信頼性である．基準については 12.7.1 項も参照されたい．係数の有意性は，表の右にある[有意確率]で判断できる．この例だと **.000** なので「ICC の値は $p < 0.01$ で有意に 0 ではない」といえる．ICC(1,1) で $\rho = 0.974$ であった．ICC(1,3) は $\rho = 0.991$ となっている．ICC(1,1) でも十分高いので，立位体前屈の測定は 1 人の検者が 1 回測定すれば十分である，と結論づける．

級内相関係数

	級内相関	95% 信頼区間		真の値 0 を使用した F 検定			
		下限	上限	値	自由度 1	自由度 2	有意確率
単一測定値	.974	.955	.986	111.626	35	72	.000
平均測定値	.991	.984	.995	111.626	35	72	.000

人的効果が変量であるときの一元変量効果モデル．

図 **12.3** ICC Case 1 の結果

◎ 12.4.2 検者間信頼性（ICC Case 2，ICC Case 3）

・使用するデータ：**icc.sav**

　検者間信頼性としては，ICC Case 2，ICC Case 3 が適用となる．たとえば，icc.sav の例で "1 回目・2 回目・3 回目" のところを "検者 A・検者 B・検者 C" として検者 A〜C 間の再現性，つまり検者間信頼性を見たいとする．通常，検者間信頼性を知るときには ICC Case 2 を利用する．ICC Case 3 も検者間信頼性を表すものだが，滅多に使うことはない．

　これら手法の解析手順は，ほとんど ICC Case 1 と同様である．異なるのは，図 12.4 の①[モデル(D)]と，②[タイプ(P)]の指定である．

　・ICC Case 2 を求めたいなら，[モデル(D)]⇒[二元配置変量]，[タイプ(P)]⇒[絶対一致]にする．

　・ICC Case 3 を求めたいなら，[モデル(D)]⇒[二元配置混合]，[タイプ(P)]⇒[一致性]にする．

　出力された結果の見方も，Case 1 のときと同様である．"級内相関係数" の表中上段は，それぞれ ICC(2,1)，ICC(3,1) を表し，下段は ICC(2,k)，ICC(3,k) を表す．つまり，3 人で測定した平均データを求めて ICC(2,3)，ICC(3,3) を表している．事前に，何回測定した平均を使えばよいかを決めるには 12.7.1 項を参照されたい．

[†5] 通常，この段階で 3 回の平均が妥当かはわからない．12.7.1 項を参照してから決める．

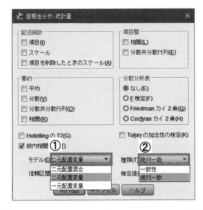

図 **12.4** ICC Case 2 と ICC Case 3 の設定

§12.5 カッパ係数とは（ノンパラメトリックな手法）

> ★適用の条件
> - 名義尺度または順序尺度のデータ．

　測定の一致度の指標として，**カッパ係数** κ **coefficient**（κ 係数）も用いられることが多い．名義尺度または順序尺度のデータに適用されるノンパラメトリックな手法である．カッパ係数は，検者内信頼性も検者間信頼性も同じ方法で求める[†6]．これは ICC と同様に 0〜1 の範囲をとり，解釈方法も同じである．

§12.6 SPSS によるカッパ係数

・使用するデータ：**kappa.sav**

　A と B の医師が，数名の患者に対して疾患 A の陽性・陰性を検査したとする．A と B の判定の一致度（信頼性）を知りたい．kappa.sav は分割表を参照して作成してある．

　まず，データを読みこみ（図 12.5），7.3.3 項（p.129）を参照してデータの"重み付け"をする．図 12.6 のように，メニューの①[分析(A)] − ②[記述統計(E)] − ③[クロス集計表(C)]と進めていく．

　図 12.7 のダイアログボックスが現れるので，検査者① A・② B の変数を[行(O)]と[列(C)]に移動する．その後，③ 統計量(S) をクリックする．新たに現れた図 12.8 のダイアログボックスから，

[†6] ただし，SPSS では検者内信頼性としては 2 回まで，検者間信頼性としては検者 2 人までしか対応していない．

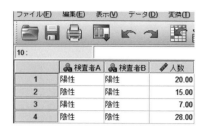

図 **12.5**　データ

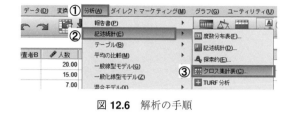

図 **12.6**　解析の手順

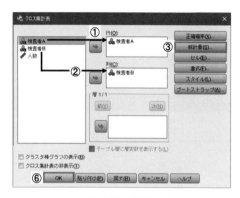

図 **12.7**　変数の設定

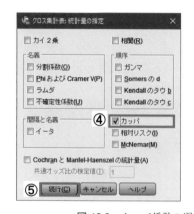

図 **12.8**　カッパ係数の選択

検査者A と 検査者B のクロス表

度数

		検査者B		
		陰性	陽性	合計
検査者A	陰性	28	15	43
	陽性	7	20	27
合計		35	35	70

対称性による類似度

		① 値	漸近標準誤差[a]	近似 t ②	近似有意確率
一致の測定方法	カッパ	.371	.108	3.192	.001
有効なケースの数		70			

a. 帰無仮説を仮定しません。

b. 帰無仮説を仮定して漸近標準誤差を使用します。

図 **12.9**　解析結果

④［カッパ(K)］をチェックし，⑤ 続行(C) －図 12.7 の⑥ OK をクリックする．

図 12.9 のような内容が出力される．図中の①がカッパ係数で，②がその有意性である．この例では，カッパ係数は $\kappa = 0.371$，$p < 0.01$ で有意となる．12.7.1 項の判断基準を頼りにすると，判定は“fair（普通）”となり，有意であるがそれほど再現性は高くないといえる．

§12.7 検者間・検者内信頼性係数における注意事項

12.7.1 ICCについての注意点

● ICC(1,1), ICC(2,1), ICC(3,1) の大きさの関係

ある特定のデータを対象にICC(1,1), ICC(2,1), ICC(3,1), それぞれの値を求めたとき, ほとんどはICC(1,1)≦ICC(2,1)≦ICC(3,1)の関係にあるといわれる[41]. しかし, ICC値が0に近似するときや被検者のばらつきが大きいときなどはICC(1,1) > ICC(2,1)の場合もある. 同一のデータであってもICCのCaseによって値は大きく異なることがある. Case適用に誤りがないように注意を払う必要がある.

● Case 1 と Case 2 の違い

前述したCase 1の式は, あまり使用しないほうがよいといわれる[48][41]が, その根拠は示されていない. また, 信頼性の考え方が正しく理解されているならば, このようなことはいえない. ICC(1,1) と ICC(2,1) を比較してみよう. まず, ICC(1,1) のBMSは,

$$\text{BMS} = k\sigma_T^2 + \sigma_W^2 \qquad (12.14) \text{式再掲}$$

であり, ICC(2,1) のBMSは,

$$\text{BMS} = k\sigma_T^2 + \sigma_I^2 + \sigma_E^2 \qquad (12.21) \text{式再掲}$$

となっており, それぞれ異なっていることがわかる. σ_W^2 は表12.1より,

$$\sigma_W^2 = \sigma_J^2 + \sigma_I^2 + \sigma_E^2 \qquad (12.41)$$

のように表せる. これと (12.25) 式, (12.23) 式, ICC(2,1) のBMSを利用してICC(1,1) の σ_T^2 を表すと,

$$\begin{aligned} \sigma_T^2 &= \text{BMS} - ([\text{JMS} - \text{EMS}]/n + \text{EMS}) \\ &= \text{BMS} - \text{EMS} - [\text{JMS} - \text{EMS}]/n \end{aligned} \qquad (12.42)$$

である. (12.41) 式と (12.42) 式をICC(1,1) に代入して変形すると,

$$\text{ICC}(1,1) = \frac{\sigma_T^2 - \sigma_J^2}{\sigma_T^2 + \sigma_J^2 + \sigma_I^2 + \sigma_E^2 - \sigma_J^2} \qquad (12.43)$$

となり，ICC(2,1) 式の分子と分母から，$\sigma_j^2(=[\text{JMS}-\text{EMS}]/n)$ の分がそれぞれ引かれていることになる．

くり返し述べるが，ICC(1,1) では検者間の分散を真の値から引いてしまっている[†7]．したがって，検者のばらつきを考慮せず被検者のばらつきに対して，誤差のばらつきがどれくらいかを問題にしたいときは ICC(1,1) が適用となる．この違いを考えなければならない．

● ICC の判定基準

求めた ICC 値は，たとえば以下の表 12.4 のような基準をもとにして判定する．ただし，この表は Landis ら [45] によるカッパ係数の指標を ICC の判定に応用したものであり，理論的根拠はまったくない．

これ以外の判定基準 [6] [44] も存在するが，全体をまとめると ICC が 0.7 以上であれば信頼性が高いといえよう．ここで注意すべきは，求める ICC はあくまで点推定値［⇒ §2.7 (p.23)］だということである．ICC の点推定値以外に区間推定値，すなわち信頼区間を提示することも必要となる．

表 12.4 判定基準

ICC の値	判定
$0.0 - 0.20$	slight
$0.21 - 0.40$	fair
$0.41 - 0.60$	moderate
$0.61 - 0.80$	substantial
$0.81 - 1.00$	almost perfect

● 測定回数・標本の大きさの決定

たとえば，ある測定を行って ICC(1,1) での $\rho_1 = 0.7$ という結果を得たとする．目標とする係数値は $\rho_2 = 0.9$ 以上[†8] であるとして，この値を得るためには何回測定の平均を用いればよいか．そのとき，以下の式[†9] を利用する．

$$k = \frac{\rho_2(1-\rho_1)}{\rho_1(1-\rho_2)} \tag{12.44}$$

この例では，

$$k = \frac{0.9 \times (1-0.7)}{0.7 \times (1-0.9)} \fallingdotseq 3.8571 \tag{12.45}$$

[†7] 分散分析の平方和の構成を参照．
[†8] Shrout [48] では，$100(1-\alpha)$ %信頼区間の下限値を推奨している．
[†9] 平行テスト法で用いられる Spearman-Brown の公式を利用している［⇒ 12.2.2 項参照］．

であり，小数桁をくり上げると"4回"となるから1人あたり4回くり返し測定した平均をデータとして用いれば高い信頼性が保証できる．このようにして信頼性の向上を計画することができる．

標本の大きさの決定については確定したものはないが，Eliasziwらの報告 [39] に例が挙げられている．そこでは1元配置モデルによる信頼性係数（Case 1）で検討しているので，一般化するには理論的保証がない．

● **信頼性の範囲制約性**

ICC は，被検者の個人差が大きいデータでは検者の個人差や誤差が相対的に小さくなって係数値は大きくなる欠点がある．例として筋力測定法の ICC を求めるとき，筋力が小さい被検者から大きい被検者を幅広く対象とすれば，数値自体の再現性が低くても ICC を高くすることができる．これは**信頼性の範囲制約性**という重大な問題である．

範囲制約性に対しては，**標準誤差（SE）**を比較して判断する方法がある．Stratford ら [49] によると，測定の SE の算出は，ICC 各公式の分母から分子の値を引いて平方をとることで求められると報告されている．つまり，各 Case の構造モデルで真の値の項以外の項を平方したものが SE となる．SE は，

$$SE = \sqrt{\sigma_T^2(1-\rho)} = \sqrt{\sigma_e^2} \tag{12.46}$$

で求められる．σ_T^2 は全変動のことである．SE の簡単な例題については，Stratford ら [49] でとり上げられている．SE は絶対的にどれくらいの大きさであればよいかといった指標はないので，あくまで相対的に大きい・小さいを言及するまでに止まる．SE は SPSS では求めることはできない．

◎ 12.7.2 カッパ係数についての注意点

2つの測定において，評価段階は一致していなければならない．つまり，分割表を作ったとき，行と列の数が同じにならないと解析できない．したがって，異なる評価段階で測定されたものどうしの再現性を求めることはできない制約がある．また，比率・間隔尺度のデータには適用が難しい．その他の注意点は前述の ICC と同様である．

3回以上測定の検者内信頼性，3人以上の検者間信頼性について知りたい場合は，他の統計ソフトを利用する必要がある．フリーソフトの R でも可能である．

● **R によるカッパ係数の3回以上測定の検者内・3人以上の検者間信頼性の簡単な手順**

著者の web ページ http://dl.dropbox.com/u/8196796/MyProgram.EXE からダウンロードしたR コマンダーを利用すれば計算可能である．計算方法の詳細については，ダウンロードファイル

に付随するマニュアルを参照すればよい.

13 重回帰分析

多変量解析のうち，最も用いられるのは重回帰分析であろう．ここでは，重回帰分析の簡単な理論，解析手順を述べる．

§13.1 重回帰分析とは

> **★適用の条件**
> - 正規分布に従うデータであること．
> - 従属変数は，比率尺度か間隔尺度，または一部例外として段階数の多い順序尺度のデータ．
> - 独立変数は，比率尺度か間隔尺度，またはわずかな順序尺度・名義尺度のデータ．

単回帰分析を，多変量に拡張したものが**重回帰分析 multiple regression analysis** である．SPSS はもちろんであるが，その他の統計ソフトでもほとんどプログラムされているので，簡単に利用できる．

重回帰分析は y という結果に対し，原因と考えられる $x_1, x_2, \cdots, x_p$ 個の変数が総合的にどのように影響しているかを解析する手法である．たとえば，握力値に年齢が影響すると考え，y を握力，x を年齢として，

- （握力） $= a + b \times$ （年齢）

の式を仮定し，a, b の値を推定するのが（単）回帰分析であった．握力にもっと多くの変数が影響するだろうと考えて，

- （握力） $= a + b_1 \times$ （年齢）$+ b_2 \times$ （性別）$+ b_3 \times$ （体重）

などの複数個の要因によって式を作りたいときは，重回帰分析となる．

重回帰式でも，回帰分析と同様 [⇒6.2.1 項 (p.95)]，y を**従属変数 dependent variable** とか**目的変数 object variable**，または**基準変数 criterion variable** とよぶ．また，外的基準 external criterion とよぶこともある．$x_1, x_2, \cdots, x_p$ を**独立変数 independent variable** とか**説明変数 explanatory variable**，または**予測変数 predictive variable** とよぶ．

重回帰分析は，1 つの目的変数 y を最もよく説明するような複数個の独立変数 $x_1, x_2, \cdots, x_p$ の線形結合式（重回帰式，重回帰モデル），

$$\hat{y} = \beta_0 + \beta_1 x_1 + \beta_2 x_2 + \cdots + \beta_p x_p \tag{13.1}$$

を作ることが目的である．実測値 y と予測値 $\hat{y}$ の相関が最大となるような**偏回帰係数 partial regression coefficient** $\beta_i (i = 1, 2, \cdots, p)$ を求めるために，相関最大という基準と同等の最小 2 乗法を用いる．重回帰分析で得られる $\hat{y}$ は変数群 $x_1, x_2, \cdots, x_p$ の総合特性値の 1 つであり，さまざま考えられる総合特性値のうち，y を最もよく説明する推定値である．具体的には，n 人を対象とした p 個の独立変数で重回帰式（以下，重回帰モデル）を構築するためには，対象者 $j(j = 1, 2, \cdots, n)$ の実測値を y_j，予測値を $\hat{y}_j$ として，表 13.1 から，誤差の 2 乗和が最小になるような $\beta_0, \beta_1, \cdots, \beta_p$ の推定値 $b_0, b_1, \cdots, b_p$ を最小 2 乗法により求める．ここで，誤差 $e_j = (y_j - \hat{y}_j)$ は $N(0, 1)$，b_i は $N(\bar{b}_i, s_i \sigma^2)$ に従う．実際には，誤差の 2 乗和を $b_1, \cdots, b_p$ のそれぞれで偏微分し，連立 1 次方程式を解く．

表 13.1 各平均平方和の期待値

実測値 (y)	予測値 ($\hat{y}$)	誤差 e_j
y_1	$b_0 + b_1 x_{11} + \cdots + b_p x_{p1}$	$y_1 - \hat{y}_1$
y_2	$b_0 + b_1 x_{12} + \cdots + b_p x_{p2}$	$y_2 - \hat{y}_2$
$\vdots$	$\vdots$	$\vdots$
y_n	$b_0 + b_1 x_{1n} + \cdots + b_p x_{pn}$	$y_n - \hat{y}_n$

パソコン用統計ソフトが普及している現在，重回帰分析を手計算で行う機会は滅多にない．SPSS を使用すると親切にもいろいろな結果が出力される．何をどう読めばよいかということが大きな問

題である．

　仮に握力を従属変数，年齢・性別・体重を独立変数として重回帰分析すると瞬時に結果が出力されるが，それで解析が終わったわけではない．年齢・性別・体重のうち，握力への影響が小さいものは棄てたほうが精度の高い式を作れる．このようにさまざまな指標をもとにして，独立変数の組み合わせを吟味し，最も有効な重回帰モデルを作成する作業が必要となってくる（図13.1）．

　以降では，最適なモデル構築のために必要となる手順について解説する．

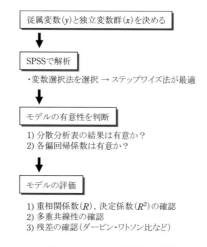

図 13.1　モデル構築の手順

　重回帰分析はパラメトリックな手法であり，基本的に従属変数・独立変数ともすべて正規分布に従うことが望ましい[†1]．しかし，現実のデータではそのようなケースはなかなか難しい．ときには正規分布に従わない独立変数が含まれていたり，名義尺度のデータを入れなければならないときもある．これがどの程度まで許容されるかに関しては，明確な知見がない現状である．

§13.2　重回帰式を作るための基礎知識（変数選択の手順）

重回帰分析を行う主な目的は，

1. 予測式を求める
2. 従属変数に対する各独立変数の影響程度を検討する

の2つに分けられる．1.を目的とした場合は，とくに決定係数や残差の検討を詳細に行う．2.を目

[†1] 正確には，得られた式の残差が正規分布に従うという条件である．

的とした場合は，偏回帰係数の有意性を重視してモデルを構築していく．しかし，必ずこの通りに従うというものではないので，最終的には「何のために重回帰分析を行っているか」を考えてモデルを構築しなければならない．

SPSSでは変数自動選択の手法がプログラムされているが，全自動で理想に叶ったモデルが構築されるとはかぎらない．医学の専門的見地からこの変数とこの変数は組み合わせて残すべきと考えるなら，必ずしも自動選択に従う必要はない．機械的な自動選択では独立変数間の構造を無視したモデルが構築され，解釈が困難となるケースもしばしばある．

変数選択の方法は，大きく3つに分けられる．

1. 変数指定法
2. 総当たり法
3. 逐次選択法

1.の変数指定法は，専門的に重要な，あるいは妥当と思われる独立変数を解析者が自ら選んで解析する手順である．握力に対して年齢・性別・身長の3つが必ず影響すると確信できるときは，最初からこれらの組み合わせで重回帰分析を行う．しかし，変数の組み合わせに関する予備知見がないときや，多数の変数群から有効なものを絞り込みたいときは，2.や3.の手法を用いる．

2.は，独立変数のすべての組み合わせを考え，最も良好なモデルを探す方法である．この手法は絶対的に良いモデルを構築することが可能だが，独立変数の数の増加で組み合わせ数が膨大となってしまうので計算に時間がかかる欠点がある．たとえば，$p=5$ のときには31通り，$p=10$ のときには1,023通り，$p=20$ のときには1,048,575通り，$p=30$ のときには1,073,741,823通りのモデルを作って比較する必要がある．

3.は**ステップワイズ法 stepwise method** ともよばれ，独立変数をとりこんだり除いたりして，少しずつ適したモデルに近づけようという方法である．この方法の利点は，検討すべき組み合わせの数が総当たり法に比べて圧倒的に少なくてすむ上に，比較的最適なモデルが構築できる点である．欠点としては，総当たり法に比べると精度の高いモデルができるとはかぎらない点である．

SPSSでは，逐次選択法の手法がプログラムされている．逐次選択法には，大きく分けると以下の4つの方法がある．すべての手法で有意水準 p 値や F 値を決めて，それをもとに変数を棄てたり入れたりして，選択する．

◎ **13.2.1 変数増加法**

変数増加法 forward selection method（前進選択）は，1つずつ独立変数を追加していく，というものである．具体的には，

1. 独立変数がまったく選ばれていない状態から出発する．
2. ある基準（p 値または F 値）を満たすような独立変数を選ぶ．
3. 2. で選ばれた独立変数と，もう1つの独立変数を用いるとして，最も基準を満たすような独立変数を追加する．
4. 3. までで選ばれた2つの独立変数と，次に最も基準を満たす独立変数1つを追加する．
5. 以下，これをくり返す．
6. 基準が満たす独立変数がなくなったところで終了．

◎ **13.2.2 変数減少法**

変数減少法 backward selection method（後退消去）は，変数増加法とは逆に1つずつ独立変数を除外していく，というものである．

1. すべての独立変数をとりこんだモデルから出発する．
2. 最も基準を満たさない独立変数を選んで，除外する．
3. 2. で残った独立変数の中から，再び最も基準を満たさない独立変数を選んで除外する．
4. 以下同様に行っていく．
5. 基準を満たしたところで終了．

◎ **13.2.3 変数増減法**

変数増減法は，独立変数をとりこんだり除いたりして，少しずつ良いモデルに近づけようという方法である．上記の2手法よりも複雑であるが，**適切なモデルが作られる可能性は高いので，優先的に使用するべき**であろう．この手法では p 値や F 値を用いるが，F_{in} 値と F_{out} 値（$F_{in} > F_{out}$）または，p_{in} 値と p_{out} 値（$p_{in} < p_{out}$）を設定しなければならない．◯$_{in}$ は独立変数をとりこむ値で，◯$_{out}$ は独立変数を除外する値である．以下では，F_{in}, F_{out} 値を利用した選択方法を紹介する．

① 独立変数がまったく選ばれていない状態から開始する．
② p 個の独立変数のうち，従属変数に対して相関係数が最も大きい独立変数を選択し，この偏

回帰係数の F_0 値が,

$F_0 \geqq F_{in}$ ならば, その独立変数を x_1 とする. そして③へ.
$F_0 < F_{in}$ ならば, 解析終了.

③ 残りの $p-1$ 個の独立変数を1つずつとり上げ, その中で最大の F_0 値を示す独立変数が,

$F_0 \geqq F_{in}$ ならば, その独立変数を x_2 とする. そして④へ.
$F_0 < F_{in}$ ならば, x_1 だけを選択し, 解析終了.

④ 選択された独立変数 x_1, x_2 に対して, x_2 以外の (この場合は x_1) 偏回帰係数のうちで, 最小の F_0 値を示す独立変数が,

$F_0 \geqq F_{out}$ ならば, その独立変数を x_2 とする. そして⑤へ.
$F_0 < F_{out}$ ならば, x_1 を除外し, x_2 を x_1 として③へ.

⑤ 残りの $p-2$ 個の独立変数を1つずつとり上げ, その中で最大の F_0 値を示す独立変数が,

$F_0 \geqq F_{in}$ ならば, その独立変数を x_3 とする. そして⑥へ.
$F_0 < F_{in}$ ならば, x_1, x_2 を選択し, 解析終了.

⑥ 選択された独立変数 x_1, x_2, x_3 に対して, x_3 以外の (この場合は x_1, x_2) 偏回帰係数のうちで, 最小の F_0 値を示す独立変数が,

$F_0 \geqq F_{out}$ ならば, その独立変数を x_2 とする. そして⑦へ.
$F_0 < F_{out}$ ならば, その独立変数 (x_1 または x_2) を除外し, 残りを x_1, x_2 として⑤へ.

⑦ 以降, ⑤〜⑥の手順に倣って独立変数を1つずつ増やしながら, くり返していく.

逆に**変数減増法**という手法もある. これは, すべての変数が選ばれている状態からはじめ, 変数増減法の逆の手順で行う.

◎ 13.2.4 独立変数選択の基準

独立変数の逐次選択を行うためには, 基準を決めなければならない. 慣習的には $F=2.0$ (変数増減法の場合は, $F_{in}=2.5, F_{out}=2.0$ のように) とすることが多いようである. また, 有意確率を

用いる場合は $p_{in} = 0.05$, $p_{out} = 0.1$ 程度にする[†2]．この基準は絶対的なものではないので，値を上下させてみてもよい．有効な独立変数であっても，他の変数を増減させると p または F 値が変化するので，有意水準は少し高めに設定しておく．これ以外の基準として，$\hat{R}$, $\hat{R}^2$ が大きくなるような，または AIC や Mallows（マローズ）の C_p が最小となるような基準による選択もある．

変数の自動選択法は便利なものであるが，数理的なアルゴリズムでの選択のため専門的な観点から不必要な変数がとりこまれたり，有意でなくとも必要である変数が除去されたりする危険性がある．最終的には手動で選択することが望ましい．その意味で，以上の自動選択法はあくまで目安として行うべきであろう．

§13.3 重回帰分析の結果を判定する指標

13.3.1 分散分析表

重回帰では，分散分析表が出力される．この分散分析表は，差があるかを見るためのものではなく，**重回帰モデルが有意に成り立つか成り立たないかを検定**するものである．

分散分析表は帰無仮説 H_0：分析に使用した独立変数で，従属変数は説明できない，を検定する．全変動 S_T ＝ 回帰による変動 S_R ＋ 残差変動 S_E という関係を利用して，S_R を 1 要因とした 1 元配置分散分析を行い，求めた F 値が，自由度 $(p, n-p-1)$ の F 分布に従うことを利用して検定を行う．

分散分析の結果は，ほとんどのケースで有意となる．**これが有意でない場合は，ほぼ間違いなくその重回帰モデルは役に立たない**といえる．また，これが有意でありさえすればよいというものではなくて，最低限クリアすべき指標でしかない．

13.3.2 偏回帰係数

偏回帰係数 b_i は，重回帰式モデルにおける独立変数 x_i の係数である．握力を従属変数，年齢，性別，体重を独立変数とした重回帰モデルでは，年齢の偏回帰係数は**他の独立変数（性別と体重）の影響を除外した従属変数（握力）に対する回帰係数**となる[†3]．

[†2] F でも p でもどちらを用いてもよいが，p による指定のほうが理解しやすい．
[†3] 独立変数が 1 つだけの回帰分析による回帰係数と，重回帰分析による偏回帰係数とは一致しない．

標準偏回帰係数 standardized partial regression coefficient は，

$$y^* = \frac{y - \bar{y}}{\sqrt{s_y^2}} \tag{13.2}$$

$$x_i^* = \frac{x_i - \bar{x}_i}{\sqrt{s_{x_i}^2}} \tag{13.3}$$

により，すべての変数を平均 0，分散 1 に換算して重回帰分析を行うため，単位に依存しない係数となる．各独立変数が従属変数にどれくらい影響しているかを知りたいときに参照する．**標準偏相関係数が大きい独立変数ほど，従属変数への影響が大きいといえる．**

偏回帰係数 β_i の $100(1-\alpha)$ %信頼区間は，

$$b_i - t_{n-p-1}\left(\frac{\alpha}{2}\right)SE(b_i) \leqq \beta_i \leqq b_i + t_{n-p-1}\left(\frac{\alpha}{2}\right)SE(b_i) \tag{13.4}$$

で求める．このとき，b_i の標準誤差 $SE(b_i)$ が大きいときは区間推定が有効でなくなる．

SPSS では各独立変数の有意確率，信頼区間が出力される．すべての独立変数が有意であればよいモデルといえるが，有意でない独立変数があった場合は手作業で除去したり加えたりする．

◎ 13.3.3 偏相関係数

偏相関係数 partial correlation coefficient は 6.1.4 項 (p.88) と同様，従属変数に対する他の独立変数の影響を除いた 1 つの独立変数の相関係数である．したがって，従属変数に対する独立変数の影響度合いを表す．相関係数であるから 1 に近いほど影響が強く，偏相関係数が大きい独立変数ほど，従属変数への影響が大きい．標準偏回帰係数とは用語が違うが，解釈上はほぼ同一である．

§13.4 モデルの適合度評価

◎ 13.4.1 重相関係数

重相関係数 multiple correlation coefficient R は，重回帰式の当てはまりのよさを表すものである．R は，重回帰式から得られる予測値 $\hat{y}$ と実測値 y の相関係数[4] であり，$0 \leqq R \leqq 1$ の範囲をとる．R が 1 に近づくほど，当てはまりが良い重回帰式であると判定する．有意性の検定は上記分散分析の検定と等価である．

---

[4] 独立変数が 1 つの単回帰分析では，x と y の相関係数＝重相関係数となる．

独立変数の数 p が多くなると，R は 1 になってしまう性質があり，当てはまりのよさの指標として役に立たなくなる．また，独立変数の数 p が違うと，モデルの適合度とは無関係に R も変化するため，p と n の数が異なるモデルどうしを比較する場合は使用しないようにする．

◎ 13.4.2 決定係数

決定係数 coefficient of determination R^2（多重決定係数ともよぶ）は，実測値の分散に対する予測値の分散の割合で，重回帰モデルの適合性を評価する指標となる．R^2 は，

$$R^2 = \frac{\sum_{i=1}^{n}(\hat{y}_i - \bar{\hat{y}})^2}{\sum_{i=1}^{n}(y_i - \bar{y})^2} \tag{13.5}$$

で求められる．これは単に前述の R を 2 乗した値である．

決定係数は $R^2 \times 100$ ％とした**寄与率 proportion** で表すこともある．重相関係数と決定係数は同じ意味をもつのでどちらか一方を示せばよいが，どちらかといえば決定係数の提示が望ましい．

また，R^2 も R と同様に，独立変数の数が多くなると 1 に近づく性質がある．

◎ 13.4.3 自由度調整済み重相関係数・決定係数

自由度調整済み重相関係数 multiple correlation coefficient adjusted for the degrees of freedom $\hat{R}$ は，上述した重相関係数の問題を解決する．p と n によって補正した以下の式，

$$\hat{R}^2 = 1 - \frac{n-1}{n-p-1}(1-R^2) \tag{13.6}$$

によって求まる自由度調整済み決定係数 $\hat{R}^2$ の正の平方根 $\hat{R}$ が自由度調整済み重相関係数である．さらに，**自由度 2 重調整済み重相関係数**（自由度再調整済み重相関係数）というものもあり，

$$\hat{\hat{R}}^2 = 1 - \frac{(n-1)(n+p+1)}{(n+1)(n-p-1)}(1-R^2) \tag{13.7}$$

によって求められた $\hat{\hat{R}}^2$ の正の平方根 $\hat{\hat{R}}$ として求められる．パソコンから $\hat{R}$ や $\hat{\hat{R}}$ が出力できるならば，これを参考にして回帰式の適合度を検討する．

$\hat{R}$ と $\hat{\hat{R}}$ の優劣については断言できない．一般には $\hat{R}$ で十分だと考える．$\hat{R}$ は負の値となることもあるが，その場合は "0"（かなり適合が悪い）と考える．なお，$R^2 > \hat{R}^2 > \hat{\hat{R}}^2$ の関係があり，

$p < n$ (n：十分大）で $R^2 \fallingdotseq \hat{R}^2 \fallingdotseq \hat{\hat{R}}^2$ の関係がある．

♠ 補足 ♠10　単回帰式での重相関係数と決定係数の関係

重回帰分析では，重相関係数 R の 2 乗が決定係数 R^2 となることを述べた．ところで独立変数が 1 つの $y = a + bx$ という単回帰分析では，x, y の相関係数が重相関係数と同値になり，その 2 乗が決定係数となる．この理由について説明する．

x_i, y_i の観測値から求めた単回帰式を $y = a + bx$ とし，その予測値を $\hat{y}_i$ とする．実測値と予測値の分散をそれぞれ $\mathrm{Var}(y), \mathrm{Var}(\hat{y})$ と表す．$a = \bar{y} - b\bar{x}$, $b = \mathrm{Cov}(x, y)/\mathrm{Var}(x)$ である [⇒ 6.2.1 項 (p.95)]．残差平方和 $\sum e_i^2 = \sum (y_i - \hat{y}_i)^2$ である．

これらを踏まえて，

$$
\begin{aligned}
\sum (y_i - \hat{y}_i)^2 &= \sum (y_i - a - bx_i)^2 \quad (\text{単回帰式より}) \\
&= \sum (y_i - \bar{y} + b\bar{x} - bx_i)^2 \\
&= \sum \bigl((y_i - \bar{y}) - b(x_i - \bar{x})\bigr)^2 \\
&= \sum \bigl((y_i - \bar{y})^2 - 2b(x_i - \bar{x})(y_i - \bar{y}) + b^2(x_i - \bar{x})^2\bigr)^2 \\
&= \mathrm{Var}(y) - 2b\,\mathrm{Cov}(x, y) + b^2 \mathrm{Var}(x) \\
&= \mathrm{Var}(y) - \frac{\bigl(\mathrm{Cov}(x, y)\bigr)^2}{\mathrm{Var}(x)}
\end{aligned}
\tag{13.8}
$$

のように展開でき，(13.8) 式は (6.9) 式 (p.96) と同じものであることより，

$$
\mathrm{Var}(\hat{y}) = \frac{(\mathrm{Cov}(x, y))^2}{\mathrm{Var}(x)}
\tag{13.9}
$$

となっていることがわかる．

決定係数は，(13.5) 式をもとにして，

$$
R^2 = \frac{\mathrm{Var}(\hat{y})}{\mathrm{Var}(y)}
\tag{13.10}
$$

であるから，(13.10) 式に (13.9) 式を変形して代入すると，

$$
R^2 = \frac{\bigl(\mathrm{Cov}(x, y)\bigr)^2 / \mathrm{Var}(x)}{\mathrm{Var}(y)} = \frac{\bigl(\mathrm{Cov}(x, y)\bigr)^2}{\mathrm{Var}(y)\mathrm{Var}(x)}
$$

となる．これは，x と y の相関係数を 2 乗した式である．

◎ 13.4.4 多重共線性

変数選択の前提として，**多重共線性 multicollinearity**（マルチコ現象）を考慮しておかなければならない．多重共線性が存在すると重回帰分析における逆行列計算の支障となり，モデルの信頼性も悪くなる．

多重共線性は，

①独立変数間に $r \fallingdotseq 1$ の関係が含まれるとき

②ある独立変数と（それらの従属変数に見立てた）その他の独立変数との重相関係数 $r \fallingdotseq 1$ のとき

③独立変数の個数が標本の大きさに比べて大きいとき

に生じることがある．多重共線性の確認法として，

(1) 独立変数間に相関係数 $|r| \fallingdotseq 1$ のような変数が存在するかどうか[†5]

(2) モデルの R^2 がきわめて高いにも関わらず従属変数と各独立変数の間の偏相関係数が $|r| = 0.1$ 前後を示すようなことはないか，

がある．こうしたときはいずれかの変数を削除してみる．

客観的な判断基準としては，**分散インフレ係数 variance inflation factor**（VIF；分散拡大要因ともよぶ）がある．たとえば，従属変数 y，独立変数 x_1, x_2, x_3, x_4 で構築された重回帰モデルがあるとする．x_1 を従属変数，残りの x_2, x_3, x_4 を独立変数とした重回帰モデルを構築し，重相関係数 R_1 を求める．これを利用して，

$$\text{VIF}_1 = \frac{1}{(1-R_1^2)} \quad \text{（分母は"許容度"とよばれる）} \tag{13.11}$$

を求め，$\text{VIF}_1 \geqq 10$ となるようであれば，x_1 を除いたほうがよいというものである．これを順次くり返して，すべての変数について VIF を求める．この他に，**固有値と条件指標**というものがある．計算の詳細は省略するが，固有値が小さく条件指標が大きいときに，分散の比率が大きいものどうしは多重共線性を有している可能性がある．

◎ 13.4.5 残差の分析

重回帰分析における**残差 residual** の分析は非常に重要である．その確認事項は，

- 誤差項は，①独立性，②等分散性，③正規性，が満たされているか
- 外れ値 outlier は存在しないか

[†5] $r > 0.9$ 程度ともいわれるが，確定していない．

- 回帰係数の結果が少数例の対象者に依存し，それを除けば大きく変化するようなことはないか
- 独立変数の中に互いに高い相関をもつ変数が混在して解が不安定になったり，回帰係数の推定精度が悪くなったりしていないか

が挙げられる．ほとんどの統計パッケージで残差は出力されるはずである．これに関しては，さまざまな検定方法が提唱されているが，基本的にはグラフを描いて観察するのが，簡単かつ明瞭である．

異常な残差を観察によって判断するのは，主観に頼らざるを得ない欠点があるが，思わぬ発見をすることもあるので重要な作業である．残差を Q–Q プロットや散布図 [⇒ §2.9 (p.27)] として出力する方法や，特定の独立変数と残差を散布図にして観察する方法がある．

残差をグラフで観察すれば，異常に高い値や低い値の**外れ値 outlier** を発見できる．客観的な判断基準としては，**マハラノビスの距離 D_i Mahalanobis generalized distance**，**てこ比 leverage** などがある．D_i は各対象者の値と独立変数の平均との距離を表すもので，てこ比は $D_i/(n-1)$ で求められる．てこ比を利用した判断は，てこ比 $> 2p/n$ を基準にする．

参考までにモデル式への影響の大きい観察値（対象者）の検出として，射影行列 H の対角要素 h_{ij}，DFFITS，Cook の統計量 Cook's distance，COVRATIO，FVARATIO といったものもある．しかし，これらが活用される機会は少ない．強いて挙げれば Cook の統計量は利用される．Cook の統計量は任意の対象者を除外したとき，他の残差の変化量を考慮した統計量である．上述項目の判断基準を記すと，

- h_{ij}：$h_{ij} \geq 2(p+1)/n$
- DFFITS：DFFITS $> 2\sqrt{p+1}/\sqrt{n}$
- COVRATIO：$[1-3(p+1)/n, 1+3(p+1)/n]$ の区間の境界に近いか外にでるとき影響が強い観測値であると判断
- FVARATIO：$[1-3/n, 1+(2p+3)/n]$ の区間の境界に近いか外にでるとき影響が強い観測値であると判断

こうした指標はかなり専門的になるので，とりあえずは無視してもかまわない．

データの残差は確率の法則にしたがって，でたらめな値をとることがわかっている．残差が規則的に変動する場合はデータの問題が存在することになる．残差に，

- 増加と減少を周期的にくり返す
- 正（負）の値を示す残差が連続して生じる

- 正負の残差が交互にくり返して生じる

といった傾向が現れる場合は，モデルやデータを再度見直す必要がある．このような傾向を検出する指標として，**Durbin-Watson比 Durbin-Watson ratio** がある．残差がランダムであれば，**Durbin-Watson 比**は"**2**"に近づく．残差がランダムでなく正の相関があれば"0"，負の相関があれば"4"に近づく．

◎ 13.4.6 赤池の情報量基準，Mallows の C_p，最終予測誤差

赤池の情報量基準 Akaike's infomation criterion（AIC）は，モデルの適合度を評価する指標である．誤差項が正規分布に従うという仮定のもとで，誤差項の変動を S_E として，

$$\mathrm{AIC} = n\,\log\frac{S_E}{n} + n(\log 2\pi + 1) + 2(np + 2) \tag{13.12}$$

で与えられる．**AIC は小さいほど望ましいのであって，"どれくらいの値が必要だ"というものではない**．複数のモデルを比較するとき，なるべく AIC が最小となるようなモデル[†6]を選択する．

Mallowsの C_p（Mallows's C_p）は，予測値の平均2乗誤差を最小にするような基準である．変数が増加しても修正を加えて算出される利点がある．AIC と同様，**C_p 値はできるかぎり小さいほうが適切である**．Mallows の C_p 最小化と AIC 最小化は（1）n が十分大きいとき，（2）各独立変数の偏回帰係数の検定で $F = 2.0$ として重回帰モデルにとりこむときと，漸近的に同等となることが知られている．

最終予測誤差（FPE）は理論的に Mallows の C_p と同じような指標である．これも，できるかぎり小さい値をとるモデルを選ぶ．なお，厳密に解析を行わないかぎりは，AIC のみ参考にする．

> 《知識》16 　上述した情報をすべて考慮してモデルを構築するというのはかなりな労力である．とくにこだわりがないかぎりは，図 13.1 に従う程度でも十分である．数値を気にするよりも，実際的な知見からモデルを作る方法のほうがよいこともある．

[†6] この方法を AIC 最小化基準（MAIC）とよぶ．

§13.5 ● SPSSによる重回帰分析

・使用するデータ：出産データ.sav

　出生体重（出産児の体重）に対して，在胎週数，胎盤重量，母親の年齢，出産経験（順序尺度データ），児の性別（名義尺度データ）のどれが影響しているか，またどの変数の組み合わせが影響するかを知るために重回帰分析を行う．重回帰分析はパラメトリックな手法であるため，原則として事前にShapiro-Wilk検定を行う必要がある．しかし，ノンパラメトリックな手法の重回帰分析は存在しないので代わる手法がなく，ある程度の限界をわきまえた上で適用させることになる．

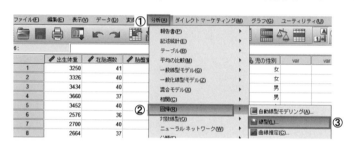

図 **13.2**　手法の選択

1. 図13.2で［分析（A）］①－［回帰（R）］②－［線型（L）］③の順にクリックする．
2. 図13.3で左の変数が羅列されているボックスから従属変数（y）となる項目；**出生体重**を［従属変数（D）］に　　で移動（①）．
3. 独立変数となる項目（x）を選択し（ここでは残るすべて），［独立変数（I）］へ移動する（②）．
4. 独立変数の選択方法を選ぶ（③）．［ステップワイズ法］を選択する（用語は§13.2を参照）．
5. ④　統計量（S）　をクリックして図13.4のダイアログボックスと同じくチェック（⑤）を入れる．
6. ⑥［残差］のところでは[Durbin-Watsonの検定（U）]と[ケースごとの診断（C）]にチェック．［外れ値（O）］のところで1と入力すると±1×標準偏差の範囲（約68 %），2と入力すると2×標準偏差（約95 %），3を入力すると3×標準偏差（99 %）から外れた症例を出力できる［⇒ 図2.6（p.19）］．
7. ここでは99 %以上外れた者を抽出したい→"3"を入力．あとは⑦　続行（C）　をクリック．
8. ⑧　OK　の順にクリックで終了．

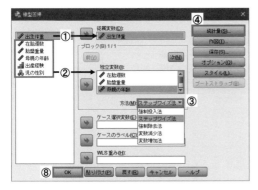
図 13.3 解析の手順

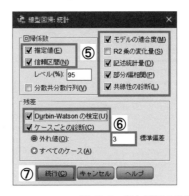
図 13.4 出力情報の設定

§13.6 ● 重回帰分析の結果の読み方

結果はさまざまに出力されるが，図 13.5 に上げた表を以下のステップに従って判断する．

① 分散分析表を見る．[モデル]列の 1，2，3，4 は，変数を 1 つずつ増やしたり減らしたりしていったときの経過を表している．最終的に選ばれた最適モデルの組み合わせは一番下の最終ステップ 4 である．**結果は常に最終ステップの表を見る**．

② 分散分析表の[有意確率]が $p < 0.05$ であれば有意に役立つモデルである．有意でなかったときは再度検討する．データ例では .000 となっているので，$p < 0.01$ で有意である．

③ 標準偏回帰係数が有意か否かを判断する．定数は無視して，それ以外がすべて $p < 0.05$ であればモデルは役立つ．$p \geqq 0.05$ があるときは，その変数を除いて再度解析[†7]する．

④ [非標準化係数]の[B]を用いて重回帰式 $= -2513.122 + 1.992 \times$ 胎盤重量 $+ 109.893 \times$ 在胎週数 $+ 83.296 \times$ 児の性別 $+ 49.875 \times$ 出産経験 を構築できる．

⑤ [R]と[R2 乗]は極端に低くなければよい．望ましくは $R > 0.7$，$R2$ 乗 > 0.5 のときである[†8]．[調整済み R2 乗]での判断が最も適切で，理想としては[調整済み R2 乗]$(\hat{R}^2) > 0.5$ のとき．ここでは $R^2 = 0.512$，$\hat{R}^2 = 0.511$ なので，予測精度は高い．

図 13.5 最下表右列の[相関係数]の[偏]のところは"偏相関係数"のことであり，この大きさからも影響度合いを知ることができる．通常，値の大小は標準偏回帰係数と同じ傾向になる．

[VIF]は多重共線性を評価するもので，10 を超えるような値を示す変数は省くのであるが，ここ

[†7] 専門的立場から，残すべき変数と判断した際は有意でなくてもよい．
[†8] この数字は，あくまで理想であり，値が低くても悪いわけではない．解析に用いた実際のデータと適合しているかどうかの指標でしかない．

第13章 重回帰分析

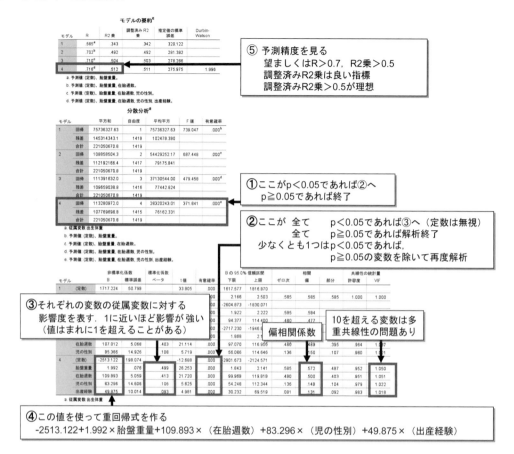

図 **13.5** 重回帰分析の結果

では10を超えるような変数はない．

Durbin-Watson比は残差の判断に利用し，2に近いほど残差の異常はない．ここでは限りなく2に近いので，残差の異常はない．

ここまでクリアできれば，一応，モデルは有意に役に立つことになる．さらに詳細に精度を確かめるためには，以降の手順が必要となる．

●多重共線性の確認

出力結果の下のほうにある図13.6では，多重共線性の存在をもっと細かく見ている．上述したVIFで問題がなかったのでとくに確認する必要はないが，あえて説明しておく．この表もモデル4（一番下の部分）を見る．まず，固有値の大きさを観察する．固有値は5次元目で急に小さな値（0.001）

共線性の診断[a]

モデル	次元	固有値	条件指数	分散プロパティ				
				(定数)	胎盤重量	在胎週数	児の性別	出産経験
1	1	1.986	1.000	.01	.01			
	2	.014	11.875	.99	.99			
2	1	2.981	1.000	.00	.00	.00		
	2	.018	12.766	.01	.99	.01		
	3	.001	64.571	.99	.00	.99		
3	1	3.576	1.000	.00	.00	.00	.03	
	2	.405	2.971	.00	.00	.00	.96	
	3	.018	14.011	.01	.99	.01	.00	
	4	.001	71.057	.99	.00	.99	.01	
4	1	4.433	1.000	.00	.00	.00	.02	.01
	2	.425	3.231	.00	.00	.00	.96	.02
	3	.124	5.983	.00	.02	.00	.01	.95
	4	.018	15.637	.01	.97	.01	.00	.01
	5	.001	80.021	.99	.01	.99	.01	.02

a. 従属変数 出生体重

図 13.6 共線性の診断の結果

を示している．そして右の"分散の比率"を見ると，(定数)と在胎週数が異様に大きな値（1 に近い値）を示している．このような場合は互いの影響が大きい可能性を表すので，いずれか一方を削除するなどを試みておく．しかし（定数）との影響が大きい場合は，とくに気にしないでよい．

● 残差の確認

図 13.7 は残差の大きさが ± 3 を超えた症例である．1 例ずつ外れた原因を確認する必要がある．意外にデータ入力の間違いがあるので注意する．原則として，外れたからといって絶対的におかしいとはいい切れないので，とくに問題が見あたらなければ無理に削除してはならない．

とりあえず，これで重回帰モデルの構築と評価が終わったことになる．この例は簡単にモデル構築ができた例であるが，いろいろと厄介なこともある．たとえば予想外の変数がとりこまれたり，当然入るべき変数が有意とならなかったりという場合である．ステップワイズ法といえども完璧ではないので，後は強制投入法を使って手作業で構築し直す．

1 例として，標準偏回帰係数値が小さい**出産経験**を削除してみるとどうであろうか．モデル 3 がそれに該当する．しかし，自由度調整済み決定係数が最終モデル（モデル 4）と比較して小さい[†9]ため，やはり最終モデルが最も優れていると考える．

[†9] R, R^2, $\hat{R}^2$ の大きさの差が，どれくらいであればよいという具体的な指標はない．AIC もモデル比較のよい指標となるが，SPSS では出力されない．

ケースごとの診断[a]

ケース番号	標準化残差	出生体重	予測値	残差
31	3.360	3856	2928.75	927.247
96	-3.242	2392	3286.82	-894.823
203	3.663	4172	3161.07	1010.926
376	-4.227	2070	3236.41	-1166.413
514	-3.280	2392	3297.30	-905.297
705	3.182	3906	3027.90	878.096
715	-3.934	3230	4315.69	-1085.694
847	-3.949	2490	3579.76	-1089.762
980	-3.313	578	1492.33	-914.328
989	3.055	4144	3300.84	843.157
1096	-3.282	2630	3535.87	-905.866
1114	-3.594	2834	3825.88	-991.878
1155	-3.703	2458	3480.01	-1022.012
1231	-3.195	2708	3589.64	-881.637
1332	4.521	3996	2748.37	1247.633

a. 従属変数 出生体重

（この値の絶対値が大きいほど，予測から外れている例となる）

図 13.7　残差の大きい症例

§13.7 ● 重回帰分析における注意事項

重回帰分析を行う際の注意点をいくつか挙げたので，参考にしてほしい．

◎ 13.7.1　ダミー変数のとり扱い

ダミー変数とは，名義尺度で測られたカテゴリー型（0–1 型）のデータを表す．重回帰分析で扱う変数は，**原則としてすべて間隔尺度や比率尺度**でなければならない．理論的には順序尺度，とくに名義尺度のデータは適用できないのである．しかし，どうしても 0–1 型のダミー変数が混在するデータを解析したい場合もあろう．近年では，独立変数がすべてダミー変数であっても，解析結果が大きく異なることはないということが確かめられてきている[†10]．

ただし，ダミー変数の各カテゴリー度数に著しい偏りがないほうがいいかもしれない．たとえば，0 の該当者が 1 名に対して，1 の該当者が 999 名などの場合である．ダミー変数の扱いについては，次章の多重ロジスティック回帰分析 [⇒ 第 14 章（p.249）] も参照されたい．

◎ 13.7.2　交互作用項

ダミー変数の性質によっては**交互作用項**を設けるとよい場合がある．たとえば コレステロール値 $= a + b_1 \times$ 年齢 $+ b_2 \times$ 性別 といった重回帰モデルが決まったとき，性別が 0–1 型のダミー変数

[†10] http://www.geocities.jp/databooster2/mydoc/sreg-qt1.pdf の文献も参照（2016 年 7 月確認）．

であるから，性別 = 0 のときは，コレステロール値 = $a + b_1 \times$ 年齢 となり，性別 = 1 のときは，コレステロール値 = $(a + b_2) + b_1 \times$ 年齢 となる．つまり，男女の違いで回帰式は b_2 の値だけ平行移動することになる．

性別によって回帰式が平行移動するというのは実情に合わない，つまり性別が変わると回帰式の傾きも変化するはずだと思うときには，年齢と性別の積の項（単純に年齢と性別の値をかけ合わせた変数；年齢×性別）を設ける．コレステロール値 = $a + b_1 \times$ 年齢 $+ b_2 \times$ 性別 $+ b_3$(年齢×性別) といったモデルとの比較を行って，適合性の良好なほうを採用する．この式では，性別 = 0 のときはコレステロール値 = $a + b_1 \times$ 年齢 となり，性別 = 1 のときはコレステロール値 = $(a + b_2) + b_1 \times$ 年齢 $+ b_3 \times$ 年齢 となり，性別で傾きの異なる回帰式が作成される．

交互作用項をとり入れることは，解釈が面倒，単にかけ合わせるだけで妥当か，多重共線性が生じやすくなるなどの問題もあるので，積極的には薦められない．

◎ 13.7.3 変数変換

従属変数も独立変数も正規分布に従うことが原則であるので，データのヒストグラムまたは Q–Q プロットなどを観察してデータの正規性が保証できないときは，**べき乗変換（対数変換）** を行うこともある．どちらかというと従属変数に対して行わず，独立変数に対して施行される．

手順としては，データ x_i に対して $\log x_i$ に変換する[†11]．しかし，標本の大きさがあまり大きくないとき（$n \leqq 30$）は，標本の分布があいまいなので，むやみに行わないほうが無難である．

◎ 13.7.4 モデル構築の注意点

上述してきた内容をまとめて，以下の点を注意していただきたい．

1) 独立変数の少ないほうが再現性が良い

重回帰モデルの独立変数の数はできるだけ少ないほうがよい．変数の数が多ければフィットも良好なのだが，今後とり続けたデータに対して再現性が悪くなる（予測という意味での精度は低くなる）ことがある．

2) 標本の大きさと独立変数の数

独立変数 1 つに対して $n \geqq 30$ が理想である．$n < 10$ になると重回帰分析を適用することには無

[†11] $\log$ は自然対数．

理がある.

3) 変数の増減は 1 変数ずつ行うべき

変数の自動選択を行ったとしても，最終的には手動で構築するほうがよい．その際には，変数の増減は 1 つずつ行う．なぜならば，モデルに残された各独立変数の p 値が変動するからである．

4) 外れ値のチェック

原則として外れ値のチェックを行い，残差の大きい例に対してその原因を追及するということが重要である．入力のミスや変数の判断の誤りなど，予想外の原因が存在する場合もある．

5) 相関の強いものどうしの変数が存在するときは，一方を除外

多重共線性［⇒13.4.4項］の存在を回避するために，相関の強いものどうしの独立変数が存在するときは一方を除外するべきである．また，従属変数に類似した独立変数が存在するときは，正準相関分析［⇒13.8.4項］を適用するのも対策法の 1 つである．

6) お互いに関連する独立変数は対で扱う

モデルに含まれた独立変数に強く影響を与えるような変数が存在する場合は，それらをまとめて選択，除外する．たとえば，生死の状態を表す従属変数に対して，喫煙率という独立変数が大きく影響するとき，その背後には男女差が潜んでいる可能性がある．その際には，喫煙率と性別の変数を常にまとめて扱うようにする．交互作用項を設ける［⇒ 13.7.2項］のも 1 つの手である．

7) 正規分布からの偏りが強い場合，変数変換を行うことも考える

分布の裾が広い変数であれば，べき乗（対数）変換により変数変換を行う．対数分布することの多い医学データには必要不可欠である [22] との意見もある．

§13.8 ● 関連するその他の手法

重回帰分析以外の多変量解析手法をすべて解説していては枚挙にいとまがない．ここでは重回帰分析に関するものと，よく用いられる代表的なものを簡単に紹介する．

◎ 13.8.1 判別分析

　重回帰分析の従属変数は連続データであるのに対して，従属変数が0–1型の2値変数である場合に適用となる．従属変数に対して，独立変数がどのように影響しているかを分析する．独立変数は連続データであり，かつ正規分布に従わなければならない．従属変数も，"0" と "1" の比率がほぼ同程度でなければならない．線形判別分析とマハラノビス距離による判別分析があり，後者のほうが適用範囲は広い．従属変数のカテゴリーが3個以上のときも適用できる方法がある．

◎ 13.8.2 主成分分析

　主成分分析は従属変数・独立変数という分類を行わずに，対象とする多変数の関係を，比較的単純な構造にまとめるといった手法である．いい換えれば，変数群の総合特性値を求める手法といえる．相関行列による主成分分析と分散共分散行列に基づく主成分分析の2つがあり，相関行列に基づく主成分分析は変数の単位に依存しないのでよく用いられる．応用例として相互に相関の高い変数群を主成分分析で解析し，総合特性値を求めた後，その得点を独立変数として重回帰分析の対象とする方法もある．

◎ 13.8.3 林式数量化理論

　林式数量化理論は，林知己夫氏により考案された手法である．従属変数（とくに外的基準ということがある）が連続変数で評価されており，独立変数が離散変数（名義尺度や順序尺度）で評価されている場合，数量化I類 quantification method of the first type の適用となる．したがって，理論的には重回帰分析と同じ形となっている．数量化II類 quantification method of the second type は外的基準も0–1型の2値変数で評価されている場合に適用となり，これは判別分析に対応している．また，数量化III類 quantification method of the third type は離散変数に対する主成分分析と捉えることができる．数量化IV類 quantification method of the fourth type は多次元尺度法に対応した数量化の手法である．実用上利用価値があるのは数量化理論I～III類であり，数量化IV類は解析結果が不安定となることがあるため，あまり薦められない．

◎ 13.8.4 正準相関分析

　正準相関分析 canonical correlation analysis は従属変数，独立変数ともに2変数以上であるとき，従属変数の総合特性値に対して独立変数がどのように影響するかを解析する．いわば従属変数

が 2 つ以上存在する重回帰分析と考えることができる．

◎ 13.8.5　その他の手法

その他の手法については，たとえば奥野 [5] や柳井 [30] を参照されたい．

14 多重ロジスティック回帰分析

　多重ロジスティック回帰分析は多変量解析の一種であり，最近，医学研究で頻繁に使われるようになった手法である．従属変数が 0–1 型の 2 値データ（ダミーデータ）である場合の重回帰分析と考えるとよい．多重ロジスティック回帰分析の利点はデータの型や分布に，あまり厳密さを要さない点である．

§14.1 多重ロジスティック回帰分析とは

> **★適用の条件**
> - 独立変数には，あらゆるデータが適用できる．
> - 従属変数は，0–1 型の 2 値データでなくてはならない．

　前節で述べた重回帰分析は，データの尺度が間隔または比尺度でなければ適用できない．また，変数は正規分布に従うという仮定の下で理論的に構築された手法である．したがって，理論に従わないデータがいくらか混在していても，やむを得ず解析を行うしかないというのが現状である．

　この章では，上述してきた統計的解析と比較して制約条件の少ない**多重ロジスティック回帰分析** multiple logistic regression analysis について説明する．多重ロジスティック回帰分析は，単にロジスティック回帰分析とか，ロジスティック分析とよばれることもある．この手法は，米国のフラミンガムで開始された冠状動脈性疾患に対するコーホート調査（Framingham study；Dawber et al.,1951）において用いられたのが始まりである．フラミンガム研究では当初，判別分析［⇒ 13.8.1 項（p.247）］によって報告した経緯もあるが，さまざまな制約を前提としない多重ロジスティック回帰分析で解析をやり直している（この経過についての詳細は [11] を参照）．医学分野の研究で扱うデータでは，この多重ロジスティック回帰分析の利用価値は高いと考えられ，積極的に利用すべきだとの支持も多い．

§14.2 ● 解析のしくみ

解析を行う前に解析のしくみについて，なるべく数理的な面を省略して説明する．

◎ 14.2.1 従来の多変量解析と多重ロジスティック回帰分析

多重ロジスティック回帰分析は，簡単にいえば重回帰分析（どちらかといえば判別分析）を応用したものである．適用の違いは図 14.1 を参照されたい．

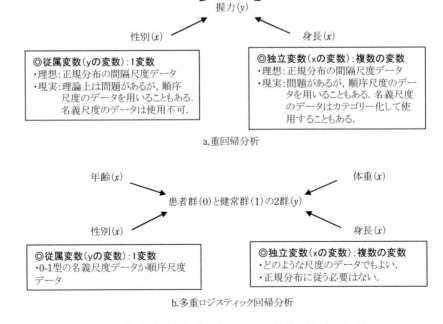

図 14.1 重回帰分析と多重ロジスティック回帰分析の適用の違い

重回帰分析では以下のような**制約条件**がある．

- 従属変数が正規分布に従わなければならない．
- 独立変数の多変量正規分布を仮定しなければならない．

この条件を満たすと仮定して行われるのである．現実には，完全に正規分布に従わないときであっても適用させるときが多い．上記の仮定を前提としない多変量解析の手法は林式数量化理論［⇒ §13.8（p.246）］がある．従属変数や独立変数が名義尺度や順序尺度のデータであれば，林式数量化理論のほうが適している．しかし，この**林式数量化理論にも以下のような問題**がある．

- 独立変数の有意性が検定できない．つまり，変数選択の客観的な基準が存在しない．
- 多重共線性が無視される．
- 独立変数に連続変数が混在するとき，順序尺度にカテゴリー化する必要があるため，情報量の損失がある．
- 予測式の構築という面では，信頼性に乏しい．

いずれにしても，これらの問題を回避するのは困難であるため，いままでは一般の多変量解析と林式数量化理論を併用して解析することも対策法の1つであった．

ところで，**多重ロジスティック回帰分析の利点**は，

- 独立変数の尺度，分布型に対しては厳密な仮定をおいていない．
- 係数としてオッズ比を求めることができ，解釈が容易である．
- 各対象者につき，事象の起こる確率として求められる．

である．このことから，多重ロジスティック回帰分析は現実のデータを対象とする際は応用範囲が広いということがわかる．とはいっても，**以下のような欠点**もある．

- モデル構築の判定基準が数種類用意されており，これを基準にすれば最適な結果が得られると断言できない（他の手法にもいえることであるが）．
- 従属変数が0–1型の2値データのときしか使用できない．

確かに欠点は否めないが，応用範囲の広さから積極的に利用すべき手法である．

◎ 14.2.2　多重ロジスティック回帰分析の理論

簡単のために，単回帰モデルを例にとって説明していく．通常の線形モデル，回帰分析や重回帰分析では以下の線形モデルを仮定した．

$$y = \beta_0 + \beta_1 x_1 \tag{14.1}$$

このモデルでは，右辺と左辺の差の2乗を最小にするような$\hat{\beta}_0$と$\hat{\beta}_1$を推定した（最小2乗法）．両辺とも$-\infty \sim \infty$の範囲をとり，かつ線形関係にあると考える．yが有限であれば不適切なモデルとなる．そのようなyを確率Pとして考えると，以下のようなモデルを作れる．

$$P = \beta_0 + \beta_1 x_1 \quad (P：確率) \tag{14.2}$$

ここで，Pは確率だから$0 \sim 1$の範囲をとる．しかし，右辺は$-\infty \sim \infty$の範囲をとるから実状に合わない．そこで今度は左辺を$P/(1-P)$（**オッズ odds**）として考え，その対数をとった，

$$\log\left(\frac{P}{1-P}\right) = \beta_0 + \beta_1 x_1 \tag{14.3}$$

で表すと両辺とも$-\infty \sim \infty$の範囲をとり，かつオッズが1以下のときは負，1以上のときは正といった直線関係になる（図14.2）．

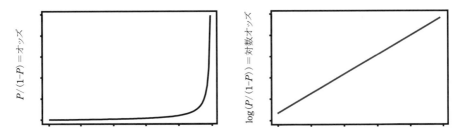

図 14.2　左辺をオッズとした場合と対数オッズとした場合の模式図

これは，独立変数が1つのときのロジスティック回帰分析のモデルであり，多変数の場合では重回帰分析と同じような理屈で係数を求めることができる．

試しにこの（14.3）式を，

$$P = \frac{1}{1 + \exp(-(\beta_0 + \beta_1 x_1))} \tag{14.4}$$

と変形すると，図14.3のようなS字状の曲線となる．これを**ロジスティック曲線 logistic curve**という．

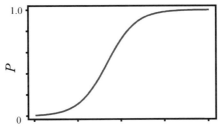

図 **14.3** ロジスティック曲線

　重回帰分析では，最小2乗法により係数を求めた．ロジスティック回帰分析 (14.3) 式ではこれとは別に最尤法[†1] maximum likelihood method という手段を使って係数の値を求める．たとえば，n 人の対象者のうち i 番目の従属変数 y_i が1となる確率を P_i，y_i が0となる確率を $1-P_i$ とすると，

$$\log\left(\frac{P_i}{1-P_i}\right) = \beta_0 + \beta_1 x_1 \qquad (i=1,2,\cdots,n) \tag{14.5}$$

となる ((14.3) 式と同じ)．次に以下のように $\zeta(x_i)$ を求める．

$$\begin{aligned}
\zeta(x_1) &= P_1^{y_1}(1-P_1)^{1-y_1} \\
\zeta(x_2) &= P_2^{y_2}(1-P_2)^{1-y_2} \\
\zeta(x_3) &= P_3^{y_3}(1-P_3)^{1-y_3} \\
\vdots &= \vdots \\
\zeta(x_n) &= P_n^{y_n}(1-P_n)^{1-y_n}
\end{aligned}$$

この式の右辺は尤度であり，この積をとったもの，

$$\prod_{i=1}^{n} \zeta(x_i) = L(\beta) \tag{14.6}$$

尤度関数：$L(\beta)$

の左辺が最大となるように β_0 と β_1 を定める[†2]（最尤法）．

[†1] 与えられた標本値に対して尤度を最大にするようにパラメータを推定する方法．推定のために微分する場合は，尤度関数を対数形として扱ったほうが便利である．
[†2] β_0 と β_1 が真に近づくほど，$L(\beta)$ は大きくなる．

(14.6) 式の対数をとると,

$$\log(L(\beta)) = \log(\prod_{i=1}^{n} \zeta(x_i)) = \sum_{i=1}^{n}((y_i \log(P_i) + (1-y_i)\log(1-P_i)) \tag{14.7}$$

$\log(L(\beta))$: 最大対数尤度

となる. ここで,

$$P_i = \frac{\exp(\beta_0 + \beta_1 x_1)}{1 + \exp(\beta_0 + \beta_1 x_1)} = \frac{1}{1 + \exp(-(\beta_0 + \beta_1 x_1))} \tag{14.8}$$

$$1 - P_i = \frac{\exp(-(\beta_0 + \beta_1 x_1))}{1 + \exp(-(\beta_0 + \beta_1 x_1))} = \frac{1}{1 + \exp(\beta_0 + \beta_1 x_1)} \tag{14.9}$$

である. これを (14.7) 式に代入して変形した,

$$\log(L(\beta)) = -\sum_{i=1}^{n}\Big(\log(1 + \exp(-(\beta_0 + \beta_1 x_1))) + (1-y_i)(\beta_0 + \beta_1 x_1)\Big) \tag{14.10}$$

を β で偏微分して 0 とおいた連立方程式を解く. 通常, Newton-Raphson法[†3] Newton-Raphson method により求める.

多重ロジスティック回帰分析では, 独立変数の影響度合いを**オッズ比 odds ratio** [⇒ §7.3 (p.126)] として出力することが可能である.

♠ 補足 ♠11　間隔・比率尺度データのオッズ比

本文では名義・順序尺度データの場合のオッズ比を説明しているが, 間隔・比率尺度データの場合は,

$$\exp(\beta \cdot \Delta)$$

で求められ, 変数 x_1, x_2 (係数 β_1, β_2) を組み合わせた場合のオッズ比は,

$$\exp(\beta_1 \cdot a + \beta_2 \cdot b) \quad (a:変数 x_1 の変化量, b:変数 x_2 の変化量)$$

で求められる.

[†3] ニュートン法ともよばれる, 数値最適化法の 1 つ. Taylor 展開の 1 次近似により, くり返し計算して収束させる. 計算の詳細は [11] などを参照.

§14.3 変数選択の方法

原則として重回帰分析 [⇒ §13.2 (p.229)] と同じだが，SPSS では変数増減法がプログラムされていない[†4]．したがって，変数増加法と減少法の2つを行ってその結果を比較し，総合的に判断するといった手順をとる．

SPSS では，①強制投入法，②変数増加（減少）法：尤度比，③変数増加（減少）法：Wald，④変数増加（減少）法：条件付の4種類の選択法がある．①は解析者が任意に独立変数を決めて解析する方法である．②の尤度比とは以下でも述べるが，変数選択の基準として最も望ましい指標である．したがって，とくにこだわりがないかぎり②を選べばよい．③の Wald は各変数の有意性を基準に選択していく，いわば重回帰分析のときと同じ選択基準であるが下で述べる欠点がある．④の条件付も尤度比を使う選択法なのだが，変数増加させたときの再評価のアルゴリズムが省略されるのであまり薦められない．

14.3.1 尤度比検定

尤度比検定 likelihood ratio test とは，変数選択の基準となる検定である．これは最大対数尤度を利用して検定するものである．対数尤度の値は小さいほうが適合していることを表す．SPSS では対数尤度の差が χ^2 値に従うことを利用して**モデル χ^2 値 Model chi-square** を出力するので，モデルの有意性はこれを基準に判断する．

変数増加法と減少法を2つ行って結果を比較すると上述したが，基本的には，どちらか一方を選ぶのが正しい．どちらかというと，**変数増加法を優先させるほうがよい**．

重回帰分析でいえば，分散分析の検定のようなものである．

14.3.2 Wald 検定

多重ロジスティック回帰分析の出力で，個々の独立変数に付記されている係数の検定結果は Wald 検定 Wald test によるものである．オッズ比の信頼区間の算出もこの検定が利用される場合が多い．

ただし，Wald 検定は多重ロジスティック回帰分析で重視しない．つまり，**個々の独立変数の有意確率は必ずしも $p < 0.05$ でなくてもよい**．

[†4] R コマンダーでは，AIC 基準に基づく変数増減法が可能である．

§14.4 ●多重ロジスティック回帰分析の結果を判定する指標

◎ 14.4.1 尤度比検定（モデル χ^2 の検定）

SPSS では，尤度比検定（モデル χ^2 の検定）が出力されるので，これが $p < 0.05$ であれば，さらに以下の基準で判断する．

◎ 14.4.2 係数・オッズ比

係数やオッズ比は，従属変数に対する独立変数の影響の度合いを表すものである．多重ロジスティック回帰分析では重回帰分析と同様に，回帰係数，偏回帰係数が出力されるが，オッズ比を参考にする．オッズ比は，独立変数の単位に依存せず，すべての独立変数を同等に比較することができ，他の独立変数の影響をとり除いた形で出力される（**調整オッズ比** adjusted odds ratio とよばれる）．各変数の有意確率 (p) が $p < 0.05$ であれば望ましい[5]．

調整オッズ比は，通常，その独立変数が "1" だけ変化したときのオッズ比を出力している[6]．**定数のオッズ比・有意確率は無視する．**

§14.5 ●モデルの適合度評価

◎ 14.5.1 Hosmer-Lemeshow の適合度検定

Hosmer-Lemeshow の適合度検定 Hosmer-Lemeshow test は，モデルの適合性の検定（χ^2 適合性の検定）で，実測値と予測値を比較する検定である．重回帰分析でいえば重相関係数 R や決定係数 R^2 のようなものである．得られた回帰式から各対象者の事象の起こる確率を計算し，その確率の低いほうから高いほうへと対象者を並べ替え，確率を 0.1 間隔で 10 等分する．その各区間で予測値と実測値の度数の差の和が χ^2 分布に従うことを利用して検定する．

通常は確率を 10 分割して検定するが，統計パッケージによってはデータにあわせて分割数が異なることもある．Hosmer と Lemeshow（1989）は，自由度（分割数 − 2）の χ^2 分布に従うことを利用して，**帰無仮説 H_0：モデルはよく適合している**[7]，を検定する方法を推奨している．

---

[5] "望ましい" と表現したのは，前述の通り多重ロジスティック回帰分析では各変数の $p < 0.05$ が満たされなくてもよいからである．
[6] 連続変数の場合は "1"，名義尺度の場合は 1 カテゴリーの変化に対する値となる．たとえば，年齢であれば 1 歳増加したときのオッズ比であり，0-1 型による {男，女} の区別であれば，男に対する女（または女に対する男）のオッズ比である．
[7] 通常の帰無仮説 H_0 の形式と逆になっているので注意．

◎ 14.5.2 Pearson 残差

Pearson 残差は残差を利用した適合度指標である．1つのプロファイル[†8]当たりの症例数が少ないデータ（sparse）のときは漸近的近似性が成立しないため，利用すべきではない．

◎ 14.5.3 分割表

$x_1, x_2, \cdots, x_p$ の独立変数で構築されたモデルから，各対象者のスコア S を算出し，確率 P を求める．

$$S = \beta_0 + \beta_1 x_1 + \beta_2 x_2 + \cdots + \beta_p x_p \tag{14.11}$$

$$P = \frac{1}{1 + \exp(-S)} \tag{14.12}$$

P=0.5 として判別し，表 14.1 のような分割表を作成する．

表 14.1 予測値と実測値の 2 × 2 分割表

	予測 陽性	予測 陰性	計
真陽性	a	b	$a+b$
真陰性	c	d	$c+d$
計	$a+c$	$b+d$	$a+b+c+d$

表 14.1 をもとにして，以下の指標を求める．

① 感度 (sensitivity) $= \dfrac{a}{a+b}$

② 特異度 (specificity) $= \dfrac{d}{c+d}$

③ 陽性反応的中度 (positive predictive value) $= \dfrac{a}{a+c}$

④ 陰性反応的中度 (negative predictive value) $= \dfrac{d}{b+d}$

⑤ 的中精度 (predictive accuracy) $= \dfrac{a+d}{a+b+c+d}$

これにより，モデルがどの程度正しく判別しているかを知ることができる．この結果は，分割表とともに的中精度だけでも提示するのが望ましい．なお，P=0.5 の値を変えて的中精度を向上させ

[†8] 複数の変数の反応パターンを示したもの．たとえば，生存−死亡，性別，年齢といった変数が用意されているとき，|生存，男性，54 歳| というプロファイルに該当する人数は 2 人である，といった具合に利用される．

ることはできるが，現存するデータに適合させすぎると予測性能は劣る可能性があるため，行わないほうがよい．

◎ 14.5.4　残差の評価

モデル式による予測値から大きく外れた例を抽出し，なぜ外れたかの原因を追及する．ただし，どれくらい外れたら"外れ値"とするかの基準はないため，明らかに異なる値を示す対象以外は，主観的な判断に頼ることになる．異常値の発見，残差の分析はデータ解析で必要な手順であるが，外れ値の削除は注意して行う必要がある．残差分析の指標として重回帰分析と同様にCook統計量と，てこ比がある．

Cook 統計量……　あるデータが分析結果にどの程度影響を与えているかを表す量．値が大きいときは外れ値の可能性がある．外れ値を除いた後に，残りのデータの残差に及ぼされる影響の度合いも知ることができる．

てこ比……　これが 0.5 よりも大きいとき，そのデータは分析から除いたほうがよいといわれる．

これらの統計量はモデルに適合しないプロファイルデータを診断するので，診断統計量 diagnostic statistics とよんでいる．外れ値を除いたときは除く前の予測式と比較して，どのように変化したか，といった過程も提示する．

§14.6　変数の加工

通常は行わないが，知識があれば事前に試みてもよい．一般的な解析においては，むやみな変数加工は行わないほうがよいだろう．

◎ 14.6.1　変数のカテゴリー化

この項は，難しいようなら飛ばして読んでもかまわない．主として選択された独立変数につき，連続変数のカテゴリー化，離散変数のカテゴリー変更が必要となる場合もある．専門的な面から影響すると考えられるにも関わらず有意とならなかった変数や，有意ではあるがオッズ比が低い変数に対して試みる．ここでは，その手順について言及したい．

カテゴリー化・変更の必要な理由は，ロジスティック回帰分析が独立変数の数値とそれに対するオッズ比の自然対数が直線関係にあることを前提にしていた［⇒14.2.2 項］ためである．ロジス

ティック回帰分析ではさまざまな制約をもたない利点はあるが，このことを考慮することによって，さらにモデルの適合度が向上するというわけである．以下のその具体的手順を示す．

1) 順序尺度の場合

変数のカテゴリー（カテゴリー数 3 以上の場合）をカットオフ値とした 2×2 分割表を作り，それぞれの従属変数の判別，そのオッズ比，対数オッズ比を求める．たとえば，4 つのカテゴリーからなる順序尺度で測られた A という独立変数があるとし，従属変数の判別（ここでは生死の判別とする）から表 14.2 を作る．

カテゴリー数が 10 を越えるような変数ではこのような計算も面倒だし，細かすぎて傾向をつかむのが困難となるため，最初は主観で 2 カテゴリーとか，5 カテゴリーに区分して大ざっぱに表すとよい．表 14.2 は，一般の表計算ソフト（Excel など）で簡単に作成できる．対数オッズ比は図示して判断すると簡単である．表 14.2 では，たとえば独立変数 A のカテゴリーが "1" のとき，死亡数と生存数を数えたところ 12 と 3 であり，そのオッズは "4"，オッズ比は "1" となっている．

表 14.2 各カテゴリーにおける生死の判別の対数オッズ比

変数のカテゴリー	従属変数の判別	odds	odds-ratio	log odds ratio
1	12/3	4.00	1.00	0
2	47/14	3.36	0.84	-0.175
3	19/7	2.71	0.68	-0.388
4	1/0	−	−	−

この例ではカテゴリーが 1，2，3，… と進むにつれて，対数オッズ比は単調減少しているので，カテゴリーを変えずに用いることができる．対数オッズ比が単調増加（減少）しない場合は，カテゴリーの併合によって単調増加（減少）するように調整する．図 14.4 は，カテゴリーの併合方法を述べたものである．対数オッズ比が大きく変化するところを境にして，カテゴリーを併合するとよい．

2) 間隔・比率尺度の場合

原則として，そのままの値を用いる．しかし，任意の値でカテゴリー化してみて対数オッズ比が単調増減しない変化（たとえば図 14.4b.〜e.）を示す場合はカテゴリー分けしてもよい．カテゴリー区分の数は解析者の主観に委ねることになるが，なるべく変数の情報を失わないようにする．カテゴリーの分け方は，変数の値の 4 分位数[9] を参照して区分する方法が妥当である．

順序尺度の場合にもいえることであるが，どれくらいの対数オッズ比の変化を区分の基準とする

---

[9] 場合によっては 5〜10 分位数

か，どれくらいのカテゴリー数に区分するかについては正確な基準は存在しない．また，カテゴリー化・変更した独立変数を入れ替えてモデルを再構築し，処理前のモデルと比較して適合性が低下するようであれば，カテゴリー化・変更は行わないようにする．

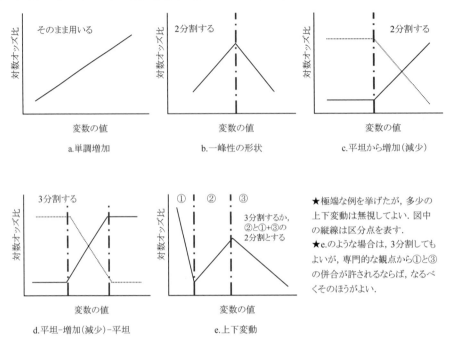

図 14.4 対数オッズ比を図示してカテゴリー化する方法

◎ 14.6.2 名義変数のダミー変数化

変数のカテゴリー化・変更は，独立変数が順序尺度と間隔・比率尺度の場合に利用できる．名義尺度については 0–1 型のダミー変数として解析に含める必要がある．たとえば ｛男，女｝や ｛あり，なし｝のような 0–1 型の 2 カテゴリーデータであれば，そのままの形で解析の対象とする．データの加工が必要なのは，3 カテゴリー以上のデータ，たとえば ｛A 薬，B 薬，C 薬｝や ｛地域 D，地域 E，地域 F，……｝といった分類の場合である．

たとえば，表 14.3 のような 3 カテゴリーの独立変数があったとする．

この状態で入力すると逆行列計算不能となり，計算ができない．この例では，表 14.4 のように，partial法（パーシャル）を利用して入力する必要がある．

その独立変数が k 個のカテゴリーで構成されているとき（ここでは $k=3$），$(k-1)$ 個の $D_1, D_2, \cdots,$

表 14.3 独立変数（治療薬）の区分

	A 薬	B 薬	C 薬
x_1	1	0	0
x_2	0	1	0
x_3	0	0	1
x_4	0	1	0

表 14.4 "治療薬"の partial 法によるダミー変数化

	D_1	D_2
x_1	1	0
x_2	0	1
x_3	0	0
x_4	0	1

D_{k-1} を作成する．いずれかのカテゴリーを基準値 reference group として，基準値に反応した対象には $D_1=D_2=0$，次のカテゴリーでは $D_1=1,\cdots$，といった具合に分類していく．表 14.4 では 3 番目のカテゴリー（C 薬）を基準値としている．基準値の係数を $\beta_1=0$（オッズ比=1）として相対的な $\beta_2, \beta_3,\cdots$，を推定していく．したがって，オッズ比の結果は，基準値のカテゴリーに対する他のカテゴリーのオッズ比として表される．**partial 法は一般に最もよく用いられる方法**で加工も簡単である．

この他に，marginal法（マージナル）という手法もある（表 14.5）．

表 14.5 "治療薬"の marginal 法によるダミー変数化

	D_1	D_2
x_1	1	0
x_2	0	1
x_3	−1	−1
x_4	0	1

marginal 法は，カテゴリー全体の平均を基準値とする方法で，$\beta_1+\beta_2+\beta_3=0$ とおいて推定する．どちらの方法を用いても解析結果が異なることはない．しかし，カテゴリー化はどちらかの方法に統一し，係数の符号が反対になることもあるので解釈に迷うときは，2 変量解析の結果と照らし合わせてみる．

14.6.3 交互作用項を設ける

モデルの独立変数間の相関が高かったり，疑似相関の疑いがあるときには，交互作用項を設けることも試みる必要がある［⇒ 13.7.2 項（p.244）］．たとえば，従属変数"生死の判別"に独立変数"年齢"と"性別"がとりこまれたとしよう．高齢になれば死亡率が高くなるといった傾向が観察されるとしても，"高齢者では男性のほうが死亡率はより高い"といった性差の影響が無視できないときには，交互作用項（年齢と性別の積の項）を設けてみる．交互作用項を含んだモデルが適合性に優れていればそちらを採用する．

§14.7 ● SPSSによる多重ロジスティック回帰

・使用するデータ：体前屈データ.sav

性別に対して立位体前屈，身長，体重を考慮した多変量的な影響を検討するために，多重ロジスティック回帰を適用させる．多重ロジスティック回帰分析はデータの母集団分布がどんなものであってもよいので，事前のShapiro-Wilk検定は不要である．

14.7.1 SPSSによる多重ロジスティック回帰分析の手順

1 図 14.5 のように①［分析（A）］−②［回帰（R）］−③［二項ロジスティック（G）］を選択する．

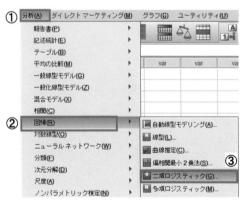

図 14.5 手法の選択

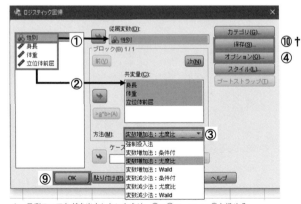

† 予測スコアなどを出力したいときには，⑧→⑩→ … →⑨と進める

図 14.6 解析手順

2 図 14.6 のダイアログボックスで，［従属変数（D）］に性別を入れる（①）．

3 独立変数としたい残りの項目すべてを ▶ で［共変量（C）］に移動する（②）．

4 変数の選択方法は[方法(M)]の右にある → をクリック → [変数増加法:尤度比]を選択する（③）．

5 ④ オプション(O) をクリックする．

6 図 14.7 のチェック部分と同じ所をチェック（⑤）する．

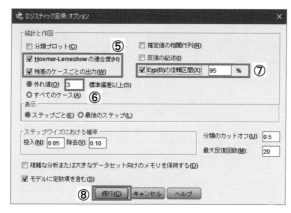

図 14.7　オプションダイアログ

7 [外れ値(O)]に 3 を入力する（⑥）[⇒ §13.5（p.240）]．

8 [EXP(B) の信頼区間(X)]はオッズ比の信頼区間を出力する設定で，チェック（⑦）を入れた後 95 または 99 を入力．ここでは "95" を入力．

9 ⑧ 続行(C) -⑨ OK をクリックすれば結果が出力される．

ところで，図 14.6 のダイアログボックスで⑩ 保存(S) ボタンをクリックすると，図 14.9 が現れる（予測スコアなどを出力したいときは，⑨ OK をクリックする前に，⑩以降を進めて，最後に⑨ OK をクリック）．各対象の予測確率などがデータに追加出力されるので，必要があれば行っておくとよいだろう．⑪の囲みの中と同じところをチェックする．[予測値]の[確率(P)]は各対象の確率値，[所属グループ(G)]は 0 か 1 かで出力される．その他の用語については 14.5.4 項を参照されたい．チェック後，⑫ 続行(C) をクリックする．

保存ダイアログでチェックした項目については，データに追加出力される（図 14.10）．図 14.9 の設定に対応して，予測確率・Cook 統計量・てこ比の順に出力されている．残差の観察のために，グラフを描いたりするときには便利である．

264　第14章　多重ロジスティック回帰分析

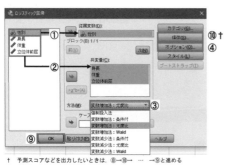

図 14.8　図 14.6 の再掲

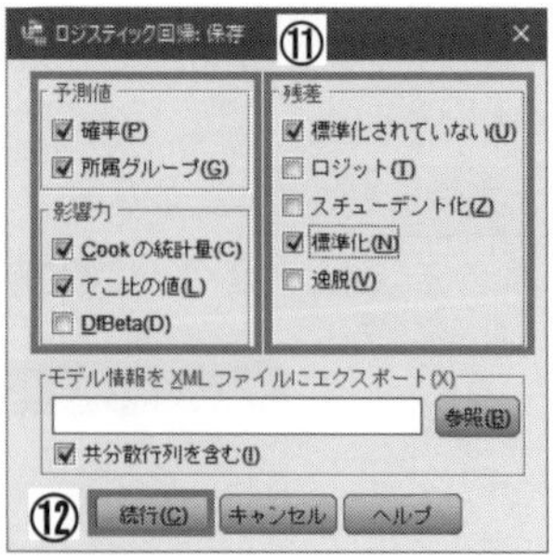

図 14.9　保存ダイアログ

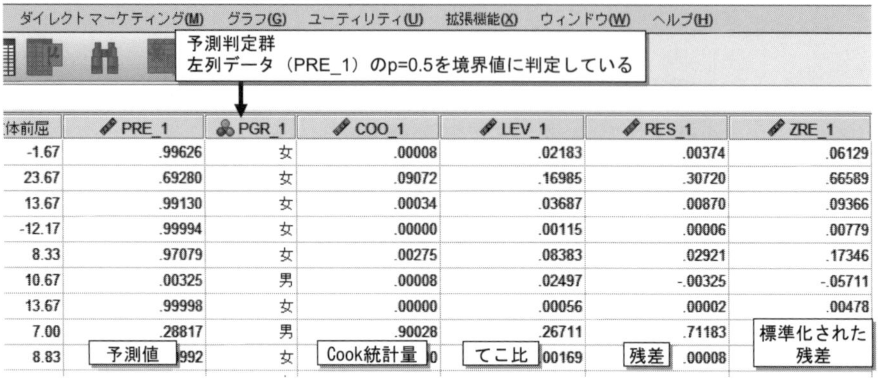

図 14.10　データへの追加出力

◎　14.7.2　多重ロジスティック回帰分析の結果の読み方

結果は図 14.11 を参照し，以下のステップに従って判断する．違うデータを解析したときにステップがいくつか出力されるはずだが，解析結果は常に一番下のステップをみる．

1. ①（ステップ 2 の）［モデル］はモデル χ^2 値であり，$p < 0.05$ であれば作成されたモデル式の有意性が保証される．ここでは $p < 0.01$ である．有意でなければ再度解析し直す．［ステップ］は前のモデルからの尤度比変化量である．尤度比による選択法を使っている場合は通常は有意となる．

2. ②の係数の有意性を見る．すべて（定数は無視）が $p < 0.05$ であれば望ましい[†10]．この例では身長・体重とも 5％以上で有意ではない．しかし，①では有意なので問題はない．ただし，ここの p が異様に高くなっている場合は，データの欠損や多重共線性といった問題が起

[†10] 必ずしも $p < 0.05$ でなくてもよい．

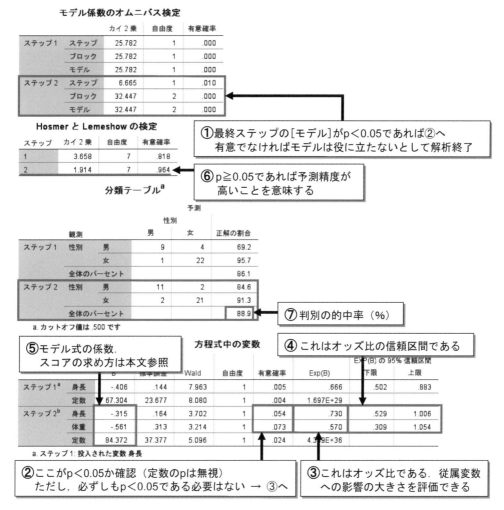

図 **14.11** 解析の結果

こっているかもしれない．

3 ③の[Exp(B)]はオッズ比である．1よりも大きいほど，または小さいほど影響力が強い．④はオッズ比の信頼区間である．**身長**はオッズ比 **0.73** で，**体重**は **0.57** であるから身長のほうが影響力をもつが，95％信頼区間が身長 [0.529, 1.006]，体重 [0.309, 1.054] で範囲に 1 を含むので有意となっていない．

4 ⑤の[B]は係数値である．したがって，予測式は score$= 84.372+(-0.315)\times$ 身長 $+(-0.561)\times$ 体重 を計算し，$p = 1/(1 + \exp(-1 \times \text{score}))$ で各症例の確率 p を求める．p は 0.5 を境にし

て $p > 0.5$ が従属変数 "1（=女性）"に分類され，$p < 0.5$ が従属変数 "0（=男性）"に分類される．

5　⑥のHosmer-Lemeshowの検定［⇒ §14.5］が，$p < 0.05$ であればモデルは適合していない．ここでは $p \geqq 0.05$ なので適合していない，とはいえない．

6　⑦は判別分割表［⇒ §14.5］である．［全体のパーセント］が100％に近いほど望ましい．この結果では88.9％の症例が正しく予測されている（正判別率ともいう）ことを意味する．

　この例ではモデル χ^2 値は有意で，Hosmer-Lemeshowの検定は適合性が良く，判別的中率は高い．しかし身長・体重の有意確率が5％以上で有意ではない．したがって，このモデルはあまり役立たないと判断する．ここには掲載していなかったが，**モデルの要約**という表も出力されているはずである．その中には［Cox & Snell R2乗］と［Nagelkerke R2乗］が出力されている．これは重回帰分析でいうところの R^2 に相当するものであるが，よい指標となるか不明なのでとくに解説しない．

　この後，再確認として［変数減少法；尤度比］で解析しても身長・体重が選ばれる．しかし身長・体重の有意確率が同じになるのでやはり役立たない．

　今回は省略したが，変数の数が多いときは2変数の検定（差の検定や相関係数，χ^2 検定など）で有意な項目を絞りこんでおき，さらにステップワイズ法を利用した重回帰分析や判別分析の結果を参考にして有意な独立変数を予想しておいたほうが無難であろう．いずれにしても，変数の自動選択に任せて必ずしもよいモデルができるとはかぎらないので，独立変数を手動で増減してよいモデルを探索する必要がある．ときには交互作用項やカテゴリー化を行ったりしなければならない．

§14.8　多重ロジスティック回帰分析における注意事項と類似手法の紹介

　注意事項はいままでの手法に比べると，かなり少ない．強いて挙げると，重回帰分析の注意点のうち，13.7.4項（p.245）の1)〜6)である．また，以下も参照されたい．類似した統計手法もあるので，機会があれば調べてみてほしい．

◎ 14.8.1　事前に2変量解析を行うべきか？

　重回帰分析の場合でもそうだが，事前に t 検定を行うとか相関係数をみて，p の低い変数に絞り込んで解析する，という手順は誤りである．初めから重回帰分析，多重ロジスティック回帰分析を適用させるのが正当である．

しかし，標本の大きさ n に対して独立変数が多いときは，やむを得ず事前に 2 変量解析を行って独立変数を減らす必要も出てくる[†11]．事前に差の検定，相関係数，分割表の検定などを施行し，有意確率が $p < 0.05$ の変数ではなく，明らかに有意水準とかけ離れた（$p > 0.25$ 以上のような）変数を除外する．この $p > 0.25$ という数字は筆者の経験的な値であり，規定された値ではないため，"なぜこの値にしたか？" という理由を問われるなら，使用しないほうがよい．

◎ 14.8.2　Cox の比例ハザードモデル

Cox の比例ハザードモデル Cox's proportional hazard model は，ロジスティック回帰分析の理論を応用した生存分析の手法で，生存期間の分布が正規分布に従わなくてもよいとする解析手法である．生存分析の手法として，Kaplan-Meier 法などがよく知られているが，多変量解析の生存分析法として活用範囲は広い．Cox の比例ハザードモデルではオッズ比ではなく，リスク比が用いられている．数理的な理論に関しては，丹後 [11] に詳しい．解析の手順は多重ロジスティック回帰分析とほぼ同様であるが，解析結果は一致するとはかぎらない．生存時間研究では必須の手法となりつつあり，活用の価値は大いにあると思われる．しかし，いまだ数理的に確立していない手法であり，プログラムされている統計パッケージも少ないという問題がある．

◎ 14.8.3　プロビット分析

プロビット分析 probit analysis は，"比率" で表される変数を従属変数として，それを標準正規分布 $N(0, 1)$ に変換（プロビット変換）し，多重ロジスティック回帰分析や重回帰分析と同じようにモデルを構築するものである．

[†11] 本当に，やむを得ずの場合に限る．

参考図書案内

　本書ではSPSSの使用方法を主体に解説してきた．仮に他の統計ソフトを使ったとしても，操作方法は異なるが結果の解釈は同じである．本書の内容はデータ解析の手法全般を網羅するものではないので，以下に参考となる良い図書を紹介しておく．もう少し専門的に勉強したいという人は，各自読んでみるとよいであろう．

■ 基礎的事項・簡単な統計的手法に関する参考図書

・石村貞夫ほか 著：すぐわかる統計処理の選び方，東京図書，2010
　面倒な理論はともかく，今すぐ統計解析を行う必要があるという人向け．数学的理論は少なく，広く浅く知識がつく．

・石村貞夫ほか 著：SPSSによる統計処理の手順［第7版］，東京図書，2013．
　SPSSの使い方が非常によくわかる．本書で解説していない，判別分析や主成分分析などの手法についても書かれてある．

・ラリーゴニックほか 著，中村和幸 訳：マンガ――確率・統計が驚異的によくわかる，白揚社，1995．
　確率論，検定の数理的な解説をマンガで簡単に説明してある．これから確率統計の知識をつけたいという方には最適の書．

・市原清志 著：バイオサイエンスの統計学，南江堂，1990．
　コンピュータシミュレーションを用いた統計解析のしくみをビジュアルに解説し，わかりやすくまとめられている．医学における統計解析の適用上の注意点や対策法など，実践的な内容に重点をおいている．

・永田　靖 著：統計的方法のしくみ——正しく理解するための30の急所，日科技連，1997．

　簡単な理論を丁寧に解説している．2変量の統計的検定に関する，とくに注意すべき留意点を述べてある．

・浜田知久馬 著：学会・論文発表のための統計学，真興交易医書出版部，1999．

　数理的な解説を極力避け，読み物として楽しく理解できる内容となっている．ロジスティック回帰分析に関しても簡単に紹介してある．初学者に最適．

・石村貞夫ほか 著：すぐわかる統計用語の基礎知識，東京図書，2016．

　統計用語を50音順にわかりやすく解説してあり，統計学の初学者にはぜひ読んでいただきたい．SPSSを利用している方にはとくに役立つと思う．

■ 基本的な多変量解析に関する参考図書

・石村貞夫 著：すぐわかる多変量解析，東京図書，1992．

　重回帰分析・判別分析・主成分分析について，書き込みながら実際にデータ解析していく形で，非常にわかりやすい書．多変量解析を自習したい人には勧めたい．

・石村貞夫ほか 著：入門はじめての多変量解析，東京図書，2007．

　上記「すぐわかる〜」よりもステップアップした内容．重回帰分析・判別分析・主成分分析・数量化理論まで，簡単な実例を用いて解説してある．統計学に関する知識に自信がなく，とりあえずどのようなものか知りたいという方に適している．

・本多正久 著：インフォメーションアナリストのための多変量解析の実際，産能大学出版部，1993．

　重回帰分析・判別分析・主成分分析・因子分析・クラスター分析の他に，数量化理論まで，主に実例を用いて解説してある．上述の書籍よりもやや数学的な解説が多い．

・三土修平 著：初歩からの多変量統計，日本評論社，1997．

　数理的理論をわかりやすく述べて，実例を解析していく形で解説してある．重回帰分析，主成分分析，因子分析の解説が主となっている．

・柳井晴夫 著：多変量データ解析法――理論と応用，朝倉書店，**1994．**
数理的な知識に自身のある方に勧める．多変量解析の基本的な手法と応用例が解説してある．

・丹後俊郎ほか 著：ロジスティック回帰分析――SASを利用した統計解析の実際，朝倉書店，**1996．**
ロジスティック回帰分析に関する最新情報を詳細に記載してある本邦でも唯一の書籍．数理的な解説が多いが，SASを利用している人には役立つと思う．数学は苦手という人には，あまり勧められない．

■その他，参考文献

- [1] 阿部研自：多重比較法における不等分散の影響評価．応用統計学 28：55-78，1999．
- [2] 石村貞夫：入門はじめての分散分析と多重比較．東京図書，2008．
- [3] 石村貞夫：SPSSによる多変量データ解析の手順［第5版］．東京図書，2016．
- [4] 市原清志：バイオサイエンスの統計学－正しく活用するための実践理論－．南江堂，1990．
- [5] 奥野忠一ほか：続多変量解析法．日科技連出版社，1983．
- [6] 栗原洋一ほか：検者内および検者間のReliability（再現性，信頼性）の検討．呼と循 41:945-952,1993．
- [7] 佐伯 胖ほか：実践としての統計学．東京大学出版会，2000．
- [8] 繁桝算男ほか編著：Q＆Aで知る統計データ解析．サイエンス社，1999．
- [9] 芝 祐順ほか（編）：統計用語辞典．新曜社，1995．
- [10] 竹内 啓：統計学事典．東洋経済新報社，1992．
- [11] 丹後俊郎ほか：ロジスティック回帰分析．朝倉書店，1996．
- [12] 千野直仁：反復測定デザイン概説 その1．愛知学院大学文学部紀要 23:223-236,1993．
- [13] 千野直仁：教育や心理の分野におけるANOVA,MANOVA,GMANOVAの適用上の問題点．愛知学院大学文学部紀要 25,71-96,1995．
- [14] 対馬栄輝：理学療法における多重比較法の適用．東北理学療法学 13:30-37，2001．
- [15] 対馬栄輝：医療系研究論文の読み方・まとめ方――論文のPECOから正しい統計的判断まで．東京図書，2010．
- [16] 対馬栄輝ほか：医療系データのとり方・まとめ方―SPSSで学ぶ実験計画法と分散分析．東京図書，2013．
- [17] 豊田秀樹：ブルーバックス――違いを見ぬく統計学．講談社，1994．
- [18] 永井 信：農学実験の分散分析における多重比較の考え方と使い方 [1] 検定方法編（I）．農業および園芸 65：567-572，1990．
- [19] 永田 靖：統計的方法のしくみ－正しく理解するための30の急所－．日科技連，1996．
- [20] 永田 靖：多重比較法の実際．応用統計学 27:93-108,1998．
- [21] 永田 靖ほか：統計的多重比較法の基礎．サイエンティスト社，1997．
- [22] 古川俊之（監），丹後俊郎（著）：新版 医学への統計学．朝倉書店，1993．
- [23] 浜田知久馬：学会・論文発表のための統計学．真興交易医書出版部，1999．
- [24] 広津千尋：応用統計数学シリーズ――実験データの解析．共立出版，1992．
- [25] 久繁哲徳：臨床情報のチェックポイント――ベッドサイドの医療評価学．医歯薬出版，1994．

[26] 松田眞一：一元配置多重比較の予備検定の改良．応用統計学 23:129-145，1994．
[27] 水本 篤ほか：研究論文における効果量の報告のために―基礎的概念と注意点―．英語教育研究 31:57-66，2008．
[28] 森　敏昭ほか編著：心理学のためのデータ解析テクニカルブック．北大路書房，1990．
[29] Dawson-Saunders B, et al.:医学統計データを読む（森田茂穂監訳）．メディカル・サイエンス・インターナショナル，1995．
[30] 柳井晴夫：多変量データ解析法――理論と応用．朝倉書店，1994．
[31] 吉田道弘：不等標本サイズの場合の Tukey の多重比較法－精密計算に基づく Tukey-Kramer 法の評価－．計算機統計学 1：17-24，1989．
[32] 吉村　功：多重比較方式の諸問題．統計数理研究所共同研究リポート 18：58-71，1989．
[33] 渡部　洋ほか：探索的データ解析入門．朝倉書店，1985．
[34] Altman DG:医学研究における実用統計学（木船義久ほか訳）．サイエンティスト社，1999．
[35] Bartko JJ：The intraclass correlation coefficient as a measure of reliability.$Psychological\ Reports$ 19：3-11，1966．
[36] Bartko JJ：On various intraclass correlation reliability coefficients.$Psychological\ Bulletin$ 83：762-765，1976．
[37] Cochran WG：Some methods for strengthenig the common χ^2 tests.$Biometrics$ 10：417-451，1954．
[38] Daniel WW：Biostatistics:A Foundation for Analysis in the Health Sciences,4th ed.,John Wiley & Sons,1987,p552.
[39] Eliasziw M,et al.:Statistical methodology for the concurrent assessment of interrater and intrarater reliability:Using goniometric measurements as an example.$Physical\ Therapy$ 74:777-788,1994.
[40] Fisher RA：研究者のための統計的方法．（遠藤健児ほか訳）．森北出版，1975，p167-197．
[41] Gabrielle R,et al.:Reliability of assessment tools in rehabilitation:an illustration of appropriate statistical analyses.$Clinical\ Rehabilitation$ 12:187-199,1998.
[42] Innes JRM,et al.:Bioassay of pesticides and industrial chemicals for tumorigenicity in mice.$J.\ Natl.\ Cancer\ Inst.$42:1101-1114,1969.
[43] James WY,et al.:Reliability of goniometric measurements and visual estimates of ankle joint active range of motion obtained in a clinical setting.$Arch\ Phys\ Med\ Rehabil.$ 74:1113-1118,1993.
[44] Portney LG,et al.:Foundations of clinical research-Applications to practice-,Appleton & Lange,USA,1993,p505-516.
[45] Landis JR,et al.:The measurement of observer agreement for categorical data.$Biometrics.$ 33,159-174,1977.
[46] Mantel N,et al.:Statistical aspects of the analysis of data from retrospective studies of diseases.$J.\ Natl.\ Cancer\ Inst.$22:719-748,1959.
[47] Ottenbacher KJ:The Chi-Square Test:Its Use in Rehabilitation Research.$Arch\ Phys\ Med\ Rehabil.$ 76:678-81,1995.
[48] Shrout PE,et al.：Intraclass Correlations:Uses in Assessing Rater Reliability. $Psychological\ Bulletin$ 86：420-428，1979．
[49] Stratford PW,et al.:Use of the standard error as a reliability index of interest:an applied example using elbow flexor strength data.$Physical\ Therapy$ 77:745-750,1997.
[50] Zar JH：Biostatistical analysis(3rd ed.).Prentice-Hall，1996．

索引

[ギリシャ文字]

κ coefficient 221

[A]

a posteriori 157
adjusted odds ratio 256
AIC 239
Akaike's infomation criterion
    239
alternative hypothesis 35
analysis of variance 139
ANOVA 139
AOV 139
attributable risk 127

[B]

backward selection method
    231
block 188
box and whisker plot 31

[C]

canonical correlation analysis
    247
case-control study 127
category 11
chi-square distribution 22
chi-square test 111
chi-square test for goodness of fit 112
classical test theory 208
coefficient of association .. 124

coefficient of determination
    .... 96, 235
coefficient of variation（CV）17
cohort study 127
completely randomized design
    188
confidence coefficient 24
confidence interval 24
confounding 104
confounding factor 104
contingency table 111
contrast 160
Cook's distance 238
correlation coefficient 85
correlation diagram 32
COVRATIO 238
Cox's proportional hazard model 267
Cramér's measure of association 125
criterion variable 95, 228
critical region 37
Cronbach's coefficient alpha
    209
crosssectional study 128

[D]

decision study 211
degree[s] of freedom 20
dependent variable ... 95, 228
descriptive statistic 13

design of experiments 186
DFFITS 238
diagnostic statistics 258
distribution 17
distribution free test 40
Durbin-Watson ratio 239

[E]

effect size 38
error bar graph 29
error distribution 17
exact test 84
expectation 14
experimental design 186
experimental study 128
explanatory variable .. 95, 228
exploratory data analysis .. 28
external criterion 95, 228

[F]

F-distribution 23
F-protected Fisher's Least Significant Difference 159
factor 51, 141
Fisher's PLSD 159
Fisher,R.A. 23, 186
fixed model 178
follow-up study 127
forward selection method . 231
four fold point correlation coefficient 125

FPE 239
Friedman test 192, 200
FVARATIO 238

[G]

Gaussian distribution 17
generalizability study 211
generalizability theory 211

[H]

histogram 27
Hosmer-Lemeshow test ... 256

[I]

ICC 207
independent variable . 95, 228
Inter-rater reliability 215
interaction 174
interval estimation 24
interval scale 12
Intra-rater reliability 213
Intraclass correlation coefficients (ICC) 207

[J]

Jonckheere-Terpstra test . 149

[K]

Kendall's rank correlation coefficient 91
Kruskal-Wallis test 149
kurtosis 41

[L]

Latin square design 189
least squares method 95
level 51, 141
level of significance 37
leverage 238
likelihood ratio test 255
log-normal distribution 20
logistic curve 252

[M]

Mahalanobis generalized distance 238
Mallows's C_p 239
Mann-Whitney test 68
maximum likelihood method 253
mean 14
mean absolute deviation ... 17
measure of central tendency 14
measure of dispersion 15
median 14
mixed model 178
mode 14
Model chi-square 255
multicollinearity 237
multiple correlation coefficient 96, 234
multiple correlation coefficient adjusted for the degrees of freedom 235
multiple logistic regression analysis 249
multiple regression analysis 227

[N]

negative predictive value . 257
Newton-Raphson method . 254
nominal scale 11
nonparametric test 40
normal distribution 17
null hypothesis 35

[O]

object variable 95, 228
observational study 128
odd-even method 209
odds 252
odds ratio 128, 254
one sample t test 58
one sample problem 57

one-sided test 39
one-tailed test 39
One-way Classification ... 208
ordinal scale 12
outlier 15, 105, 238

[P]

paired t test 60
parallel form reliability ... 209
parallel test method 209
parameter 11
parametric test 40
partial correlation coefficient
  .... 88, 234
partial regression coefficient
  228
Pearson's product moment correlation coefficient 86
phi coefficient 125
point estimation 23
population 10
population mean 14
population variance 15
positive predictive value .. 257
post-hoc 157
power 38
power analysis 38
predictive accuracy 257
predictive variable 95, 228
probit analysis 267
proportion 235
prospective study 127
Protected Least Significant Difference 159

[Q]

quantification method of the first type 247
quantification method of the fourth type 247
quantification method of the second type 247

quantification method of the third type 247
quartile deviation 16

[R]

ramdomized blocks design 188
random effect model 178
range 16
ratio scale 12
reference group 261
relative risk 127
repeated measure ANOVA 193
residual 96, 237
retrospective study 127
robustness 79

[S]

sample 9
sample mean 14
sample size 9
sample variance 15
sampling distribution 20
scale 11
scatter diagram 32
sensitivity 257
Shapiro-Wilk test 42
sign test 68
skewness 41
Spearman's rank correlation coefficient 91
specificity 257
sphericity test 204
split-half method 209
spurious correlation 104
squrious correlation 88
standard deviation 15
standard error (SE) 15
standard normal distribution
  18
standardization 18
standardized partial regression coefficient 234

stepwise method 230
strongly parallel measurement
  209

[T]

t test 58
t-distribution 22
test of hypothesis concerning mean 57
test-retest method 209
test-retest reliability 209
testing statistical hypothesis
  35
treatment 51, 141
trimmed mean 15
Tukey's honestly significant difference test 159
Tukey's wholly significant difference test 159
two sample t test 64
two sample problem 57
two-sided test 39
two-tailed test 39
Two-way Mixed Model ... 208
Two-way Random Model . 208
type I error 37
type II error 37

[U]

unbiased variance 15
uniform distribution 19
universe 11
unprotected LSD 159

[V]

variable 9
variance 15
variance inflation factor .. 237
VIF 237

[W]

Wald test 255

weakly parallel measurement
  209
Welch test 67
Wilcoxon rank sum test ... 68
Wilcoxon signed rank test . 68

[Y]

Yule's coefficient of association
  125

[あ]

ICC(1,1) 214
ICC(3,1) 216
ICC(2,1) 215
赤池の情報量基準（AIC）.. 239
アスタリスク（*）......... 87
α 37
α 係数 209

[い]

Yates の連続補正 122
1 元配置分散分析 142
1 標本 t 検定 46, 58
1 標本問題における統計解析 57
一様分布 19
一般化可能性理論 211
因子 51
陰性反応的中率 257

[う]

Wilcoxon の順位和検定 68
Wilcoxon 符号付順位検定 ... 68
上側検定 39
Welch の検定 67, 153, 192
後ろ向き研究 127

[え]

F 検定 79
F 分布 23
エラーバーグラフ 29
LSD 法 159

[お]

オッズ 252

オッズ比 128, 254, 256
重み付け 129

[か]
回帰分析 48, 95
χ^2 適合度検定 112
χ^2 独立性の検定 111, 116
χ^2 分布 22
外的基準 228
片側検定 39
カッパ係数 221
カテゴリー 11, 118
カテゴリカルデータ 12
間隔尺度 12
頑健性 79, 153
観察的研究 128
観察度数 112, 118
患者-対照調査 127
完全無作為化法 188
感度 257

[き]
棄却域 37
危険率 37
疑似相関 88, 104
記述統計量 13
基準変数 95, 228
期待値 14
期待度数 112, 118
帰無仮説 35
球形検定 204
Q 係数 125
球形性の仮定 204
級内相関係数（ICC）
.... 207, 213, 218
寄与危険度 127
曲線回帰 99
寄与率 99, 235

[く]
偶然誤差 187
区間推定 24

Cook 統計量 258
Kruskal-Wallis 検定 149
Cramér の V 92, 125
Cramér の連関係数 125
Greenhouse-Geisser の ϵ 修正
.... 204
くり返し数 142
くり返しがある 53
くり返しのある 2 元配置分散分析
.... 172
くり返しのない 2 元配置分散分析
.... 172
グレコラテン方格 190
クロス集計表 111
Cronbach の α 係数 209

[け]
系統誤差 187
決定係数 96, 235
Games-Howell の方法 166
検者間信頼性 215
検者内信頼性 213
検出力 38
検出力分析 38
検定統計量 58
Kendall の順位相関係数 91

[こ]
効果量 38
交互作用 173, 174
交互作用項 244, 262
交絡 104
交絡因子 104, 133
コーホート調査 127
誤差変動 144
Cox の比例ハザードモデル . 267
固定因子 177
固定要因 177
古典的テスト理論 208
混合モデル 178

[さ]
再検査法 209
最小予測誤差（FPE）...... 239
最小 2 乗法 95, 228
再テスト信頼性 209
最頻値 14
最尤法 253
差の検定 57
残差 96, 237
3 段階 G-G 法 204
散布図 32
散布度 15

[し]
Shaffer の方法 155, 163
Scheffé の方法 160
実験計画 186
実験的研究 128
質的データ 12
四分位範囲 17
四分位偏差 16
尺度 11
Shapiro-Wilk 検定 42
重回帰分析 227, 240
重相関係数 96, 234
従属変数 95, 228
自由度 20
自由度調整済み重相関係数 . 235
主成分分析 247
順位相関係数 91
順序尺度 12
処理 51
信頼区間 24

[す]
水準 51, 141
水準間変動 143
水準内変動 144
スタージェスの公式 27
ステップワイズ法 230
Spearman の順位相関係数 .. 91

索　引

[せ]
正確確率 84
正規性の検定 42
正規分布 17, 29
制御変数 89
制御要因 176
正準相関分析 247
折半法 209
説明変数 95, 228
尖度 41
全変動 143

[そ]
相関 48
相関係数 85
相殺効果 174
相乗効果 174
相対危険度 127
総平均 142

[た]
Durbin-Watson 比 239
第 I 種の誤り 37
対応のある t 検定 60
対数正規分布 20
対数変換 20
第 II 種の誤り 37
代表値 14
対立仮説 35
多重共線性 237
多重比較 141
多重比較法 157, 177
多重ロジスティック回帰分析
　　　............... 249, 262
Dunnett の C の方法 166
Dunnett の方法 162
ダミー変数 244, 260
探索的データ解析 28

[ち]
中央値 14
中心極限定理 18

[つ]
調査対象集団 11
調整オッズ比 256
調整済み残差 116
調整相対危険度 133
調整平均 15

[つ]
追跡調査 127

[て]
t 分布 22
データ 9
的中精度 257
てこ比 238, 258
Tukey の方法 159
Tukey の加法性の検定 174
点推定 23

[と]
統計値 20
統計的仮説検定 35
統計量 20
等分散性の検定 79
特異度 257
特性値 11
独立変数 95, 228
トリム平均 15

[に]
2 元配置分散分析 171
2 標本 t 検定 64
ニュートン法 254

[の]
ノンパラメトリック検定 40

[は]
Hartley 検定 79, 80
Bartlett 検定 79
箱ひげ図 31
外れ値 15, 105, 238
林式数量化理論 247
パラメトリック検定 40
範囲 16

[ひ]
反復測定による分散分析 ... 193
反復測定要因 53
判別分析 247

[ひ]
Pearson の積率相関係数 86
Pearson の連関係数 125
ヒストグラム 27
標準化 18
標準誤差 15, 225
標準正規分布 18
標準偏回帰係数 234
標準偏差 15
標示要因 176
標本 9, 45
標本の大きさ 9
標本分散 15
標本分布 20
標本平均 14
比率尺度 12

[ふ]
ϕ 係数 92, 125
分位数 16
Fisher, R.A.（人名）....... 186
Fisher の三原則 187
Fisher の正確確率検定
　　　........... 84, 116, 122
符号検定 68
不偏推定値 15
不偏分散 15
Friedman 検定 192, 200
ブロック 188
ブロック水準 188
ブロック要因 176, 199
プロビット分析 267
分割係数 125
分割表 111
分散 15
分散分析 51, 139
分散分析表 233
分布 17

[へ] ──

平均に関する検定 57
平均の差の検定 57
平均平方和 144, 212
平均偏差 17
平行テスト法 209
平方和 143
β 38
べき乗変換 245
偏回帰係数 228, 233
変数 9
変数減少法 231
変数増加法 231
変数増減法 231
偏相関係数 88, 234
変動係数 17
変動要因 177
変量 177
変量因子 177, 199
変量模型 178
変量モデル 178
変量要因 177

[ほ] ──

Huynh-Feldt の ϵ 修正 204
母集団 10
補助要因 177
母数 177
母数因子 177
母数模型 178

母数モデル 178
母数要因 177
post-hoc 比較 157, 192
Hosmer-Lemeshow の検定
.... 256, 266
母分散 15
母平均 14
Holm の方法 163
Bonferroni の不等式 162

[ま] ──

前向き調査 127
McNemar 検定 136
マハラノビスの距離 238
マルチコ現象 237
Mallows の C_p 239
Mantel-Haenszel 推定量 ... 132
Mann-Whitney の検定 . 68, 72

[み] ──

見かけ上の相関 88

[む] ──

無限母集団 10

[め] ──

名義尺度 11

[も] ──

目的変数 95, 228
Mauchly の球形検定 .. 196, 204

[ゆ] ──

有意水準 37
有限母集団 10
尤度比検定 255
Yule の連関係数 125

[よ] ──

要因 51, 141, 176
陽性反応的中率 257
予測変数 95, 228
Jonckheere 検定 149

[ら] ──

ラテン方格法 189
乱塊法 188

[り] ──

リスク差 127, 128
リスク比 128
両側検定 39
量的データ 12

[れ] ──

Levene 検定 79, 153
連関係数 124

[ろ] ──

ロジスティック曲線 252
ロバストネス 79, 153

[わ] ──

歪度 41
Wald 検定 255

■著者紹介

対馬 栄輝
（つしま えいき）

学　歴	1991 年	弘前大学医療技術短期大学部理学療法学科 卒業
	2000 年	弘前大学 大学院 理学研究科 情報科学専攻（統計学，データ解析学）修了
	2006 年	弘前大学 大学院 医学研究科（公衆衛生学講座）修了
職　歴	1991 年	津軽保健生活協同組合 健生病院 勤務
	1997 年	弘前大学 医療技術短期大学部 理学療法学科（助手）
	2000 年	弘前大学 医学部 保健学科 理学療法学専攻（助手）
現　在		弘前大学大学院 保健学研究科 健康支援科学領域 老年保健学分野（准教授）
		医学博士，理学修士，理学療法士，専門理学療法士（運動器）
所属学会		日本理学療法士協会，日本運動器理学療法学会，日本股関節学会，
		日本老年医学会，日本公衆衛生学会，日本衛生学会，理学療法科学会
著　書		『SPSS で学ぶ医療系多変量データ解析 第 2 版』（2018，東京図書）
		『医療系研究論文の読み方・まとめ方』（2010，東京図書）
		『医療系データのとり方・まとめ方 第 2 版』（2021，東京図書（共著））
		『よくわかる医療統計』（2015，東京図書）
		『R コマンダーで簡単！ 医療系データ解析』（2021，東京図書）

●カバーデザイン＝高橋敦（ロングスケールデザイン）

SPSS（エスピーエスエス）で学ぶ医療系（いりょうけい）データ解析（かいせき）第 2 版（だいにはん）

2007 年 9 月 25 日　第 1 版第 1 刷発行	ⓒEiki Tsushima 2007, 2016
2016 年 12 月 25 日　第 2 版第 1 刷発行	Printed in Japan
2025 年 6 月 10 日　第 2 版第 9 刷発行	

著者　対馬 栄輝

発行所　東京図書株式会社

〒 102-0072 東京都千代田区飯田橋 3-11-19

振替 00140-4-13803 電話 03(3288)9461

http://www.tokyo-tosho.co.jp/

ISBN 978-4-489-02258-6

●臨床研究をしたくなる一冊

レジデントのための医療統計のポイント
――臨床研究からEZR実践まで

梶原浩太郎 著・柳川 堯 監修　A5判　定価 3520 円
ISBN 978-4-489-02395-8

●学会発表でお困りですか？

レジデントのためのスライドのポイント
伝えるためのプレゼンスキル

梶原浩太郎 著　A5判　定価 3080 円　ISBN 978-4-489-02348-4

●統計の基礎的な知識を身につける

「医療統計」わかりません!!

五十嵐 中・佐條麻里 著　B5判　定価 3080 円　ISBN 978-4-489-02079-7

●統計の使い方がわかる

わかってきたかも!?「医療統計」

五十嵐 中・佐條麻里・髙瀬義昌 著　B5判　定価 3080 円
ISBN 978-4-489-02127-5

●医療統計の論文の読み方、指南します!!

わかってきたかも「医療統計」
…だけど論文読めません!!

五十嵐 中・佐條麻里 著　B5判　定価 3080 円　ISBN 978-4-489-02243-2

●薬剤経済とは何か？　一から学べる概説書

「薬剤経済」わかりません!!

五十嵐 中・佐條麻里 著　B5判　定価 3080 円　ISBN 978-4-489-02200-5

東京図書